康复技能培训丛书

神经康复物理治疗技能操作手册

主　编　何成奇

副主编　高　强　刘建华
　　　　李勇强　张艳明

U0391679

人民卫生出版社

图书在版编目（CIP）数据

神经康复物理治疗技能操作手册/何成奇主编. —北京：人民卫生出版社，2017

（康复技能培训丛书）

ISBN 978-7-117-24194-6

Ⅰ. ①神… Ⅱ. ①何… Ⅲ. ①神经系统疾病-物理疗法-手册 Ⅳ. ①R741. 05-62

中国版本图书馆 CIP 数据核字（2017）第 038645 号

| 人卫智网 | www. ipmph. com | 医学教育、学术、考试、健康，购书智慧智能综合服务平台 |
| 人卫官网 | www. pmph. com | 人卫官方资讯发布平台 |

康复技能培训丛书

神经康复物理治疗技能操作手册

主　　编：何成奇
出版发行：人民卫生出版社（中继线 010-59780011）
地　　址：北京市朝阳区潘家园南里 19 号
邮　　编：100021
E - mail：pmph @ pmph. com
购书热线：010-59787592　010-59787584　010-65264830
印　　刷：北京机工印刷厂有限公司
经　　销：新华书店
开　　本：850×1168　1/32　印张：16. 5
字　　数：413 千字
版　　次：2017 年 4 月第 1 版　2022 年 12 月第 1 版第 4 次印刷
标准书号：ISBN 978-7-117-24194-6
定　　价：47. 00 元
打击盗版举报电话：010-59787491　E-mail：WQ @ pmph.com
质量问题联系电话：010-59787234　E-mail：zhiliang @ pmph.com

编　者

（以姓氏笔画为序）

干汝起（北京大学第一医院）

王　秋（四川大学华西第二医院）

刘建华（中国康复研究中心）

关　敏（四川大学华西医院/四川大学华西临床医学院）

麦洁仪（香港理工大学康复科学系）

李　乐（白求恩医科大学第三临床学院/吉林大学中日
　　　　联谊医院）

李　程（四川大学华西医院/四川大学华西临床医学院）

李勇强（南京医科大学第一附属医院）

何成奇（四川大学华西医院/四川大学华西临床医学院）

张　洲（中山医科大学第一附属医院）

张艳明（首都医科大学附属宣武医院）

张黎明（四川大学华西医院/四川大学华西临床医学院）

范艳萍（佳木斯大学附属第三医院）

宗慧燕（四川大学华西医院/四川大学华西临床医学院）

贾程森（四川大学华西医院/四川大学华西临床医学院）

徐冬艳（复旦大学附属华山医院）

高　强（四川大学华西医院/四川大学华西临床医学院）

高信拱（纽约市立大学康复医学系）

魏国荣（香港复康会中国及国际部）

魏清川（四川大学华西医院/四川大学华西临床医学院）

序 言

尽管"5·12"汶川大地震以后，中国的康复医学快速发展：截至2009年8月，全国共有3288所综合医院开设了康复医学科，各类康复医院338所，康复专业人员39 832人，其中医师15 949人、治疗师13 747人、护士10 137人。但是，康复服务能力整体不足，地区之间在人才、技术和水平上的差距不容忽视。由于康复专业人员的专业背景、学历知识及临床经历的巨大差异导致了康复诊疗水平不统一，康复评定与治疗技术不系统、不规范，特别是各亚专科康复技术操作规范缺失，使得临床技术规范步履维艰，成为康复质量、安全与学科发展的最大隐患。

卫生部《综合医院康复医学科建设与管理指南》第十八条明确提出"综合医院应当提供统一、规范的康复医疗服务"（卫医政发【2011】31号）。所以，为康复治疗师提供一套系统、规范而实用的康复技能规范，帮助他们精准康复评定、精准康复治疗已经成为燃眉之急。

四川大学华西医院康复医学中心有着悠久的康复临床与教学历史。1989年成立康复医学科，现年门诊量为3万余人次，年出院患者3千余人次。1997年开始招收康复治疗学本科学生，2001年获硕士学位授予权，2005年开始专科治疗师培训，2006年获博士学位授予权，2008年建立博士后流动站；截至2014年底，物理治疗、作业治疗及假肢矫形三个专业均通过专业国际认证。2006年开始启动《骨科康复物理治疗技术操

5

作规范》《神经康复物理治疗技术操作规范》《心肺康复物理治疗技术操作规范》《作业治疗技术操作规范》《言语治疗技术操作规范》《假肢矫形技术操作规范》和《康复评定技术操作规范》的编写工作，基于康复临床实践，结合国际相关指南、具体技术及卫生部康复治疗技术操作规范，2009 年印刷了这 7 套操作规范。通过近 10 年的临床实践及 2011 年、2013 年的两次修订，我们又邀请了全国知名康复医学科的相关专家和治疗师（包括国外和境外知名专家）共同编写整理，重点突出科学性、规范性和可操作性，旨在为广大治疗师提供一套符合中国国情的康复评定与治疗技术的规范化操作手册。

　　由于时间仓促、水平所限，本套培训丛书瑕疵错漏之处难免，敬请各位专家、老师与同道批评指正。

何成奇

2016. 8. 18

前　言

　　脑卒中、脑外伤、小儿脑瘫、脊髓损伤、帕金森病、周围神经损伤等神经系统疾病有着高发病率和高致残率的特点，严重影响患者的自理能力与生活质量，造成了极大的家庭与社会负担。循证医学研究表明，正确地运用神经促进技术和运动再学习技术等为主的物理治疗技术，可以显著改善此类疾病患者的功能、活动及社会参与能力。

　　自20世纪40年代以来，国外现代神经康复物理治疗技术得到积极发展，涌现出以Bobath技术、Brunnstrom技术、PNF技术和Rood技术为代表的神经促进技术（又称神经易化技术），作为主流技术在全球广泛推广和运用。随着人们对疾病认识的不断深入，神经系统疾病的物理治疗技术也在不断发展和完善。20世纪80年代起，以系统运动控制论作为基础理论，澳大利亚的运动再学习技术逐渐发展成为重要的神经康复物理治疗技术之一。在以功能为目标的理念的指导下，基于实用功能的训练技术也在逐步推广。基础与临床研究的紧密结合，也使得经颅磁刺激、经颅直流电刺激和功能性电刺激等物理因子治疗得以应用于临床。随着ICF理论的成熟，基于ICF的评估与治疗方法正不断地应用于各种临床实践中，为神经系统疾病的康复带来新的生机。

　　现代康复在中国起步较晚，目前国内的神经系统疾病的物理治疗方法五花八门，物理治疗评估与操作技术较为混乱，因而治疗效果常不能得到保障。究其原因，是因为至今仍然没有

7

统一的操作规范和手册来指导。本书参考了国际指南及原版书籍，重点编写国际上应用最为广泛的几种神经康复物理治疗技术。本书以病种为中心，详细描述了其物理治疗评定和治疗方法，突出科学性、规范性与可操作性，旨在为广大的学生、高校教师、物理治疗师、康复医师等提供实用的操作手册和参考工具书。

感谢在编写此书的过程中给予协助和帮助的同道和朋友们。本书图片较多，在此对所有参加拍摄的摄像、操作者和模特等致以真诚的谢意！由于时间仓促，错漏在所难免，请各位同道不吝赐教。

编　者

目　录

上篇　神经康复物理治疗评定

下篇 神经康复物理治疗技术

上 篇

神经康复物理治疗评定

偏瘫患者的物理治疗评定

偏瘫又叫半身不遂，是指一侧上下肢、面肌和舌肌下部的运动障碍。按照偏瘫的程度，可分为轻瘫、不完全性瘫痪和全瘫。其严重程度与脑部疾病或外伤的性质、部位、范围和损伤程度有密切关系。这些脑部疾病或外伤引起的功能障碍是多种多样的，因此偏瘫常伴随着偏身感觉障碍、言语障碍、认知障碍和心理障碍等。根据国际功能、残疾和健康分类（international classification of functioning，disability and health，ICF）的理论，从康复医学的角度，偏瘫的物理治疗评定主要包括三个方面的内容：身体结构和功能、个体活动和社会参与。系统全面的评定对发现偏瘫患者的主要问题、设定康复目标、制订康复计划、实施康复方案，以及与作业治疗、言语治疗、矫形器治疗和康复护理的协调与合作等起着至关重要的作用。

第一节　结构与功能水平的评定

一、意识与认知功能评定

（一）意识状态评定

格拉斯哥昏迷量表（Glasgow coma scale，GCS）是目前应用最广泛的评估患者意识状态的量表，量表包括睁眼反应、言语反应和运动反应；总分共 15 分，最低 3 分，根据得分多少评定其意识障碍程度。13～14分轻度障碍；9～12分重度障碍；3～8分重度障碍（多为昏迷状态）（表1-1-1）。

表1-1-1　格拉斯哥昏迷量表

指令	反应	评分	得分
睁眼	自动睁眼	4	
	呼叫睁眼	3	
	疼痛刺激睁眼	2	
	不能睁眼	1	
言语	回答切题	5	
	答非所问	4	
	单个词语（不当）	3	
	只能发声	2	
	无发音	1	
运动	按指令运动	6	
	疼痛定位	5	
	疼痛躲避	4	
	刺激后双上肢屈曲	3	
	刺激后四肢强直	2	
	对刺激无反应	1	
总分			

（二）认知功能评定

认知功能评定常使用简明精神状态量表（mini-mental state examination，MMSE）。MMSE分为定向力、记忆力、计算力和注意力、回忆能力、言语能力5项，总分30分（表1-1-2）。划分痴呆标准：文盲≤17分，小学程度≤20分，中学程度（包括中专）≤22分，大学程度（包括大专）≤23分。该量表的评估结果可使物理治疗师了解患者的认知功能及配合程度等，为治疗方案（如训练动作难度的设计等）的制订提供依据，并可通过小组会推荐患者是否接受认知治疗。

1. 定向力（最高分：10分）

（1）首先询问日期，之后再针对性的询问其他部分，如"您能告诉我现在是什么季节？"每答对一题得1分。

（2）请依次提问，"您能告诉我我们在什么省市吗？"（区县？街道？什么地方？第几层楼？）每答对一题得1分。

2. 记忆力（最高分：3分） 告诉患者您将问几个问题来检查他/她的记忆力，然后清楚、缓慢地说出3个相互无关的东西的名称（如：皮球、国旗、树木，大约1秒钟说一个）。说完所有的3个名称之后，要求患者重复它们（答对1个得1分，最多得3分）。如果他们没能完全记住，评定者可以重复，但重复的次数不能超过5次。如果5次后他们仍未记住所有的3个名称，那么对于回忆能力的检查就没有意义了（跳过第四部分"回忆能力"检查）。

3. 注意力和计算力（最高分：5分） 要求患者从100开始减7，之后再减7，一直减5次（即93，86，79，72，65）。每答对1个得1分，如果前次错了，但下1个答案是对的，也得1分。

4. 回忆能力（最高分：3分） 如果前次患者完全记住了3个名称，现在让他再重复一遍。每正确重复1个得1分，最高3分。

5. 语言能力（最高分：9分）

（1）命名能力（0~2分）：拿出手表卡片给患者看，要求他说出这是什么，之后拿出铅笔问他们同样的问题。

（2）复述能力（0~1分）：要求患者注意你说的话并重复一次，注意只允许重复一次。这句话是"四十四只石狮子"，只有正确并且咬字清楚的才记1分。

（3）三步命令（0~3分）：给患者一张空白的平纸，要求他按你的命令去做："用右手拿着这张纸，用两只手把它对折起来，放在您的左腿上"。注意不要重复或示范，只有他们按正确顺序做的动作才算正确，每个正确动作计 1 分。

（4）阅读能力（0～1 分）：拿出一张"闭上您的眼睛"卡片给患者看，要求患者读它并按要求去做。只有他们确实闭上眼睛才能得分。

（5）书写能力（0～1 分）：给患者一张白纸，让他自发写出一句完整的句子。句子必须有主语、动词，并有意义。注意你不能给予任何提示，语法和标点的错误可以忽略。

（6）结构能力（0～1 分）：在一张白纸上画有交叉的两个五边形，要求患者照样准确地画出来。评分标准：五边形需画出 5 个清楚地角和 5 个边。同时，两个五边形交叉处形成菱形。线条的抖动和图形的旋转可以忽略。

表 1-1-2　简明精神状态量表

项目		记录	评分
Ⅰ 定向力（10分）	星期几		0　1
	几号		0　1
	几月		0　1
	什么季节		0　1
	哪一年		0　1
	省市		0　1
	区县		0　1
	街道或乡		0　1
	什么地方		0　1
	第几层楼		0　1
Ⅱ 记忆力 （3分）	皮球		0　1
	国旗		0　1
	树木		0　1

续表

项目			记录	评分
Ⅲ 注意力和计算力 （5分）	100 - 7			0 1
	- 7			0 1
	- 7			0 1
	- 7			0 1
	- 7			0 1
Ⅳ 回忆能力（3分）	皮球			0 1
	国旗			0 1
	树木			0 1
Ⅴ 语言能力（9分）	命名能力			0 1
				0 1
	复述能力			0 1
	三步命令			0 1
				0 1
				0 1
	阅读能力			0 1
	书写能力			0 1
	结构能力			0 1
总 分				

二、神经功能缺损的评定

1989 年，Thmos 等为急性脑卒中的治疗研究，设计了一个 15 个项目的神经功能检查量表（national institute of health stroke scale，NIHSS）。该表使用简便，能被护士和医生很快掌握，几乎不引起疲劳，可在一天内多次检查。神经科医师、研究人员、护士等之间的重测信度没有显著差别。此表的评定在 2 分钟内即可完成，具有简洁、可靠的优点，但其敏感度低。在物理治疗的评估中，此表一般用于超早期康复的评估中。

三、感觉功能评定

感觉又分为躯体感觉、内脏感觉和特殊感觉，其中躯体感觉是康复评定中最重要的部分，包括浅感觉、深感觉及复合感觉。

（一）检查步骤

躯体感觉检查遵循以下步骤进行：

1. 向患者介绍检查的目的、方法和要求，取得患者的合作。

2. 检查前进行示范。

3. 遮蔽双眼。

4. 检查先健侧后患侧。检查非患侧部位的目的是在判断患者理解力的同时，建立患者自身的正常标准，用于和患侧进行比较。

5. 给予刺激。

6. 观察患者的反应。患者不能口头表达时，可用其另一侧进行模仿。

7. 将检查结果记录在评定表中。

（二）检查方法

1. 浅感觉

（1）轻触觉：让患者闭目，检查者用棉花或软毛笔对其体表的不同部位依次接触，询问患者有无感觉，并且在两侧对称的部位进行比较。刺激的动作要轻，刺激不应过频。检查四肢时刺激的方向应与长轴平行，检查胸腹部的方向应与肋骨平行。检查顺序为面部、颈部、上肢、躯干、下肢。

（2）痛觉：让患者闭目，检查者用大头针或尖锐的物品（如叩诊锤的针尖）轻轻刺激皮肤，询问患者有无疼痛感觉。先检查面部、上肢、下肢，然后进行上下和左右的比较，确定刺激的强弱。对痛觉减退的患者要从有障碍的部位向正常的部位检查，而对痛觉过敏的患者要从正常的部位向有障碍的部位检查，这样容易确定异常感觉范围的大小。

（3）温度觉：包括冷觉与温觉。冷觉用装有 5～10ml 的冷水试管，温觉用 40～45℃ 的温水试管。在闭目的情况下交替接触患者皮肤，嘱患者说出冷或热的感觉。选用的试管直径要小。管底面积与皮肤接触面不要过大，接触时间以 2～3 秒为宜，检查时两侧部位要对称。

2. 深感觉

（1）位置觉：患者闭目，检查者将患者手指、脚趾或一侧肢体被动摆在一个位置上，让患者说出肢体所处的位置，或用另一侧肢体模仿出相同的角度。

（2）运动觉：患者闭目，检查者以手指夹住患者手指或足趾两侧，上下移动 5° 左右，让患者辨别是否有运动及移动方向，如不明确可加大幅度或测试较大关节，让患者说出肢体运动的方向。患肢做 4～5 次位置的变化，记录准确回答的次数，将检查的次数作为分母，准确地模仿或回答出关节位置的次数作为分子记录（如上肢关节运动觉 4/5）。

（3）震动觉：让患者闭目，用每秒震动 128 次或 256 次的音叉置于患者骨骼突出部位上，请患者指出音叉有无震动和持续时间并作两侧、上下对比。检查时常选择的骨突部位：胸骨，锁骨，肩峰，鹰嘴，桡、尺骨小头，棘突，髂前上棘，股骨粗隆，腓骨小头，内外踝等。

3. 复合感觉 是大脑皮质（顶叶）对感觉刺激的综合、分析、统一与判断的能力，因此又称为皮层感觉。必须在深、浅感觉均正常时，检查才有意义。

（1）定位觉：让患者闭目，检查者用手指或棉签轻触一处皮肤，请患者说出或指出受触的部位，然后测量并记录与刺激部位的距离。正常误差手部小于 3.5mm，躯干部小于 10mm。

（2）两点辨别觉：患者闭目，用分开一定距离的钝双脚规轻触患者皮肤，若患者感到两点，再缩小距离，直至两接触点被感觉为一点为止。测出两点间最小的距离。两点必须同时刺激，用力相等。正常值：指尖为 2~4mm；手背、足背为 20~30mm；躯干为 60~70mm。

（3）图形觉：患者闭目，用铅笔或火柴棒在患者皮肤上写数字或画图形（如圆形、方形、三角形等），询问患者能否感觉并辨认，应双侧对照。

（4）实体觉：患者闭目，将日常生活中熟悉的某物品放于患者手中（如火柴盒、刀子、铅笔、手表等）。让患者辨认该物的名称、大小及形状等，两手比较。

（5）重量识别觉：给患者有一定重量差别的数种物品，轻其用单手掂量后，比较、判断各物品的轻重。

（6）质地识别觉：将棉、毛、丝、橡皮等不同质地的物质放入患者手中，让患者分辨。

（三）结果记录

深、浅感觉障碍的程度（如消失、减退、过敏）、性质、部位及范围，核准后详细地记录在表格中（表 1-1-3）。

在实际临床应用中，由于该检查较为耗时，常对患者进行快速感觉评估。即：选取患者的上肢和下肢某个或几个点进行痛觉、触觉、关节位置觉评估，分别记录患者上肢、下肢的浅感觉和深感觉为正常、减退或消失。

表 1-1-3　感觉检查表

左侧			检查项目		右侧		
躯干	下肢	上肢			上肢	下肢	躯干
			浅感觉	触觉			
				痛觉			
				温度觉			
				压觉			
N			深感觉	位置觉			N
N				运动觉			N
				振动觉			
			复合感觉	皮肤定位			
				两点辨距			
				图形觉			
N	N			实体觉		N	N
N	N			重量觉		N	N
N	N			质地识别觉		N	N

注：N＝该部位不需要该项检查

四、肌张力评定

（一）检查方法

　　被动运动检查可发现肌肉对牵张刺激的反应，通过检查者的手来感觉肌肉的抵抗，是最常见的肌张力检查方法。被动运动检查时要求患者尽量放松，由评定者支持和移动肢体。肌张力正常时，肢体易被移动，评定者可很好地改变运动方向和速度而不感到异常阻力。肌张力高时，评定者可感到僵硬，被动运动时有抵抗。偏瘫患者常见的痉挛肌群肌张力检查方法如下：

1. 肩关节内收肌群张力检查

（1）体位：肘屈曲90°，上肢置于体侧。

（2）检查法：检查者把持患者手腕和肘关节，将肩关节由内收被动牵拉至外展。

2. 肘关节屈肌群张力检查

（1）体位：上肢伸展放置于体侧。

（2）检查法：检查者一只手固定患者上臂，另一只手握住前臂，将肘关节由屈曲被动牵拉至伸展。

3. 前臂旋前、旋后肌张力检查

（1）体位：肘屈曲位，上肢放置于体侧。

（2）检查法：检查者一只手固定患者肘部，另一只手握住腕关节，做前臂旋前、旋后。

4. 腕关节掌屈肌张力检查

（1）体位：肘屈曲位放置体侧。

（2）检查法：检查者一只手固定患者前臂，另一只手握住手掌，将腕关节由掌屈被动牵拉至背伸。

5. 髋、膝关节伸肌张力检查

（1）体位：仰卧位，下肢取伸展位。

（2）检查法：检查者一只手把持踝关节，另一只手放在被检者小腿后上部，做髋、膝关节由伸展至屈曲的被动牵拉。

6. 髋关节内收肌群张力检查

（1）体位：仰卧位，下肢伸展。

（2）检查法：检查者一只手把持踝关节，另一只手放在被检者的膝部，将髋关节由内收被动牵拉至外展。

7. 踝关节跖屈肌群张力检查

（1）体位：仰卧位，髋膝关节屈曲。

（2）检查法：检查者一只手置于踝关节近端附近，另一只手置于脚掌部，将踝关节由跖屈被动牵拉至背屈。

（二）评定量表

改良 Ashworth 评定法是评定痉挛最常用的方法，该法简便易行，不需任何仪器。评定时，检查者徒手牵拉痉挛肌进行全关节活动范围内的被动运动，通过感觉到的阻力及其变化情况，把痉挛分成 0~4 共 5 个级别（表 1-1-4）。

表 1-1-4　改良 Ashworth 评定表

级别	痉挛程度
0	无肌张力的增加
I	肌张力轻度增加：受累部分被动屈伸时，在持续被动运动（ROM）之末时呈现最小的阻力或出现突然卡住和释放
I $^+$	肌张力轻度增加：在 ROM <50% 范围内出现突然卡住，或呈现最小的阻力
II	肌张力较明显地增加：在 >50% ROM 范围，肌张力较明显地增加，但受累部分仍能较易地被移动
III	肌张力严重增高：全 ROM 被动运动困难
IV	僵硬；受累部分被动屈伸时呈现僵硬状态而不能动

五、运动功能评定

高级中枢神经元受损后，低级中枢失去了高级中枢的控制，就会出现脊髓反射的异常亢进，一些原始高级中枢抑制的反射被释放出来。并且外界环境的各种刺激对皮质下中枢的易化系统的作用增强，导致输入信号强化，肢体失去了正常的功能，表现为粗大异常的运动模式。联合反应（associated reaction）、共同运动（synergic movement）和异常的姿势反射（posture reflex）是最常见的表现形式。

1. 联合反应　是指偏瘫时，即使患侧的某个肢体完全不能产生随意收缩，但当健侧或患侧其他肢体的肌肉用力收缩时，其兴奋可波及患侧的该肢体而引起肌肉的收缩。详见本书第六章第一节 Brunnstrom 技术部分。联合反应是与随意运动不同的异常反射活动，是因为肌肉活动失去自主控制并伴随痉挛而出现。它可加强偏瘫侧痉挛，使功能活动更困难，妨碍平衡反应；但也可以在早期诱发活动。因此在偏瘫治疗时，应注意联合反应的利弊，并恰当处理（表1-1-5）。

表1-1-5　联合反应

1. 对侧性联合反应	（1）上肢（对称性）：健肢屈曲→患肢屈曲，健肢伸展→患肢伸展
	（2）下肢（对称性）：健肢内收内旋→患肢内收内旋，健肢外展外旋→患肢外展外旋
	（3）下肢（相反性）：健肢屈曲→患肢伸展，健肢伸展→患肢屈曲
2. 同侧性联合反应	上肢屈曲→下肢屈曲，下肢伸展→上肢伸展

2. 共同运动　共同运动是偏瘫患者期望完成某项活动时引发的随意运动，但由于肌张力增高甚至痉挛，因此它们是定型的，不能选择性地控制所需的肌群，只能遵循固定模式来活动，所以它又是不随意运动。共同运动可分为屈肌共同运动和伸肌共同运动模式，其具体表现形式详见本书第六章第一节Brunnstrom技术部分。

3. 姿势反射　偏瘫患者的异常的姿势反射主要有：对称性颈反射、非对称性颈反射、紧张性迷路反射和紧张性腰反射等，详见本书第六章第一节Brunnstrom技术部分。

（一）Brunnstrom运动功能评定

中枢神经系统损伤后的运动控制障碍表现在其恢复过程中的不同阶段有着不同的表现。因此评定的内容应根据患者所处阶段进行选择。按照Brunnstrom的观点，脑卒中后偏瘫肢体的功能大都遵循一个大致相同的发展和恢复过程并将其分为弛缓、痉挛、联带运动、部分分离运动、分离运动和正常六个阶段。各期的评定方法如下：

1. Brunnstrom 1期　弛缓期，处于软瘫状态，没有任何运动。Brunnstrom 1 期有三个特点：①腱反射减弱或消失；②肌张力低下；③随意运动消失。

2. Brunnstrom 2 期　肌张力开始增加，出现痉挛及联合反应。Brunnstrom 2 期有三个特点：①肌张力增高；②联合反应出现；③出现不引起关节运动的随意肌收缩。

上肢联合反应的检查方法为：检查者一只手对患者健侧上肢前推抗阻，另一只手检查患侧胸大肌是否有收缩。下肢联合反应的检查方法为：检查者一只手对患者健侧下肢内收抗阻，另一只手检查患侧大腿内收肌是否有收缩。

3. Brunnstrom 3 期　此阶段痉挛进一步增加，出现共同运动。

（1）上肢：当上肢可充分进行屈肌和伸肌共同运动时，可认为上肢功能进入了 Brunnstrom 3 期。

1）上肢屈肌共同运动：当患者试图做患侧上肢的屈曲运动时，出现整个上肢屈曲的固定模式。表现为肩胛骨内收（回缩）、上提，肩关节后伸、外展、外旋，肘关节屈曲，前臂旋后，腕和手指屈曲。

2）上肢伸肌共同运动：当患者试图做患侧上肢的伸展运动时，出现整个上肢伸展的固定模式。表现为肩胛骨前伸，肩关节内收、内旋，肘关节伸展，前臂旋前，伸腕、屈指。

（2）手：手的 Brunnstrom 3 期主要表现为手指可主动集团屈曲，但不能伸展。

（3）下肢：当坐位或站位有髋膝踝关节的屈肌共同运动时，可认为下肢功能进入了 Brunnstrom 3 期。

1）下肢伸肌共同运动：当患者试图做患侧下肢的伸展运动时，出现整个下肢伸展的固定模式。表现为髋关节伸展、内收、内旋，膝关节伸展，踝跖屈、内翻，脚趾跖屈。

2）下肢屈肌共同运动：当患者试图做患侧下肢的屈曲运

动时，出现整个下肢屈曲的固定模式。表现为髋关节屈曲、外展、外旋，膝关节屈曲，踝背屈、内翻，脚趾背屈。

4. Brunnstrom 4 期　此阶段痉挛减弱，出现部分分离运动。

（1）上肢：如果上肢出现以下三个动作之一，则可以认为上肢功能进入了 Brunnstrom 4 期。

1）肩关节前屈90°，肘关节伸展（图1-1-1）。

2）屈肘90°时，前臂能旋前、旋后（图1-1-2）。

3）肩关节伸展，肘关节屈曲，手能置于腰后（图1-1-3）。

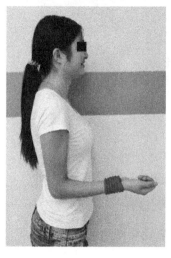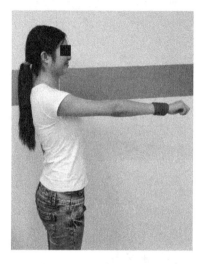

图 1-1-1　上肢 Brunnstrom
4 期检查动作 1

图 1-1-2　上肢 Brunnstrom
4 期检查动作 2

（2）手：如果手出现以下两个动作之一，则可以认为手功能进入了 Brunnstrom 4 期。

1）能用拇指侧方捏住物体。

2）手可同时伸开，存在小范围的手指伸展。

（3）下肢：如果患者下肢出现以下两个动作之一，则可以认为下肢功能进入了 Brunnstrom 4 期。

1）坐位，足跟触地，踝能背屈（图 1-1-4）。

2）坐位，足不离地向后滑动，使屈膝 >90°（图 1-1-5）。

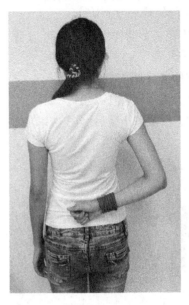

图 1-1-3　上肢 Brunnstrom
4 期检查动作 3

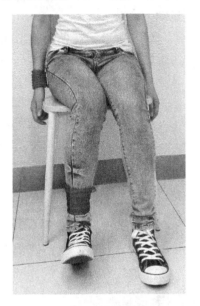

图 1-1-4　下肢 Brunnstrom
4 期检查动作 1

5. Brunnstrom 5 期　此阶段痉挛及共同运动进一步减弱，出现分离运动。

（1）上肢：如果上肢出现以下三个动作之一，则可以认为上肢功能进入了 Brunnstrom 5 期。

1）肩关节前屈 90°，肘呈伸展位，前臂能旋前、旋后（图 1-1-6）。

2）肩关节外展 90°，肘关节伸展，前臂旋前（图 1-1-7）。

3）上肢前平举及上举过头，肘关节保持伸展（图 1-1-8）。

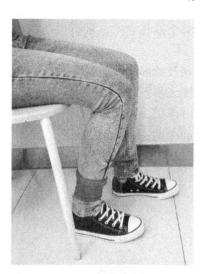

图 1-1-5　下肢 Brunnstrom
4 期检查动作 2

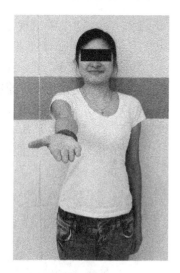

图 1-1-6　上肢 Brunnstrom
5 期检查动作 1

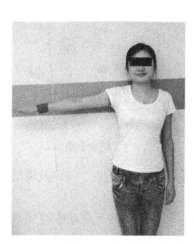

图 1-1-7　上肢 Brunnstrom
5 期检查动作 2

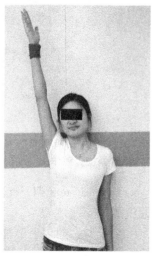

图 1-1-8　上肢 Brunnstrom
5 期检查动作 3

（2）手：如果手出现以下两个动作之一，则可以认为手功能进入了 Brunnstrom 5 期。

1）用手掌抓握，能握圆柱状及球形物，但不熟练。

2）能随意全指伸开，但范围大小不等。

（3）下肢：如果患者下肢出现以下两个动作之一，则可以认为下肢功能进入了 Brunnstrom 5 期。

1）立位，髋伸展位能屈膝（图 1-1-9）。

2）立位，膝伸直，足稍向前踏出，踝能背屈（图 1-1-10）。

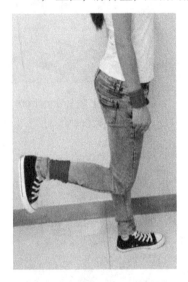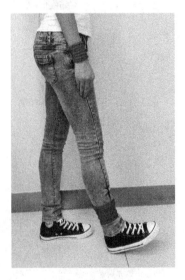

图 1-1-9　下肢 Brunnstrom　　　图 1-1-10　下肢 Brunnstrom
　　5 期检查动作 1　　　　　　　　5 期检查动作 2

6. Brunnstrom 6 期　此阶段痉挛基本消失，协调及灵活性接近正常。

（1）上肢：如果上肢能将 5 期评定的三个动作均完成得比较顺畅，则可以认为上肢功能进入了 Brunnstrom 6 期。其速度和协调性可能差于健侧。

（2）手：如果手出现以下两个动作之一，则可以认为手功能进入了 Brunnstrom 6 期。

1）能进行各种抓握。

2）可全范围伸指。

3）可进行单个指活动，但可能比健侧稍差。

（3）下肢：如果患者下肢出现以下两个动作之一，则可以认为下肢功能进入了 Brunnstrom 6 期。

（1）立位伸膝位，髋能外展（图 1-1-12）。

（2）坐位，髋关节可交替进行内旋、外旋，并伴有踝内、外翻（图 1-1-12）。

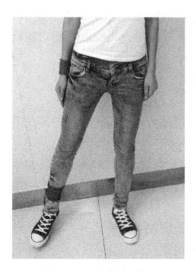

图 1-1-11 下肢 Brunnstrom
6 期检查动作 1

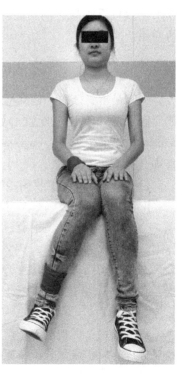

图 1-1-12 下肢 Brunnstrom
6 期检查动作 2

（二）Fugl-Meyer 运动功能评定

Fugl-Meyer 评定是专用于偏瘫患者的评定方法，由四部分组成：即运动、平衡、感觉、关节活动度及疼痛，总分为 226 分，其中运动占 100 分（上肢 66 分、下肢 34 分），平衡占 14 分，感觉占 24 分，关节活动度及疼痛占 88 分。临床上可根据需要选择。其运动评估部分是在 Brunnstrom 运动功能评定的基础上，进一步量化发展而来。Fugl-Meyer 评定法的优点是内容详细并使功能障碍的评定量化，提高了评定信度和敏感度，有利于学术科研。但其项目过多、评估费时，且分数并不能直接反映患者的功能状况等不足也限制了其在临床上的应用。

六、平衡功能评定

平衡是指身体重心偏离稳定位置时，通过自发的无意识的或反射性的活动以恢复重心稳定的能力。主要检查方法有：Bobath 三级平衡检查、Fugl-meyer 平衡检查、Berg 平衡功能检查等。

（一）Bobath 三级平衡检查

Bobath 将平衡分为三个等级：

一级平衡：属静态平衡，被测试者在不需要帮助的情况下能维持所要求的体位。

二级平衡：即自动态平衡，被测试者能维持所要求的体位，并能在一定范围内主动移动身体重心后仍维持原来的体位。

三级平衡：即他动态平衡，被测试者在受到外力干扰而移动身体重心后仍恢复并维持原来的体位。

平衡反应可以通过活动的支撑面和随意运动或破坏被检查者的体位而获得。检查可以在不同的体位，如卧位、跪位或站立位进行。

（二）Fugl-meyer 平衡检查

Fugl-Meyer 平衡功能评定法内容比较全面且简单易行。Fugl-Meyer 平衡功能评定内容及标准见表 1-1-6。

表 1-1-6　Fugl-Meyer 平衡功能评定

测试项目	评分标准
Ⅰ　无支撑坐位	0 分：不能保持坐位
	1 分：能坐，但少于 5 分钟
	2 分：能坚持坐 5 分钟以上
Ⅱ　健侧"展翅"反应	0 分：肩部无外展或肘关节无伸展
	1 分：反应减弱
	2 分：反应正常
Ⅲ　患侧"展翅"反应	评分同第 Ⅱ 项
Ⅳ　支撑站位	0 分：不能站立
	1 分：在他人的最大支撑下可站立
	2 分：由他人稍给支撑即能站立 1 分钟
Ⅴ　无支撑站立	0 分：不能站立
	1 分：不能站立 1 分钟或身体摇晃
	2 分：能平衡站立 1 分钟以上
Ⅵ　健侧站立	0 分：不能维持 1~2 秒
	1 分：平衡站稳达 4~9 秒
	2 分：平衡站立超过 10 秒
Ⅶ　患侧站立	0 分：不能维持 1~2 秒
	1 分：平衡站稳达 4~9 秒
	2 分：平衡站立超过 10 秒

（三）Berg 平衡评定

Berg 平衡量表（Berg balance scale，BBS）由 Katherine Berg 于 1989 年正式发表。该量表为综合性功能检查量表，它通过观察多种功能活动来评价患者重心主动转移的能力，对患者坐、站位下的动、静态平衡进行全面检查。Berg 量表是一个标准化的评定方法，已广泛应用于临床，也是国际上评定脑卒中患者平衡功能最常用和最通用的评定量表，并显示出较好的信度、效度和敏感性。BBS 包含 14 个动作项目，根据患者完成的质量，将每个评定项目均分为 0、1、2、3、4 五个功能等级予以记分。4 分表示能够正常完成所检查的动作，0 分表示不能完成或需要中等或大量帮助才能完成。最低分为 0 分，最高分为 56 分，分数越高代表平衡功能越好。

（四）器械平衡功能评定

为了更精准地获得患者平衡功能的数据，可使用器械进行评定。常用的有 Balance Master、Pro-Kin 平衡测试仪等设备，可获得重心位置、重心移动路径总长度和平均移动速度，左右向和前后向重心位移平均速度、重心摆动功率谱等参数。这类器械常较为昂贵，目前只有国内的大型康复中心或研究所等机构在开展此类评定，具体的操作方法不再赘述。

七、协调功能

协调功能是指产生平滑、准确、有控制的运动的能力，它要求有适当的速度、距离、方向、节奏和肌力。协调功能评估常用 SARA（scale of the assessment and rating of ataxia）和 ICARS（international cooperative ataxia rating scale）等量表。其中，SARA 量表使用更为容易，它包括 8 个方面的测试：步态、站立、坐位、言语、指指试验、指鼻试验、双手快速轮替运动和跟膝胫试验，根据患者的表现进行评分。在临床使用过程中，为了更简便地操作，常选用指鼻试验和跟膝胫试验分别代表上肢和下肢的协调性，记录评定结果为正常或减退。

八、其 他

根据实际情况还可以进行其他方面的评定：①如患者有关节活动度障碍，可进行关节活动度的评定；②患者如有严重的肌肉萎缩或肢体肿胀等情况，可分别测量双侧的肢体周径；③如患者出现疼痛，可使用 VAS 评分评定疼痛的严重程度；④可根据需要进行心肺功能评定、心理评定等。

第二节 活动水平的评定

一、移动能力评定

移动能力是指患者进行翻身、坐起、站立、床椅转移和步行等体位变换的能力，常使用 modified Rivermead mobility index（MRMI）量表进行评定。MRMI 量表是被国际认可并广泛运用于临床及科研的量表，简单易操作，能较好反应患者的移动能力。该量表共分为 8 个评定项目，根据患者完成的情况分为0~5分共六个级别（表1-2-1），检查及评定的具体方法如下（注意"辅助"在评分中的意义）。

1. 床上翻身　请从仰卧位翻身到健侧卧位。

2. 从卧到坐　请坐起来到床边。患者必须先健侧卧位，然后自己坐起来。可通过推床边来辅助。

3. 坐位平衡　请坐到床边。评估人计时 10 秒，可通过手来辅助。

4. 从坐到站　请从椅子上站起来。患者需在 15 秒内完成。

5. 站立维持　请保持站立。无外界帮助站立 10 秒。可通过手来辅助。

6. 床椅转移　请从床转移到椅子，然后转移回床。患者需从健侧转移。

7. 室内步行　往里面走，如果需要可以给辅助。用你往常的方式走十米。

8. 上下楼梯　用你自己的方式爬上这层楼梯。

计分方式：

0 = 不能完成；1 = 需两人帮助；2 = 需一人帮助；3 = 需监督或口头指示；4 = 需要辅助或需要器具；5 = 独立完成。

表 1-2-1　MRMI 量表评分登记表

序号	检查内容	月　日	月　日	月　日
1	穿上翻身			
2	从卧到坐			
3	坐位平衡			
4	从坐到站			
5	站立维持			
6	床椅转移			
7	室内步行			
8	上下楼梯			
总　分				

二、步态分析

步态分析是指通过观察患者的自然步态，分析患者步态的各个参数，揭示其步态异常的关键环节和影响因素，从而指导康复评定和治疗的分析方法。可采用三维步态分析或目测法进行分析。三维步态分析需要三维步态分析系统，该设备昂贵，但可提供人体重心分析、廓清机制、步行时间-空间测定和肢体阶段性运动测定等运动学分析参数，还可提供地面作用力与反作用力的大小、方向和时间等动力学分析参数，以及步行中各肌肉的动态肌电图数据。

目测法是使用最为简单和直接的步态分析方法，直接用肉眼观察患者前面、侧面和后面的步态情况并进行分析。注意全身姿势和步态，包括步行节律、稳定性、流畅性、对称性、重心偏移、手臂摆动、各关节姿态与角度、患者神态与表情、辅助装置（矫形器、助行器）的作用等。在自然步态观察的基础上，可以要求患者加快步速，减少足接触面（踮足或足跟步行）或步宽（两足沿中线步行），以凸显异常；也可以通过增大接触面或给予支撑（足矫形垫或矫形器），以改善异常，协助评估。

记录方法和流程：①患者是左侧偏瘫步态或右侧偏瘫步态；②是否借助矫形器、拐杖、助行器等辅助设备；③步行时患者是否有紧张、害怕等情绪；④描述步速、节律、步角、步宽、步长的情况；⑤描述摆动相的三个分期中，每期的异常姿势与异常运动；⑥描述支撑相的五个分期中，每期的异常姿势与异常运动；包括：a. 各个部位及关键点的控制：头、双肩、双上肢、躯干、骨盆、髋关节、膝关节、踝关节；b. 重心的移动与控制；c. 健侧的异常运动等。

三、日常生活活动能力评定

活动水平的评定指对能力障碍、个体水平残疾的评定，多通过对患者的日常生活活动能力（activities of daily living, ADL）来评定。目前，国际上有关脑卒中 ADL 评定方法报告很多，如 Katz 指数分级法（Katz index of ADL）、Barthel 指数分级法（Barthel index of ADL）等。

在评定患者自理能力方面，Barthel 指数评定量表（Barthel

index，BI）是使用最为广泛的量表（表1-2-2）。BI 评定简单，可信度高，灵敏度也高。BI 总分为 100 分，100 分表示生活完全自理，不需要他人帮助；60 分以上为生活基本自理，需要少量帮助；60～41 分为中度残疾，生活需大量帮助；40～20分为重度残疾，生活依赖明显；＜20 分为完全残疾，生活完全依赖。

表 1-2-2　改良 Barthel 指数评定量表

序号	项目	完全独立	需部分帮助	需极大帮助	完全依赖
1	进食	10	5	0	—
2	洗澡	5	0	—	—
3	修饰	5	0	—	—
4	穿衣	10	5	0	—
5	控制大便	10	5	0	—
6	控制小便	10	5	0	—
7	如厕	10	5	0	—
8	床椅转移	15	10	5	0
9	平地行走	15	10	5	0
10	上下楼梯	10	5	0	—

　　如不能达到上述标准的记 0 分，60 分以上提示被检查者生活基本可以自理，60～40 分者生活需要帮助，40～20 分者生活需要很大帮助，20 分以下者生活完全需要帮助。

四、功能独立评定

　　功能独立性测量（functional independence measurement，

FIM）自 20 世纪 80 年代末在美国开始使用以来，逐渐受到重视，目前已在全世界广泛应用。FIM 在反映残疾水平或需要帮助的量的方式上比 Barthel 指数更详细、精确、敏感，是分析判断康复疗效的一个有力指标。它不但能评价由于运动功能损伤而致的 ADL 能力障碍，还能评价认知功能障碍对日常生活的影响。在美国，它已被作为衡量医疗管理水平与医疗质量的一个客观指标。FIM 是医疗康复中唯一建立了康复医学统一数据库系统（UDSRM）的测量残疾程度的方法。FIM 应用广泛，可用于各种疾病或创伤者的日常生活能力的评定。

评定内容：FIM 评定内容包括 6 个方面，共 18 项，分别为 13 项运动性 ADL 和 5 项认知性 ADL。评分采用 7 分制，即每一项最高分为 7 分，最低分为 1 分。总积分最高为 126 分，最低分为 18 分。得分的高低是根据患者独立的程度、对辅助具或辅助设备的需求程度及他人给予帮助的量为依据。

第三节 社会参与评定

一、社会参与情况

医学康复的任务不仅是躯体功能的恢复，还应帮助残疾人获得工作的能力和就业的机会，帮助他们找到自己在社会中的位置，并以独立的人格和经济地位参与社会生活，获得经济收入、心理平衡及人格尊严。社会参与体现了一个人的身份、社会地位及自我价值。通过社会参与情况评定，判定其是否具有回归家庭及回归社会的能力，是否具有对社会及家庭作出一定贡献的潜力。同时，通过评定发现患者社会参与的问题，以设计治疗方案，针对性地改善患者社会参与的能力。该部分需要与作业治疗、康复工程以及社会工作等部门进行联合评估与治疗。

社会参与部分评估主要描述患者投身于其特定的生活、工作及社交场合等环境之中所需要的功能或能力及其可能体验到的困难。

（一）社会参与分类

1. 工作 包括有偿的工作服务和志愿服务。

2. 学习与上学 包括参加学校的一切活动，如郊游、手工劳作、课外活动等。

3. 家庭角色 包括照顾子女、配偶、父母或其他人，关心其他人健康，负责子女的教育，与家人交流。

4. 休闲娱乐 包括患者所有的个人休闲和娱乐活动等。

（二）评定方法

1. 工作和学习 工作能力评定的内容包括对患者心理状况、身体素质、能力限度、技术水平等进行综合评定，在康复训练的全过程中可进行多次，可在职业训练前、训练中、训练后根据不同目的选择评定项目进行评定，确定就业目标。

主要评定内容有认知功能、求职、交往能力、专业特长、工作耐力体力、工作表现、退休后计划7项。

根据评定的方式包括现场评定和规定场景评定。前者指观察患者在真实工作环境中完成工作任务的表现和能力。后者是指在特定的环境下观察患者的工作表现，以便能够根据评定的需要改变工作任务或要求。方法有美国的定向和工作评定测试（testing orientation and work evaluation in rehabilitation，TOWER）、精简版微塔法（micro tower）以及Valpar评定系统（valpar component work sample series）等。

2. 休闲娱乐 休闲娱乐通常指的是那些有趣的、能带给人轻松和愉悦的娱乐消遣活动，如体育运动、艺术活动、制作手工艺、唱歌跳舞、读书看报、欣赏表演、各种交流、集体活动等。许多患者因自身的功能缺陷不能参加或进行娱乐活动。

评定可根据患者的兴趣和爱好来对某一项活动进行具体分析评估，观察记录患者在完成这些活动时的障碍有哪些，评定时应注意以下几个方面：

（1）确定个人的娱乐休闲兴趣和需要。

（2）确定目前所参加休闲活动的范围。

（3）确定参加休闲活动所需要的各种资源和支持。

（4）患者自己对体验休闲活动的成功水平和满意度的衡量。

二、生活质量评估

（一）世界卫生组织生活质量测定简表

世界卫生组织生活质量测定简表（WHO- quality of life，WHO- QOL）包括五个领域，26 个项目，因此，又称 WHO/QOL-26。包括躯体功能、心理状况、社会生活、环境条件及综合等，是可以适用于不同文化背景、具有多国文字的评定量表。每一项的被选答案分 1~5 个等级，26 项中的内容根据程度备选答案分为"很不满-很满意"、"很差-很好"作为判定基准。

（二）MOS SF-36

该量表是美国医学结局研究（medical outcomes study，MOS）组开发的一个普适性测定量表，共有八个维度，36 个项目，评定分为五个等级。其评分方法是逐条回答 SF-36 中的每一个问题，其中躯体角色功能和情绪角色功能的问题回答"是"或"否"，其余问题的回答分 4~5 个等级，每个问题根据其代表的功能损害的严重程度，并将各维度得分转换成百分制。每一维度最大可能评分为 100 分，最小分为 0，八个维度评分之和为综合分数，得分越高所代表的功能损害越轻，生活质量越好。

第四节 环境因素和个人因素

根据 ICF 框架，除了考虑患者三个层面的功能以外，还应考虑环境因素和个人因素。家住 5 楼无电梯的患者与家住 1 楼或有电梯的患者，对上下楼梯的功能的要求是不一样的；患者的文化水平、家庭经济情况、配合程度等因素也会影响康复目标和康复计划的制订。因此，物理治疗师必须充分考虑和评估患者的个人因素和环境因素，与康复工作小组共同制订患者的康复目标和康复计划。全面的环境因素和个人因素评估内容多，程序复杂。因此，我们设计了与偏瘫患者的物理治疗关系较为密切的环境因素和个人因素简表（表1-4-1），以便简单、快速地提供相关信息。

表1-4-1 环境因素和个人因素评估简表

环境因素				个人因素			
项目	不利因素或有利因素			项目	不利因素或有利因素		
助手	独居	一个	两个	意识状态	昏迷	嗜睡	清醒
家人态度	消极	一般	积极	配合程度	消极	一般	积极
居住环境	电梯	楼梯	其他	理解能力	消极	一般	积极
无障碍设施	无	部分有	充分	心理状态	焦虑	抑郁	正常
经济状况	差	一般	好	社交要求	较弱	中度	较强

一、环境因素

环境因素是指影响评估实施的个人以外的因素。环境因素是一个人从事并完成有目的的活动的外在条件，人们每天在特定的环境中进行各种活动。存在环境障碍会阻碍患者的最佳活动能力的发挥，而有利的环境支撑则可促进和帮助患者发挥其最佳的活动能力。可将环境因素分为以下几个方面：

1. 物质环境 物质环境（physical environment）指个人以外的环境，包括各种建筑和设施（家居、社区以及公共设施），交通工具，各种可以利用的空间、家居、工具及物品，家庭经济状况等。

2. 社会环境 社会环境（social environment）包括配偶、朋友、照顾者以及公众的态度；也包括较大的社会群体对于建立标准和社会常规所产生的影响。

3. 文化因素 文化因素（cultural environment）指一个特定的社会群体所具有或接受的习俗、信仰、活动方式、行为标准与期望。包括家庭结构与状况、受教育环境、自身文化与周围文化的相关性；包括受到文化环境的熏陶或影响所表现出的对待疾病与健康、治疗与处理残疾的态度；包括有关政治和法律（如政府对健康保健及服务的支持，政府对残疾人的支持，用于为残疾人、残疾人家属及社区服务的政府基金，残疾人选举和被选举的权利等）；也包括受教育、就业和获得经济支持的机会。

二、个人因素

个人因素是指患者自身或内在的因素，包括躯体（感觉运动）、认知、心理社会技能和心理成分，这些因素在不同的角度，时期或阶段起着积极、促进或消极、妨碍的作用。

1. 躯体功能因素 包括各种感觉、关节活动范围、肌力、肌张力、反射、粗大与精细运动、协调性、耐力、姿势控制、姿势对线、软组织完整性、运动控制等。

2. 认知功能因素 包括知觉与认知功能、情绪、社会行为、应对和适应能力以及动机等。

3. 心理社会技能及心理因素 包括心理成分（价值、兴趣、自我概念）、社会性技能（角色行为、社会性行为、人际交往技能、自我表达）和自我管理技能（心理应对技能、时间管理、自我控制）等。

第五节 评定总结及注意事项

一、评定总结

评定结束后，需要对所有评定结果进行整理、分析、总结。主要从以下几个方面着手：

1. 患者的意愿及目标 指患者对自身恢复状况的一种预判断，是患者及家属能接受的最低功能恢复目标，可理解成患者给自己设定的最低远期目标。

2. 入院时主要问题 通过所有的评价和分析，找出患者目前存在的主要问题，分为身体结构和功能、个体活动、社会参与三个层面来记录。

3. 康复治疗目标 综合患者的实际情况以及患者意愿等，制订患者的康复治疗目标，分为短期目标和长期目标。

4. 康复治疗方案 制订患者的康复治疗方案。康复治疗方案应依据康复评定的结果及康复目标来制订具体的治疗方案。

5. 治疗方案调整情况 由于患者功能状况的不断变化，治疗方案需要及时调整。记录时应写明日期、调整治疗方案的内容及调整治疗方案的原因。

6. 出院时情况 主要记录患者出院时功能改善情况，并指导出院后的康复训练。

7. 随访情况 如有随访，可记录患者回家后的自我锻炼情况、功能提高或下降情况、心理状况、生活及工作情况等。

二、注意事项

1. 选择合适的方法 在临床康复中，目前有许多用于评定功能障碍的方法，国内也没有此部分评定的标准指南。不同的方法评定的目的各有侧重点，在选择使用时应注意选择。

2. 掌握恰当的时间 无论是急性期患者还是恢复期患者，都应尽快地进行功能评定。为确保准确性，评定常由一个人自始至终地进行，但需注意的是，每次评定时间要尽量短，不要引起患者的疲劳。在整个康复过程中，应反复多次进行康复评定，及时掌握患者的功能状态，不断地完善、修正康复治疗计划。

3. 争取患者和家属的配合 尽管康复评定手段大多数是无创的，但为了最大限度地获得患者和家属的协作和支持，评定前要向患者说明评定的目的和方法，消除他们的顾虑和不安，取得积极的配合。

4. 防止意外情况的发生 康复的对象多为老年人或其他功能障碍，常合并其他疾病。在进行评定过程中患者可能会出现不适或其他并发症，此时应及时终止评定，积极查找原因，给予相应的处理。

（高 强 李 程）

第二章

脊髓损伤的物理治疗评定

脊髓损伤（spinal cord injury，SCI）是由各种原因引起的脊髓结构和功能的损害，造成损伤水平以下脊髓功能的障碍，使患者丧失部分或全部活动能力、生活自理能力以及工作能力的神经损伤，为康复科常见疾病之一。

一、脊髓损伤的原因

1. 外伤性脊髓损伤　占70%，发病率从高到低分别是交通事故、坠落、跌倒、压砸伤等。

2. 非外伤性脊髓损伤　可分为先天因素（脊椎畸形）和后天因素（炎症、血管和血行异常、肿瘤、脊髓和脊椎变形性疾病）。

二、脊髓损伤分类

（一）按损伤平面

1. 四肢瘫　指由于椎管内的颈段脊髓神经组织受损而造成颈段运动和（或）感觉的损害或丧失。四肢瘫导致上肢、躯干、下肢及盆腔器官的功能损害，即功能受损涉及四肢。但本术语不包括臂丛损伤或者椎管外的周围神经损伤造成的功能障碍。

2. 截瘫　指椎管内神经组织损伤后，导致脊髓胸段、腰段或骶段（不包括颈段）运动和（或）感觉功能的损害或丧失。截瘫时，上肢功能不受累，但是根据具体的损伤水平，躯干、下肢及盆腔脏器可能受累。本术语包括马尾和圆锥损伤，但不包括腰骶丛病变或者椎管外周围神经的损伤。

（二）按损伤程度

1. 脊髓震荡　脊髓实质无明显改变，24 小时内开始恢复，3 ~ 6 周恢复正常。

2. 不完全性损伤　感觉平面以下包括最低骶段（$S_4 \sim S_5$）保留部分感觉或运动功能。

3. 完全性损伤　最低骶段（$S_4 \sim S_5$）的感觉和运动功能完全丧失。

（三）按损伤部位

1. 前束综合征　脊髓前部损伤，损伤平面以下运动和温觉、痛觉丧失，而本体感觉存在。

2. 后束综合征　脊髓后部损伤，损伤平面以下本体感觉丧失，运动觉和温度觉、痛觉存在。

3. 中央束综合征　脊髓的损伤从中央先开始发生损害，再向外周扩散。患者表现为上肢神经受累和功能障碍重于下肢，患者有可能可以步行，但上肢部分或完全麻痹。常见于颈脊髓血管损伤。

4. 半切综合征　由于脊髓半侧横断性损伤而导致同侧肢体本体感觉和运动丧失，对侧温觉、痛觉丧失。

5. 圆锥综合征　主要为脊髓骶段圆锥损伤，支配下肢神经的感觉和运动功能存在，会阴、骶区表现为马鞍区感觉功能障碍，尿道括约肌、肛门括约肌、膀胱逼尿肌瘫痪，跟腱反射消失，肛门反射和球海绵体反射消失。偶尔可以保留骶段反射。

6. 马尾综合征　椎管内腰骶神经根损伤，可引起膀胱、肠道及下肢反射消失，表现为外周神经损伤的特征。

第一节　结构与功能水平的评定

一、评定操作前准备

(一) 简要病史收集

1. 了解造成患者脊髓损伤的原因。

2. 了解患者是否行手术治疗，如已行手术，了解手术方式、手术时间、内固定情况、伤口愈合情况等；如未行手术治疗需要了解前期的治疗方式、需持续的时间、判断脊柱的稳定性。

3. 了解患者是否合并其他肢体骨折，如果有则需要了解骨折部位、治疗情况、伤口愈合情况并将相关的注意事项纳入脊髓损伤的评定中。

4. 了解患者有无特殊既往史。

(二) 评定工具准备

脊髓损伤的评定需要准备以下工具：棉签、大头针、量角器、评定记录表、橡胶手套等。

二、评定具体操作

(一) 肌张力评定

1. 评定对象　患者的四肢及躯干。

(1) $C_1 \sim T_1$ 平面的脊髓损伤患者需评定四肢的肌群和躯干的肌群。

(2) T_1 平面以下的脊髓损伤患者需评定躯干的肌群和双下肢的肌群。

(3) 患者如有肢体痉挛则易出现在：肱二头肌、肱三头肌、屈腕屈指肌群、腹肌、内收肌群、腘绳肌、小腿三头肌、股四头肌、胫骨前肌。这些肌群需重点评定。

2. 评定内容

（1）肌张力正常：①被动运动时具有一定的弹性和轻度的抵抗；②肌肉外观具有特定的形态；③肌肉具有中等硬度和一定的弹性；④将肢体被动放在空间的某一位置，突然放手，肢体有保持肢体位置不变的能力；⑤具有随意使肢体由固定到运动和在运动过程中变为固定姿势的能力；⑥近端关节可以进行有效的主动肌和拮抗肌同时收缩时关节固定。

（2）肌张力增高（痉挛）：采用改良的 Ashworth 痉挛评价量表（见偏瘫的物理治疗评定部分）。

（3）肌张力降低：①轻度降低：若将肢体被动放在空间某位置并松手后，肢体仅具有短暂的抗肢体重力的能力，随即落下、肌力低下，但能完成功能性动作；②中度降低：肌紧张明显低下、不能完成主动肌与拮抗肌的同时收缩、稍有克服肢体重力而进行移动的能力；③重度降低：肌紧张消失、将肢体放在抗重力位并放开时，肢体迅速落下、无克服肢体重力而进行移动的能力。

3. 记录方式

（1）肌张力正常时，用"正常"或"N"（normal）表示。

（2）肌张力降低时，用"降低"或"↓"表示。

（3）肌痉挛时，通过改良 Ashworth 痉挛评价量表评定后，用Ⅰ～Ⅳ来记录。

4. 注意事项

（1）如有痉挛，则需在 1 秒钟完成此肌群的所属全范围活动（检查时的运动方向是和此肌肉作为主动肌运动方向相反）。

（2）检查时以第一次被动牵拉为主，最多 2 次，不能多次反复牵拉。

（3）要注意区分肌肉痉挛和肌肉挛缩。

（二）关节活动度评定

1. 评定对象　上肢各关节、手部关节、下肢各关节和脊柱的被动关节活动度（passive range of motion，PROM）。

2. 评定方法　徒手检查，如果发现 PROM 受限，则采取量角器测量。主要关节活动范围的测量方法及正常参考值，见表2-1-1。

3. 记录方式

（1）PROM 正常时，用"正常"或"N"（normal）表示。

（2）PROM 受限时，需将受限关节活动名称和测得的关节活动度数一同记录。例如通过评定测得患者左侧髋关节屈曲的PROM 为90°，可记录为左髋屈90°。

（3）如果患者由于体位限制、疼痛，关节不稳等原因不能进行 PROM 时，可记录为"NT"（无法检查）。

4. 注意事项

（1）胸腰段脊柱稳定差的脊髓损伤患者早期不进行躯干的 PROM 的评定，颈段脊柱稳定差的脊髓损伤的患者早期不进行颈部和躯干的 PROM 的评定。

（2）因下胸段、腰段椎体骨折与脱位造成的脊髓损伤患者，急性期髋关节前屈的 PROM 不超过90°；髋关节内、外旋的评定应在屈髋和屈膝均在90°时进行。

（3）评定过程中如出现疼痛或不适时应停止，所有被查关节的 PROM 不要超过其生理活动范围。

（4）同一对象应由专人测量，每次测量应取相同位置，同一测量工具。

（5）脊髓损伤患者一般不进行主动关节活动度的评定。

（三）肌力评定

1. 评定对象　10 对关键肌（表2-1-2）和其他非关键肌。非关键肌群所对应的关节活动为：①耸肩、肩前屈、肩后伸、肩内收、肩外展、屈腕、伸指、伸拇、屈拇、拇指内收、拇指外展；②髋外展、髋内收、髋后伸、屈膝；③躯干前屈和后伸。

表2-1-1 主要关节活动范围的测量方法及正常参考值

评定对象	运动	体位	量角器放置方法			正常参考值
			轴心	固定臂	移动臂	
肩	屈、伸	坐位或立位，臂置于体侧，肘伸直	肩峰	与腋中线平行	与肱骨纵轴平行	屈：0~100° 伸：0~50°
	外展	坐位或立位，臂置于体侧，肘伸直	肩峰	与身体中线平行	与肱骨纵轴平行	0~180°
	内收	坐位或立位，臂置于体侧，肘伸直	肩峰	与身体中线平行	与肱骨纵轴平行	0~45°
	内、外旋	仰卧，肩外展，肘均为屈曲90°	鹰嘴	与腋中线平行	与前臂纵轴平行	各0~90°
肘	屈、伸	仰卧、坐位或立位，臂取解剖位	肱骨外上髁	与肱骨纵轴平行	与桡骨纵轴平行	0~150°
前臂	旋前、旋后	坐位，上臂置于体侧，肘屈曲90°，前臂中立位	尺骨茎突	与地面垂直	腕关节背面（测旋前）或掌面（测旋后）	各0~90°
腕	屈、伸	坐位或立位，前臂充分旋前	尺骨茎突	与前臂轴平行	与第二掌骨纵轴平行	屈：0~90° 伸：0~70°

续表

评定对象	运动	体位	量角器放置方法			正常参考值
			轴心	固定臂	移动臂	
腕	尺、桡偏	坐位，屈肘，前臂旋前，腕中立位	腕背侧中点	前臂背侧中线	第三掌骨纵轴	尺偏：0～25° 桡偏：0～55°
掌指	屈、伸	坐位，腕中立位	近节指骨近端	与掌骨平行	与近指指骨平行	屈：0～90° 伸：0～20°
拇指腕掌	屈、伸	坐位，腕中立位	近节指骨近端	与掌骨平行	与近指指骨平行	屈：0～30° 伸：0～20°
	内收、外展	坐位，腕中立位	腕掌	与示指平行	与拇指平行	0～60°
指间	屈、伸	坐位，腕中立位	远侧指骨近端	与近侧指骨平行	与远指指骨平行	近指间：0～30° 远指间：0～20°
髋	屈	仰卧或侧卧，对侧下肢伸直	股骨大转子	与身体纵轴平行	与股骨纵轴平行	0～125°
	伸	仰卧，被测下肢在上	股骨大转子	与身体纵轴平行	与股骨纵轴平行	0～15°
	内收、外展	仰卧	髂前上棘	左右髂前上棘连线的垂直线	髂前上棘至髌骨中心的连线	各 0～45°

续表

评定对象	运动	体位	量角器放置方法			正常参考值
			轴心	固定臂	移动臂	
髋	内旋、外旋	仰卧，两小腿于床缘外下垂	髌骨下端	与地面垂直	与胫骨纵轴平行	各 0~45°
膝	屈、伸	仰卧，侧卧或坐位	股骨外髁	与股骨纵轴平行	与胫骨纵轴平行	屈：0~150° 伸：0
踝	背屈、跖屈	仰卧，踝位于中立位	腓骨纵轴线与足外缘交叉处	与腓骨纵轴平行	与第五跖骨纵轴平行	背屈：0~20° 跖屈：0~45°
	内翻、外翻	仰卧，足位于床外缘	踝后方两踝中点	小腿后纵轴	轴心与足跟中点的连线	内翻：0~35° 外翻：0~25°
颈部	前屈	坐位或立位	肩峰	平行前额面中心线	头顶与耳孔的连线	0~60°
	后伸	坐位或立位	肩峰	平行前额面中心线	头顶与耳孔的连线	0~50°
	左、右旋转	坐位或立位	头顶后后方	头顶中心矢状面	鼻梁与枕骨结界的连线	各 0~70°

续表

评定对象	运动	体位	量角器放置方法			正常参考值
			轴心	固定臂	移动臂	
颈部	左、右侧屈	坐位或立位	第7颈椎棘突	第7颈椎棘突与第5腰椎棘突的连线	头顶中心与第7颈椎棘突的连线	各0~50°
	前屈	坐位或立位	第5腰椎棘突	通过第5腰椎棘突的垂线	第7颈椎棘突与第5腰椎棘突的连线	0~45°
胸腰部	后伸	坐位或立位	第5腰椎棘突	通过第5腰椎棘突的垂线	第7颈椎棘突与第5腰椎棘突的连线	0~30°
	左、右旋转	坐位	头顶部中线	双侧髂前上棘连线的平行线	双侧肩峰连线的平行线	0~40°
	左、右侧屈	坐位或立位	第五腰椎棘突	两侧髂棘连线中点的垂线	第7颈椎棘突与第5腰椎棘突的连线	各0~50°

表 2-1-2　脊髓损伤 10 对关键肌肌力评定内容

脊髓节段	C_5	C_6	C_7	C_8	T_1	L_2	L_3	L_4	L_5	S_1
关键肌	屈肘肌	伸腕肌	伸肘肌	中指屈指肌	小指外展肌	屈髋肌	伸膝肌	踝背屈肌	趾长伸肌	踝跖屈肌

2. 评定方法　采用徒手 6 级肌力评定方法（表 2-1-3）。

（1）脊髓损伤患者的肌力评定标准与一般肌力评定标准相同，但是如果因患者病情不允许在标准体位下进行肌力评定时，需全面考虑给予肌力评级。

表 2-1-3　徒手 6 级肌力评定方法

分级	肌力评定标准
0	完全瘫痪
1	可触及或可见肌收缩
2	主动活动，去重力状态下全关节范围的活动
3	主动活动，对抗重力和肌肉特定体位的中等阻力情况下全关节范围的活动
4	在中度抗阻下进行全关节范围的主动活动
5	（正常）主动活动，对抗重力和肌肉特殊体位的最大阻力情况下全关节范围的活动

（2）由于脊髓损伤患者多是外伤导致且大部分是行手术治疗后的，均存在脊柱稳定性下降和体力较差的情况，所以在进行肌力评定时，物理治疗师应该迅速判断体位该如何选择，并在同一体位下尽可能进行多组肌群肌力的评定。现将 10 对关键肌和下肢肌群肌力评定的体位选择归纳见表 2-1-4，其中肌群和其肌力级别的表示采用动作肌群的名称和括号内的肌力

级别来描述，例如屈肘（2、3、4、5）表示为：目标肌群是屈肘的肌群，"2、3、4、5"表示屈肘肌力的 2 级、3 级、4 级、5 级的肌力评定均可在仰卧位下完成。

表 2-1-4　脊髓损伤患者 10 对关键肌和
下肢肌群肌力评定的体位选择

体位	肌群和其肌力级别
仰卧位	所有肌肉（1）、屈肘（2、3、4、5）、伸腕（2、3、4、5）、伸肘（2、3、4、5）、中指屈指肌（2、3、4、5）、小指外展肌（2、3、4、5）、髋外展（2）、髋内收（2）、踝背屈（3、4、5）
侧卧位	屈髋（2）、伸膝（2）、踝背屈（2）、趾长伸肌（2）、踝跖屈（2）、髋外展（3、4、5）、髋内收（3、4、5）、屈膝（2）、伸髋（2）
俯卧位	屈膝（3、4、5）、伸髋（3、4、5）
坐位	屈髋（3、4、5）、伸膝（3、4、5）
立位	踝跖屈（3、4、5）

3. 记录方式

（1）可对应肌力的评定结果从 0~5 分记录，其中 10 组关键肌肌力的评分相加可得到运动评分（每个肢体总分为 25 分，上肢总分为 50 分，下肢总分为 50 分），即运动功能总得分，该术语可以反映 SCI 神经受损情况。

（2）由于制动导致无法分级的严重疼痛、截肢、关节不稳、骨折未愈合且无内固定、急性渗出性滑膜炎而无法检查时可用"NT"表示。

（3）因关节挛缩导致 ROM 受限但大于正常值的 50%，则肌力检查可以参照 0~5 分的分级方法记录，但是如果 ROM 小于正常的 50%，则应记录为"NT"。

（4）假定抑制因素（即疼痛、失用）不存在情况下，对抗重力和一定程度阻力情况下全关节范围的活动，即认为正常主动活动，记录为 5*。

4. 注意事项

（1）如果患者需要改变体位评定，例如从仰卧位改变至侧卧位，一定要进行轴向翻身，当因患者病情无法采取标准体位评定时，需要综合判断肌力的级别。

（2）国际标准检查的肌力分级不使用正负评分法，也不推荐在比较不同机构的数据时使用。

（3）非关键肌功能可以来帮助确定运动不完全损伤状态即损伤程度为 B 级还是 C 级。

（4）在检查4或5级肌力时应使用特殊体位。

C_5 - 屈肘90°，上肢置于身体一侧，前臂旋后；

C_6 - 充分伸腕；

C_7 - 肩内收、屈曲90°、无旋转，肘屈曲45°；

C_8 - 指关节近端固定于伸展位，指远端充分屈曲；

T_1 - 手指充分外展；

L_2 - 髋屈曲90°；

L_3 - 膝屈曲至15°；

L_4 - 踝充分背屈；

L_5 - 第一足趾充分伸展；

S_1 - 髋旋转中立位、屈/伸中立位、外展/内收中立位，膝充分伸展，踝充分跖屈。

（5）对脊柱不稳的患者，进行徒手肌力检查时要小心。对 T_8 以下怀疑急性创伤的患者髋主动或被动屈曲均应不超过90°，以降低对腰椎的后凸应力。检测时应保持等长收缩并单侧检查，这样对侧髋部就可以保持伸展位以稳定骨盆。

（6）完全性脊髓损伤患者在脊髓损伤水平以下大约 1～3 个脊髓节段中仍有可能保留部分运动功能，脊髓损伤水平与脊髓功能完全消失的水平之间的脊髓节段，称为脊髓运动功能部分保留区。

（7）如果患者伴有脑外伤、臂丛神经损伤、四肢骨折等相关损伤时，可影响检查的完成，评定结果需综合判断。

（8）如患者病情允许可采取器械检查，如等速肌力测试仪。

（四）感觉功能评定

1. 评定对象　浅感觉（触觉和痛觉）、深感觉（位置觉、运动觉）。

2. 评定内容

（1）触觉和痛觉评定：具体检查部位为 28 个皮节的关键点（表 2-1-5）。

表 2-1-5　脊髓节段性感觉支配及其体表检查部位

节段性感觉支配	检查部位	节段性感觉支配	检查部位
C_2	枕外隆凸	T_8	第 8 肋间
C_3	锁骨上窝	T_9	第 9 肋间
C_4	肩锁关节的顶部	T_{10}	第 10 肋间（脐水平）
C_5	肘前窝的桡侧面	T_{11}	第 11 肋间
C_6	拇指	T_{12}	腹股沟韧带中部
C_7	中指	L_1	T_{12} 与 L_2 之间上 1/3
C_8	小指	L_2	大腿前中部
T_1	肘前窝的尺侧面	L_3	股骨内上髁
T_2	腋窝	L_4	内踝
T_3	第 3 肋间	L_5	足背第 3 跖趾关节
T_4	第 4 肋间（乳头线）	S_1	足跟外侧
T_5	第 5 肋间	S_2	腘窝中点
T_6	第 6 肋间（剑突水平）	S_3	坐骨结节
T_7	第 7 肋间	S_{4-5}	肛门周围

（2）位置觉和运动觉的评定：①位置觉：让患者闭目，将其肢体放在任意位置上，让患者说出肢体所处的位置，或者让患者另一侧的肢体摆出相同的角度；②运动觉：患者闭目，被动活动患者四肢，让其说出肢体的运动方向。

3. 记录方式

（1）轻触觉和针刺觉：①正常或完整（与面颊部感觉类似）记 2 分。②感觉改变（受损或部分感知，包括感觉过敏）记 1 分。③感觉缺失记 0 分。④当有部分感觉关键点无法检查时（皮肤局部有敷料覆盖、压疮、外固定、截肢、石膏外固定等），用"NT"表示。⑤评定后可得到感觉评分，即感觉功能总得分。身体两侧轻触觉和针刺觉总分各为 56 分，身体一侧感觉总分为 112 分。该得分可以反映 SCI 神经受损情况。⑥若C_2感觉异常而面部感觉正常，则感觉平面为C_1；若身体一侧C_2至$S_{4、5}$轻触觉和针刺觉均正常，则该侧感觉平面应记录为"INT"，即"完整"，而不是S_5。

（2）位置觉和运动觉：①正常记 2 分：患者 10 次中有 8 次能够正确报告关节运动情况，这其中包括关节大幅度运动和关节小幅度运动（运动大约为 10°）；②受损记 1 分：患者 10 次中有 8 次能够正确报告关节运动情况，但仅在关节大幅度运动情况下，而无法正确报告关节小幅度运动情况；③缺失记 0 分。

4. 注意事项

（1）触觉和痛觉评定时：①注意上下对比和左右对比。②刺激动作要轻，刺激不应过频。③评定时不要给予患者暗示性的语言。④$T_3 \sim T_{11}$的检查应在双侧的锁骨中线上进行。⑤如受患者体位限制，C_2关键点（枕骨外粗隆）的评定可用耳后 3cm 的位置代替。⑥轻触觉检查时，接触范围不超过 1cm。⑦针刺觉检查时患者要能分清锐痛和钝痛，否则视为痛觉消失。如存在可疑情况时，应以 10 次中 8 次正确为判定的准确标准。

（2）对轻触觉和针刺觉检查为 0 分（缺失）患者的肢体可以进行深压觉检查（对腕、指、踝、趾的不同部位皮肤施加 3~5 秒稳定的压力）。这项检查主要用于轻触觉和针刺觉缺失的患者，因此以拇指或示指对患者下颌稳定施压获得的感觉为参照，将检查结果分为 0 分（缺失）或 1 分（存在）。

（3）既往将所有肢体得分总分计为 100 分，但不推荐将上下肢得分相加。

（4）完全性脊髓损伤患者在脊髓损伤水平以下大约 1~3 个脊髓节段中仍有可能保留部分感觉功能，脊髓损伤水平与脊髓功能完全消失的水平之间的脊髓节段，称为脊髓感觉功能部分保留区。

（5）位置觉和运动觉评定中可检查的关节包括拇指指间关节、小指近端指间关节、腕关节、足大踇趾趾间关节、踝关节和膝关节。

（6）如果患者伴有脑外伤、臂丛神经损伤、四肢骨折等相关损伤时，可影响神经系统检查的完成，评定结果需综合判断。

（五）平衡功能评定

1. 评定对象　长坐位平衡、坐位平衡、站位平衡。

2. 评定内容　采用 Bobath 三级平衡功能分级法，具体方法见第一章第一节。

3. 记录方式

（1）按一级、二级、三级评定结果进行记录。

（2）如果患者一级平衡都无法达到时，记录为"不能维持"。

（3）如果由于患者病情不允许进行平衡功能评定时，则记录为"NT"。

4. 注意事项

（1）脊髓损伤患者必须在体位允许下才能进行各种体位下的平衡功能评定。

（2）平衡功能评定时可穿戴相应的支具。

（3）评定时要注意保护患者，不要出现跌倒。

（4）他动平衡检查时要注意施加的外力不要超过平衡的正常稳定极限，且施加外力时不要给予患者语言上的暗示和提醒。

（六）骶部评定

1. 评定对象　骶部的感觉和运动。

2. 评定内容

（1）球海绵体反射：是脊髓休克期结束的标志之一。脊髓休克是指脊髓受到外力作用后短时间内脊髓功能完全消失，持续时间一般为数小时至数周，偶有数月之久。此期间无法对损害程度作出正确的评估脊髓休克消退以后，中枢神经系统实质性损害才表现出来，脊髓休克不是预后征象。检查方法：检查者戴手套，一只手的示指涂润滑剂，缓慢插入患者肛门，另一只手给予患者刺激（女性：阴蒂；男性：龟头），如果患者肛门出现收缩，则表示球海绵体反射存在，为阳性。反之为阴性。

（2）鞍区感觉保留检查：是判定脊髓损伤为完全性损伤或不完全性损伤的标准之一。①身体两侧肛门皮肤黏膜交界处（S_{4-5}皮节）感觉，包括轻触觉或针刺觉。②肛门深部压觉（DAP），检查方法是检查者用在球海绵体检查的基础上，检查者的示指对患者肛门直肠壁轻轻施压，还可以使用拇指配合示指对肛门施加压力。

（3）鞍区运动功能保留检查：也是判定脊髓损伤为完全性损伤或不完全性损伤的标准之一。检查方法：在球海绵体反射检查的基础上，给患者的指令应为"像阻止排便运动一样挤压我的手指"。

3. 记录方式

（1）球海绵体反射：阳性记录为（＋），阴性记录为（－）。

（2）鞍区感觉保留检查：①轻触觉和针刺觉记录同前；②如果患者肛门深部压觉可以感知记录为"存在"，无感知则记录为"缺失"。

4. 注意事项

（1）在 $S_{4、5}$ 有轻触觉或针刺觉者，DAP 评估不是必须检查的项目，但是仍应建议完成检查表上该部分项目的检查。

（2）如果通过肉眼可观察到患者肛门有自主收缩，可以不进行侵入性检查。

（3）给安有保留性尿管的患者进行球海绵体反射检查时，可用轻拉尿管的方法代替上述的刺激方法。

（4）如果在初次评定时，球海绵体反射阳性、DAP 存在、肛门自主收缩存在，那么进行周评定和出院前评定时不需要再次评定这些项目。

（七）其他评定

1. 疼痛评定

（1）评定对象：有躯体性疼痛的部位。

（2）评定内容：可选择评测疼痛强度的口述分级评分法（VRSS）进行评定。此类方法是由简单的形容疼痛的字词组成 1~4 级或 5 级，如无痛、轻微疼痛、中等度疼痛、剧烈疼痛。

（3）记录方式：最轻程度疼痛的描述记录为 0 分，每增加 1 级即增加 1 分。

（4）注意事项：脊髓损伤患者常伴有神经性疼痛，评定时需要区分躯体性疼痛和神经性疼痛，如果是神经性疼痛则不进行具体评定。

2. 肌容积评定

（1）评定对象：四肢。

（2）评定内容：可对双侧的上臂、前臂、大腿和小腿部位进行评定。

（3）记录方式：以最后测量出的实际部位的围度进行记录。

（4）注意事项：①测量时双侧的测量部位要保持一致；②脊髓损伤患者测量肌容积是为了判断肌肉是否有萎缩，所以最后的结果可用有肌肉萎缩和无肌肉萎缩来表示。

3. 目前患者的体位适应状况：一直卧位、可行坐位、可行站位。

三、评定结果整理并存档

可参考 ASIA 脊髓损伤神经学分级国际标准进行记录（图2-1-1），也可以参考四川大学华西医院康复医学中心脊髓损伤物理治疗评定表的部分内容（表2-1-6）。

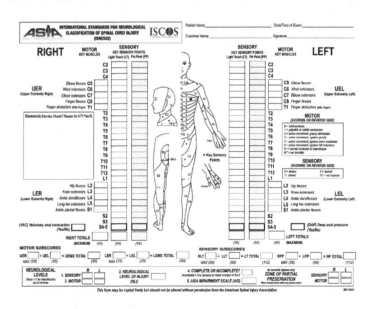

图 2-1-1 ASIA 脊髓损伤神经学分级国际标准

表2-1-6 四川大学华西医院康复医学中心脊髓损伤物理治疗评定表（部分内容）

1	肌力								
	上肢	L	C₅	C₆	C₇	C₈	T₁		牵缩：有/无
		R							
	下肢	L	L₂	L₃	L₄	L₅	S₁		疼痛：有/无
		R							

2	PROM		耸肩 / 髋内收	肩前屈 / 髋外展	肩后伸 / 髋后伸	肩外展 / 屈膝	肩内收	屈腕 / 后伸	伸指 / 前屈	屈肘 / 侧屈	伸肘 / 旋转	
	上肢	L										萎缩：有/无
		R										
	下肢	L				躯干						
		R										

续表

		C₂	C₃	C₄	C₅	C₆	C₇	C₈	T₁	T₂	T₃	T₄	T₅	T₆	T₇	T₈	T₉	T₁₀
3	感觉	针刺 L																	
		针刺 R																	
		轻触 L																	
		轻触 R																	

		T₁₁	T₁₂	L₁	L₂	L₃	L₄	L₅	S₁	S₂	S₃	S₄₋₅
	针刺 L											
	针刺 R											
	轻触 L											
	轻触 R											

球海绵体反射（　　）
肛门自主收缩：有/无
S₄₋₅深压觉：存在/缺失
上肢本体感觉：正常/受损/缺失
下肢本体感觉：正常/受损/缺失

4	肌张力		上肢	下肢	躯干
		L			
		R			

5	平衡		长坐位	坐位	站位
		L			
		R			

体位适应性训练：开始（　　度）/结束/未开始（原因：　　）

第二节　活动水平的评定

一、日常生活活动能力的评定

(一) 基础性日常生活活动能力

1. 评定内容　基础性日常生活活动 (basic activity of daily living，BADL) 能力包括自理活动和功能性移动两类活动：①自理活动：进食、穿衣、梳洗、洗漱、洗澡等；②功能性移动：翻身、从床坐起、转移、行走、驱动轮椅、上下楼梯等。可对截瘫患者和四肢瘫患者分别评定。

2. 评定方法

(1) 截瘫患者的 BADL 能力评定可采用巴氏指数评定表，详见第一章第二节。

(2) 四肢瘫患者的 BADL 能力评定采用四肢瘫痪功能指数 (quadriplegic index of function，QIF)，见表 2-2-1。

表 2-2-1　四肢瘫痪功能指数

项目	具体动作	评分	折算法	评分范围
A. 转移	a. 床到轮椅 b. 轮椅到床 c. 轮椅到厕所/便桶（盆） d. 厕所/便桶（盆）到轮椅 e. 轮椅到交通工具 f. 交通工具到轮椅 g. 轮椅到淋浴/盆浴 h. 淋浴/盆浴到轮椅	各 0~4 分 共 32 分	32÷2＝16 分	0~16 分
B. 整容	a. 刷牙 b. 梳头 c. 刮脸（女性用吹发器）	各 0~4 分 共 12 分		0~12 分

续表

项目	具体动作	评分	折算法	评分范围
C. 入浴	a. 洗/擦干上身 b. 洗/擦干下身 c. 洗/擦干足 d. 洗/擦干头发	各0~4分 共16分	16÷2=8分	0~8分
D. 进食	a. 用杯饮水 b. 使用叉/匙 c. 切开食物（肉） d. 倒出饮料 e. 开罐头/广口瓶 f. 面包上抹黄油 g. 准备便饭 h. 使用适应性的厨房用具	各0~4分 共32分	32×0.75 =24分	0~24分
E. 更衣	a. 穿户内用上衣 b. 脱户内用上衣 c. 穿户内用裤裙 d. 脱户内用裤裙 e. 穿户外用较重的上衣 f. 脱户外用较重的上衣	各0~4分	a.b项分×1.5 =8×1.5=12分 余7项×4=28分 以上共40分 再÷2=20分	0~20分
E. 更衣	g. 穿脱袜子 h. 穿脱鞋 i. 扣纽扣			
F. 驱动轮椅	a. 转弯 b. 后退 c. 刹车闸 d. 在粗糙/不平地面移动 e. 驱动轮椅上斜坡 f. 在轮椅上移动和调整姿势 g. 保持坐位平衡	各0~4分 共28分		0~28分

项目	具体动作	评分	折算法	评分范围
G. 床上活动	a. 仰卧到俯卧 b. 仰卧到长坐位 c. 仰卧到侧卧 d. 侧卧到侧卧 e. 在长坐位保持平衡	各0~4分 共20分		0~20分
H. 膀胱功能	依下列不同情况评分 a. 随意排空膀胱 （a）在厕所 （b）在便桶（盆）中 b. 间歇导尿 c. 自主膀胱的处理 d. 留置导尿 e. 回肠替代术后 f. 挤压排尿	取所选用项的最高乘以7	最高位 4×7=28分	0~28分
I. 直肠功能	依下列不同情况评分 a. 完全控制 （a）在厕所 （b）在便桶（盆）中 b. 使用肛门栓剂 （a）在厕所 （b）在便桶（盆）中/床/垫上 c. 用手指清除大便 （a）在厕所 （b）在便桶（盆）中 d. 用手指或机械刺激 （a）在厕所 （b）在便桶（盆）中或床上	取所选用项的最高乘以6	最高位 4×6=24分	0~24分

项目	具体动作	评分	折算法	评分范围
J. 护理 知识	a. 皮肤护理 b. 饮食与营养 c. 药物 d. 器械 e. ROM f. 自主神经反射紊乱的控制 g. 上呼吸道感染 h. 泌尿道感染 i. 深静脉血栓 j. 取得服务机构的帮助	各 0~4 分	40÷2=20 分	0~20 分

3. 记录方式

（1）按照实际评定的结果记录相应的分数，BI 总分 100分：①100 分为正常；②≥60 分为生活基本自理；③41~59分为中度功能障碍，生活需要帮助；④21~40 分为重度功能障碍，生活依赖明显；⑤≤20 分为生活完全依赖。

（2）按照实际评定的结果记录相应的分数，$QIF = \dfrac{总分 \times 100}{200}$。

4. 注意事项

巴氏指数评定：①用厕包括在厕盆上坐下及站起，脱下及穿上裤子，防止弄脏衣物及附近环境，使用厕纸和用后冲厕；②转移是指患者将轮椅移至床边，把刹车锁紧及拉起脚踏，然后将身体转移到床上并躺下，坐回床边（在有需要时可移动轮椅的位置），并将身体转移坐回轮椅上；③行走是指从患者站立开始，在平地步行 50m。患者在有需要时可戴上矫形器或假肢，并能适当地使用助行器；④不能步行的患者可用轮椅操作代替步行：包括在平地上推动轮椅、转弯及操控轮椅至桌边、床边或洗手间等，患者需操控轮椅并移动至少 50m。

（二）工具性日常生活活动能力评定

1. 评定内容　工具性日常生活活动（instrumental activity of daily living，IADL）能力评定是一般需要使用工具才能完成的活动。包括使用电话、做饭、家务处理、洗衣、服药、理财、使用交通工具等。

2. 评定方法　见表2-2-2。

表2-2-2　工具性日常生活活动能力评定

项目	得分
使用电话	3分：独立使用电话 2分：仅可以拨熟悉的电话号码 1分：仅会接电话，不会拨电话 0分：完全不能
上街购物	3分：独立完成 2分：独立完成日常生活用品 1分：需要有人陪伴 0分：完全不能
食物烹饪	3分：独立 2分：如果准备好，会做一顿适当的饭菜 1分：会将已经做好的饭菜加热 0分：完全不能
家务维持	4分：能做较繁重的家事或偶尔需要协助 3分：能做简单的家事 2分：能做家事，但不能达到可被接受的整洁程度 1分：所有家事都需要协助 0分：完全不能做家事
洗衣服	2分：自己清洗所有衣物 1分：只清洗小件衣物 0分：完全依赖他人洗衣服

项目	得分
外出	4分：能独立
	3分：可搭乘计程车或其他公共交通工具
	2分：能搭乘计程车，但不会搭乘其他公共交通工具
	1分：有人陪同可搭乘计程车或其他公共交通工具
	0分：完全不能出门
服用药物	3分：可独立
	2分：需提醒或协助
	1分：如果事先准备好药物可自行服用
	0分：不能自己服用药物
处理的	2分：可独立处理
财务能力	1分：可处理日常的购买，但需要协助
	0分：不能处理

3. 记录方式　按照实际评定的结果记录相应的分数，IDAL 总分24 分。

二、生活质量评定

分为主观和客观质量两种，主观生活质量的评定可采用生活满意指数 A（life satisfaction index A，LSIA）进行评定；客观生活质量评定可采用生活质量指数（quality of life index，QOLI）进行评定。对生活影响少而患者较为满意者，为生存质量较高；对生活影响大而患者不满意者，为生存质量低。生存质量评定可采用世界卫生组织生存质量测定量表（QOL-100）、世界卫生组织生存质量测定简表（QOL-BREF）或健康状况调查问卷（SF-36）。

第三节　参与水平的评定

参与水平的评定包括职业参与、社交参与和休闲娱乐的评定。其中职业参与需进行职业能力的评定，职业的选择要考虑个人需要、能力、兴趣、价值观等因素。所以需要评估以下 4 点来为患者选择适当的职业：①个人取向，采用美国职业指导专家 Holland 在 20 世纪 60 年代所创立的人格类型论来评定；②工作能力，采用 Crewe N. W. 和 Athelstan G. T. 拟定的功能评定调查表来评定；③工作强度，可参照劳动强度与力量的关系来评定；④ 职业工种的选择，可根据患者既往工作内容和现在的能力状况综合判断。

（宗慧燕）

第三章

脑瘫的物理治疗评定

　　评定是脑瘫患儿康复的重要环节，评定可以全面了解脑瘫患儿的生理功能、心理功能、活动水平和社会功能，获取该患儿有效、可靠、有用的信息，确定是否有特殊需要，以及应该提供何种帮助，同时明确干预和治疗的效果。ICF 建立了描述和测量健康的理论性框架结构。参照 ICF 框架，本章将以物理治疗的角度，介绍身体结构与功能、活动、参与和环境与个人因素四方面的脑瘫评定。

一、评定目的

　　1. 分析患儿所具有的能力及对该能力进行量化，了解目前功能障碍与正常标准的差别和程度，明确功能障碍的关键因素。

　　2. 找出患儿在康复方面的优势和功能需要。

　　3. 制订康复计划和选择短期及长期治疗目标。

　　4. 协助临床决策，如是否需要佩戴矫形肢具、是否需要进行手术或药物干预（如肉毒素）、是否需要家庭环境改造。

　　5. 建立比较基准，为康复干预效果提供客观指标。

　　6. 预测未来功能可能的发展趋势，为医患沟通提供依据。

　　7. 为享有平等权利、义务及参与社会提供客观依据。

二、评定程序

　　1. 收集资料　第一次评估应对患儿进行全面的资料搜集。

询问患儿出生前、出生时和新生儿期的高危因素、住院或就诊情况，判断可能的致病原因及导致的损伤类；同时明确有无视听、癫痫、先天性心脏病、孤独症或多动症等合并症。询问患儿的运动发育史，如各发育里程碑的出现时间，判断其发育过程和目前的发育阶段。询问家长患儿在家庭和社区中的生活情况，如移动的方式、摄食的方式、吞咽情况、交流情况、日常生活动作完成情况及日常生活感到明显障碍的地方。询问患儿的家庭情况与养育情况，如父母的文化程度、职业、对患儿疾病的认识和养育态度及日常护理人的情况等。判断患儿目前的功能需要、可能的家庭康复情况及家属期望值。

2. 观察　观察脑瘫患儿在仰卧位、俯卧位、坐位、爬行位、站立位等各体位的姿势控制和自发活动，诱导患儿进行不同体位转移和操作各种物体，判断患儿的运动动机情况、移动方式、运动质量、上肢操作水平、耐力水平、需要辅助的情况。观察过程中可诱发患儿的语言，注意观察其语言的表达、理解能力及发音情况。根据脑瘫患儿对周围环境和人的反应和语言的表达等方面表现，初步了解其智能、认知等方面的发育情况。

3. 身体结构与功能的检查　尽量将该程序放在功能观察后，以便引起患儿的恐惧，出现哭闹查体不配合等情况。

4. 将以上收集信息进行分析研究并做出判断，设定近期、中期及远期目标，制订治疗方案，并在各个阶段治疗完成后再次进行评定。

第一节　结构与功能水平的评定

一、肌张力评定

肌张力是指肌肉组织在静息状态下的一种不随意的、持续的、微小的收缩，是维持身体各种姿势和正常运动的基础。临床上所谓的肌肉张力，是指对被检查者的肢体进行被动运动时所感觉到的阻力，如果患儿放松，此时的阻力仅来源于肌肉、关节、血管、韧带等的弹性。脑瘫患儿因上运动神经元损伤，导致多种神经调节机制异常，因而都存在肌张力异常，表现为肌张力增高、低下和障碍。

（一）肌张力增高

脑瘫中最为常见，又称肌肉痉挛，是一种由牵张反射高兴奋性所致的、以速度依赖的紧张性牵张反射增强伴腱反射亢进为特征的运动障碍。肌张力增高时可存在部分异常姿势，如角弓反张、肩胛内收、握拳、前臂旋前、下肢交叉、尖足、特殊的坐位姿势、非对称性姿势等。常用的检查方法为被动运动检查，反向快速牵拉被测试肌肉，检查者感受运动时受阻情况。痉挛增高程度分级常用 Ashworth 痉挛量表或改良 Ashworth 痉挛量表（详见第一章偏瘫的物理治疗评定），是目前常用于测量脑瘫患儿肌张力的方法，在评价脑瘫患儿的肌张力时虽信度不十分理想，但由于目前尚无其他更好的方法可以替代，所以依然被广泛采用。

脑瘫患儿中枢神经系统不同部位损伤导致不同的肌张力特点。锥体系损伤时，被动运动各关节时开始抵抗增强然后突然减弱，称为折刀现象，张力增高部位多分布于上肢，以屈肌及旋前肌明显，下肢多以伸肌明显。锥体外系损伤时，被动运动时抵抗始终增强且均一，称铅管样或齿轮样运动，除上述椎体系损伤表现外，可有活动时肌张力的突然增高。

（二）肌张力低下

表现为肌张力低于正常静息水平，对关节进行被动运动时感觉阻力减弱或消失。脑瘫儿小脑病变、新纹状体病变等可表现为肌张力低下，部分以认知发育迟滞为主要表现的患儿也可表现为肌张力低下。肌张力低下时可存在部分异常姿势，如蛙位姿势、对折姿势、倒 U 形姿势、外翻或内翻扁平足、站立时腰椎前凸、小腹突出、骨盆固定差而走路左右摇摆似鸭步、膝关节过伸等。轻度肌张力降低表现为肌力下降，把肢体放在可以下垂的位置并释放时，肢体只能短暂抗重力，然后立即落下，仍有一些功能活动。中到重度肌张力低下表现为肌张力显著降低或消失，肌力 0 级或 1 级，把肢体放在可以下垂的位置并释放时，立即落下，不能进行任何有功能的活动。

（三）肌张力障碍

是一种以张力损害、持续的和扭曲的不自主运动为特征的运动亢进性障碍。肌肉收缩可快可慢，表现为重复、模式化（扭曲），张力以不可预料的形式由低到高变动。患儿出现难以用意志控制的全身性不自主运动，颜面肌肉、发音和构音器官受累，常伴有流涎、咀嚼吞咽困难、语言障碍等。当进行有意识、有目的的运动时，表现为不自主、不协调和无效的运动增多，与意图相反的不随意运动扩延至全身，安静时消失。婴儿期多见肌张力低下，年长儿多见肌阵挛、肌强直等。由于多关节同时过度活动，使姿势难以保持，因而平衡能力差。被动运动检查时可发现肌张力波动。

二、肌力评定

儿童肌力的测量和成人稍有不同，特别是小年龄的儿童肌力测试完成非常困难。通常通过观察来完成，观察儿童在功能活动中对姿势的控制、主动运动的情况、平衡反应、步态等，结果是笼统的用"存在、缺失、弱、强壮"来描述。也可以使用徒手法肌力检查（manual muscle testing，MMT）进行评定（参见本书第二章第一节徒手肌力评定部分），但传统徒手肌力测定法敏感性不够，手持式肌力测定仪（handheld dynamometry，HHD）可以提高测量结果的精确度。

三、肌肉长度及关节活动度评定

关节活动度（range of motion，ROM）包括主动关节活动和被动关节活动。主动关节活动度的评估应和功能评估同时进行，此时的主动关节活动度最具意义，通常通过观察来完成。主动关节活动度和运动能力与肌肉力量、拮抗肌的痉挛程度相关。被动关节活动度测量是为了了解肌肉的长度（延展性，是否有缩短）、肌肉的张力和软组织的挛缩情况，肌张力高不一定意味着关节被动活动范围减少。测量可采用目测，但准确的测量多使用量角器。有时不同体位下关节活动范围不同，治疗师尽量在多个体位下进行测量。目前被动关节活动度多采用被动关节运动的评价方法，现已形成一整套的测定方法，最常见的测定部位为髋关节、膝关节和踝关节。以下将介绍几种常见的肌肉长度的检查方法。

1. 髋屈肌的检查　常使用 Thomas 检测方法。患儿仰卧，双下肢伸直，检查者将其中一条腿尽量屈曲，大腿贴近腹壁，以消除因髋屈肌痉挛导致腰椎过度前凸的代偿作用，观察患儿另一条腿的屈曲情况，并将其往下压，感觉下压过程中的抵抗情况。正常 2～5 岁儿童伸直腿髋关节屈曲角度为 0～20°，6～12 岁为 30°，若超出此范围，可考虑有髂腰肌的挛缩。另一种测试法为将患儿双下肢尽量往胸的方向屈曲，然后放下其中一条腿，观察它下降和屈曲的程度。对于部分膝关节存在固定屈曲畸形的患儿，做该检查时需要将他们的膝关节伸出检查床外，避免假阳性结果。股直肌的挛缩也可能导致屈髋畸形，可以行 Ely 检测方法进行区分，具体做法如下：患儿俯卧位，下肢伸直，检查者仅将其中一条腿膝关节被动屈曲，如果同侧臀部抬高，则为阳性。

2. 髋伸肌的检查　患儿仰卧体位，放松，将双下肢屈髋屈膝往前胸方向推动，注意髋关节的活动范围，体会运动过程中髋部伸肌的紧张情况。

3. 髋内收肌的检查　患儿仰卧位，在屈髋屈膝和伸髋伸膝两种体位下将其双下肢被动外展，用这两种体位区别不同内收肌群肌挛缩的情况。屈髋屈膝的情况下检测的是长收肌、短收肌和大收肌，伸髋伸膝的体位主要检查股薄肌。正常伸髋时下肢外展范围大概在 45°～60°，屈髋时下肢外展范围大约在45°，小于此角度可考虑挛缩存在。

4. 髋外展肌的检查　患儿仰卧位，将下肢向内并拢，髋关节伸直，注意该过程中保持骨盆始终位于水平位不倾斜。注意髋关节的活动范围，体会运动过程中髋部伸肌的紧张情况。

5. 髋内外旋肌的检查　患儿俯卧位，一条腿伸直，测试腿伸髋，屈膝约 90°，让下肢在股骨头部内旋和外旋，正常活动度与地面垂直夹角在 45° 左右，小于此角度可考虑挛缩存在。

6. 膝屈肌的检查　患儿仰卧位，一条腿伸直，将检测腿屈髋至 90°，被动伸膝，正常情况下，小腿与股骨长轴夹角在30°～40°，小于此角度则考虑有腘绳肌的挛缩。

7. 膝伸肌的检查　即 Ely 检测，患儿俯卧位，下肢伸直，检查者仅将其中一条腿膝关节被动屈曲，如果同侧臀部抬高，将抬高的髋关节往下压，观察股直肌的挛缩情况。正常情况下髋关节相对于水平位角度在 130°～140°，小于此角度可考虑挛缩存在。患儿坐直，屈髋屈膝 90°，被动屈曲小腿，可以检查股四头肌是否有挛缩。

8. 踝背屈的检查　患儿仰卧位，在屈髋屈膝和伸髋伸膝两种体位下被动让踝关节背屈，注意背屈踝关节时需握住患儿足跟而不是中足。这两种不同的体位可以区别不同足背屈肌群挛缩的情况，若有挛缩，屈髋屈膝体位下比目鱼肌贡献更大，伸髋伸膝的体位下比目鱼肌与腓肠肌均有贡献。

9. 较小年龄的脑瘫患儿　对于较小年龄的脑瘫患儿来说，

关节还未形成挛缩，被动关节活动度检查大部分为肌张力的检查，小婴儿与稍大年龄儿童的检查方法略有不同，常采用的评定方法有以下几种：

（1）围巾征：患儿仰卧，保持头颈部在正中位以避免上肢张力的不对称，将患儿手通过前胸拉向对侧肩部，使上臂围绕颈部，尽可能向后拉，观察肘关节和中线关系（图3-1-1）。新生儿不过中线，4～6个月婴儿过中线。肌张力低下时，手臂会像围巾一样紧紧围在脖子上，无间隙。肌张力增高时肘关节不过中线。

（2）腘窝角：患儿仰卧位，骨盆平置不能抬起，屈曲大腿使其紧贴到胸腹部，然后伸直小腿，观察大腿与小腿之间的角度（图3-1-2）。肌张力增高时角度减小，降低时角度增大，但是，此角度也与胎儿在宫内的位置有关，不同月龄的腘窝角角度不同（表3-1-1）。

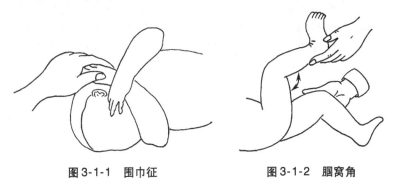

图3-1-1　围巾征　　　　　　　图3-1-2　腘窝角

（3）足背屈角：患儿仰卧位，检查者保持下肢伸直，一只手固定小腿远端，另一只手托住足底向背推，观察足从中立位开始背屈的角度（图3-1-3）。肌张力增高时足背屈角度减小，降低时足背屈角度增大。

（4）跟耳试验：患儿仰卧，检查者牵拉足部尽量靠向同侧耳部，骨盆不离开床面，观察足跟与髋关节的连线与桌面的角度（图3-1-4）。正常4个月龄后该角度应大于90°，或足跟可触及耳垂（表3-1-1）。

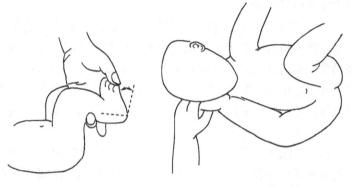

图3-1-3 足背屈角   图3-1-4 跟耳试验

（5）股角（又称内收肌角）：患儿仰卧位，检查者握住患儿膝盖部使下肢伸直缓缓拉向两侧，尽可能达到最大角度，观察两大腿之间的角度，左右两侧不对称时应分别记录（图3-1-5）。肌张力增高时角度减小，降低时角度增大（表3-1-1）。

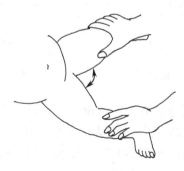

图3-1-5 股角

表3-1-1　1岁内儿童被动关节活动度

	1~3个月	4~6个月	7~9个月	10~12个月
腘窝角	80°~100°	90°~120°	110°~160°	150°~170°
足背曲角	60°~70°	60°~70°	60°~70°	60°~70°
跟耳试验	80°~100°	90°~130°	120°~150°	140°~170°
内收肌角	40°~80°	80°~110°	100°~140°	130°~150°

四、异常姿势和畸形的评定

评估中会发现脑瘫患儿在某个体位或活动中会出现姿势异常，如斜颈、骨盆前倾或侧倾、膝关节屈曲或过伸、足的内外翻及足尖步等。这种姿势的异常可能是动态的，也可能是固定畸形挛缩导致的。需要一些测试方法来对两种情况进行区分。固定畸形和身体结构变化、下肢长度不一致、软组织及肌肉挛缩相关。动态的姿势异常成因更为复杂，和身体姿势变化、肌肉长度、运动模式相关，甚至与儿童的情绪、一天里不同的时段、体温和可能存在的疼痛相关。同时也是导致异常肌张力形成的原因，需要同一治疗师进行反复测试确认。

脑瘫患儿常见的畸形确认：

1. 髋关节是否有半脱位或脱位的情况，脊柱是否有侧弯的情况。

2. 左右肢体长度是否一致，尤其是双侧功能障碍不同的患儿，下肢较上肢长短畸形的出现概率更高。

3. 是否有肌肉关节挛缩。可使用 modified Tardieu scale（MTS）测量方法，被动活动关节，将关节尽量快地被动伸展遇到的第一度阻力定为"R1"；关节尽量慢地被动伸展至最大幅度定为"R2"，当 R2 大于 R1，说明肌肉痉挛的因素更多，当 R2 小于 R1，说明肌腱挛缩的因素更多。

4. 对于变形与挛缩的评定　脑瘫患儿易发生挛缩，容易出现关节的变形。在不同体位下进行通过被动屈伸关节活动的检测，通常可以较好地辨别关节是否存在挛缩。变形后容易造成肢体的形态变化，因此还要注意测量肢体的长度及肢体的周径等。

五、反射评定

神经系统对姿势和运动的调节是复杂的反射活动，因此，反射发育是婴幼儿粗大运动发育的基础。与婴幼儿粗大运动发育密切相关的反射发育包括原始反射、立直反射和平衡反应。由于种族差别、个体差别、抚养方式的差别等因素，各类反射出现和消失的时间在一定范围内可以存在较大差别。各类反射的检查有利于医生的诊断，但是对于治疗师来说，运动功能和日常生活能力比这些固有的反射，尤其是原始反射这种较低级的反射更为重要。

1. 原始反射　原始反射（primitive reflexes）是新生儿与生俱来的非条件反射，其中枢位于脊髓、延髓和脑桥，是人类初期各种生命现象和活动的基础。原始反射往往不精确，容易泛化，随着中枢神经系统的发育成熟，原始反射被抑制，多在2~6个月内消失，脑瘫患儿往往表现为原始反射不出现、亢进或延迟消失。表3-1-2列举了几种检出阳性率较高的原始反射的检查方法。

2. 立直反射　立直反射（righting reactions）又称矫正反射，是身体在空间发生位置变化时，主动将身体恢复立直状态的反射，它的存在可维持头在空间的正常姿势，维持头颈和躯干间、躯干与四肢间的协调关系。其反射中枢位于中脑和间脑，是平衡反应发育的基础，一般出生后可以见到，但是多于出生后3~4个月出现，并持续终生。表3-1-3列举了立直反射的检查方法。

表 3-1-2 各种原始反射的检查方法

名称	存在时间	刺激方式	反应	干预
觅食反射	28 孕周至 3 个月	示指轻叩婴儿口周区域	婴儿舌头、嘴和头转向受刺激的点，出现“寻找”动作	
吸吮-吞咽反射	28 孕周至 25 个月	将示指放入婴儿嘴中（触觉刺激）	有节奏地吸吮	训练正确的喂养
拥抱反射	28 孕周至 5、6 个月	突然将仰卧位婴儿头部放低几厘米，令头部后倾约 30°	第一阶段：上肢对称性伸直外展，手掌打开，开始哭；第二阶段：上肢屈曲内收呈拥抱状态	训练竖头的稳定性
握持反射	出生至 4～6 个月	将手指或物体从婴儿手掌的尺侧放入，轻轻地按压掌面	婴儿手指快速屈曲握物	负重，刺激全手掌，训练手功能发展过程中手掌张开
跖反射	28 孕周至 9 个月	用大拇指按压婴儿足部	足趾屈曲	站立功能发展过程中的负重训练
阳性支撑反射	35 孕周至 1～3个月	婴儿处于直立位，让婴儿的脚掌接触桌面并将重心下移	婴儿下肢可以出现负重（部分），髋关节和膝关节有部分屈曲	

续表

名称	存在时间	刺激方式	反应	干预
放置反射	持续存在	将婴儿手或足前方抵于桌面边缘	肢体屈曲,将受刺激的手或脚抬到桌面上(伸展)	可用来促进早期迈步
踏步反射	37孕周至2个月	扶婴儿成直立位并在前倾,让婴儿的脚掌接触桌面,并将重心下移	出现有节奏地迈步	站立功能发展过程中的负重训练
非对称性紧张性颈反射	出生至4~6个月	将婴儿仰卧,检查者将婴儿的头转向一侧	颜面侧肩关节内收,肘关节伸展,腿伸展,后头侧屈曲,肩关节内收,肘关节屈曲,腿屈曲	促进双侧上肢同时使用,头正中位的训练
对称性紧张性颈反射	4~6个月至8~12个月	婴儿呈俯悬卧位,屈曲或者伸展婴儿的颈项	屈颈时上肢屈曲,下肢伸展;伸颈时:上肢伸展,下肢屈曲	
紧张性迷路反射	出生至6个月	俯卧位:婴儿放松俯卧 仰卧位:婴儿放松仰卧	屈肌张力增加,臀部凸起伸肌张力增加,婴儿身体呈过度伸展,头后仰	克服过度屈曲或伸展
侧弯反射	32孕周至2个月	用手刺激一侧脊柱肌肉或者腰部(触觉刺激)	婴儿躯干向刺激侧弯曲	训练坐和站立发展中的躯干稳定

表 3-1-3 立直反射

	名称	存在时间	刺激方式	反应
头的立直反射	视性立直反射（optical righting reaction）	俯卧位：2 个月 仰卧位：6 个月 直立位：6~8 个月 持续终生	俯卧悬、仰卧位和直立位三种体位下将婴儿身体倾斜	无论身体如何倾斜，小儿头部仍能保持立直位置
	迷路性立直反射（labyrinthine head righting reaction）	与视性立直反射时间相同	在三种体位下测试，类似视性立直反射，但是需要把儿童的眼睛蒙上	与视性立直反射相同，无论身体如何倾斜，小儿头部仍能保持立直位置
	身-头立直反射（body righting acting on the head, BOH）	与视性立直反射和迷路性立直反射相同	与迷路性立直反射相同（3 种体位），通过身体支撑面接触所产生的本体感觉和触觉信号来调整头部方向	头垂直于地面
	兰岛反应（Landau reaction）	3~4 个月 至 12~24 个月	俯卧悬空，将婴儿轻轻提高或者放低	婴儿头、手臂、躯干和腿呈伸展姿势

续表

名称	存在时间	刺激方式	反应
躯干的立直反射	躯干躯干立直反射（body righting acting on the body, BOB）	不成熟模式：34孕周至4~5个月 成熟模式：4~6个月至5年出现并持续终身	仰卧，握住婴儿一侧的腿屈曲髋关节和膝关节，将他们在身体另一侧旋转	不成熟的运动模式为整个身体翻转；成熟的模式为出现分离运动，骨盆先动，然后是胸椎和头
	颈-身立直反射（neck righting acting on the body, NOB）	不成熟模式：34孕周至4~5个月； 成熟模式：4~6个月至5岁出现并持续终身	仰卧，旋转颈至一侧	不成熟模式为身体整个侧翻；成熟模式为然后是胸椎先翻转，骨盆翻转

3. 平衡反应　平衡反应（equilibrium reactions）是人体将重心（centre of gravity，COG）保持在支持面（base of support，BOS）内的运动。反射中枢位于皮层。当身体重心移动或者支持面倾斜时，机体位了适应重心的变化，通过调节肌张力以及躯干与四肢的代偿性动作，保持正常姿势。平衡反应是人站立和行走的重要条件，多在立直反射出现不久即开始逐步出现和完善，终身存在。完成平衡反应不仅需要大脑皮层的调节，而且需要感觉系统、运动系统等综合作用才能完成。

（1）检查方法：常在五种姿势下（俯卧位、仰卧位、坐位、四点位及站位）进行测量，将儿童放置成上述体位，倾斜接触面（俯卧位和仰卧位）或者推动儿童躯干（四点位及站位）。

（2）反应：儿童负重侧腿和上臂外展，未负重侧腿和上臂内收。

（3）不同体位平衡反应出现的年龄：俯卧：6个月；仰卧：7个月；坐位：8个月；四点位：9~12个月；站位：12~21个月。

六、感觉功能评定

视觉障碍是脑瘫常见的合并损伤，很多研究显示即使无眼科的异常，有脑损伤的患儿也会有异常的视功能，称为脑性视觉损伤。常见眼部异常表现有斜视、眼震、视力差、视野减少和视神经萎缩等，斜视是最多见的表现。脑性视觉损伤影响神经发育各个方面，包括早期运动发育、交流、情感、自我护理、认知水平。因此，脑瘫患儿应接受较为细致的眼科和视功能检查，及早发现问题，制订康复计划，促进视功能改善和患儿的全面康复。

听觉障碍也是脑瘫患儿常见的合并障碍，听觉障碍会影响影响认知的发育，尤其会影响语言的发育，对脑瘫患儿尤其是核黄疸导致的不随意运动型患儿进行听力筛查，早期处理非常必要。

部分脑瘫患儿触觉高敏，表现为触觉防御，但是部分表现为感觉迟钝，但触觉完全丧失还是非常罕见的，可能部分偏瘫儿童患侧会存在这样的问题。触觉迟钝表现为用患侧手触摸无法区别各种物体的形状而健侧手可以。小婴儿、部分残障儿童或年龄虽大但是损伤严重的脑瘫儿很难进行感觉的评估。脑瘫患儿身体意识差和知觉障碍会导致个体感觉体验不足。严重的多系统障碍的脑瘫患儿身体意识非常差，容易发生压痕和褥疮。

第二节　活动水平的评定

活动（activity）是由个体执行一项任务或者动作，代表功能的个体方面，活动受限是指个体在进行活动时遇到的障碍。目前运动常用评价方法如下。

一、粗大运动功能

1. 脑瘫粗大运动功能分级系统　脑瘫粗大运动功能分级系统（gross motor function classification system，GMFCS）根据脑瘫患儿运动功能随年龄变化的规律，将脑性瘫痪分4个年龄段（小于2岁、2~4岁、4~6岁、6~12岁），每个年龄段分为Ⅰ~Ⅴ个级别。各个等级之间运动功能的区分是根据功能受到的限制、是否需要辅助技术（包括移动辅助器具，如助行器、拐杖和手杖和轮椅等）、活动质量降低程度3个方面来判断的。Ⅰ级为最高级，其功能受限轻，甚至可能只表现在运动的速度和协调性上与正常儿童有所区别。Ⅴ级为最低级，孩子各方面的运动功能都受到了限制，包括对自主运动的控制，以及其维持头部和躯干的抗重力姿势能力，即使使用了特殊器械和辅助技术，也不能完全补偿其在坐和站的功能上受到的限制，完全不能独立活动。Palisano 等于 2008 年报道了 GMFCS 扩展修订版（gross motor function classification system：expanded and revised，GMFCS E&R），并对内容作了效度分析，GMFCS E&R 修订了 GMFCS 6~12 岁组的内容，并增加了 12~18 岁组，使得 GMFCS 更为全面和细化。较客观地反映出儿童日常生活中的技能，是公认的严重程度评级标准，目前在国际上被广泛使用。

2. 粗大运动功能测试 粗大运动功能测试（gross motor function measure，GMFM）属于标准对照发展性量表，能有效反映脑瘫患儿运动功能改变，已成为国际上公认的脑瘫粗大运动功能测试工具，促进了脑瘫患儿疗效评价的科学性和合理性。适用于运动能力相当于正常 5 岁儿童运动能力以内的儿童。粗大运动功能测试早期为 88 项，简称 GMFM-88，分为 5 个能区：A 区（卧位与翻身）；B 区（坐位）；C 区（爬与跪）；D 区（站立位）；E 区（行与于跑跳）。每项均采用 4 级评分方法。治疗师可以对五个功能区进行测量，也可以对其中一部分功能区进行测量。GMFM-66 是 GMFM-88 经过 Rasch 分析后，筛选出具有线性特征的项目组成，需要使用电脑程序（gross motor ability estimator，GMAE）软件将项目得分分析和转化。与 GMFM-88 相比，GMFM-66 具有如下特点：属于等距量表，提高了总分和变化分数的可理解性，能够合理、客观地反映脑瘫患儿的粗大运动发育变化；重新确定了项目难度顺序；删除 22 项不适合项目后，增加了评估的单维性；重新确定 GMFM 测定在脑瘫人群中信度效度。但是 GMFM-66 不能提供各个功能区的分值，因此 GMFM-88 目前依然在广泛使用。

3. Peabody 粗大运动发育量表 Peabody 粗大运动发育量表（Peabody developmental measure scale-gross motor，PDMS-

GM）是目前在国外康复界和儿童早期干预领域中被广泛应用的一个全面的运动功能评估量表，适用于 6~72 个月的所有儿童（包括各种原因导致的运动发育障碍儿童）。现在国内引进使用的是第 2 版，出版于 2000 年，称为 PDMS-2。PDMS-2 是一个同时具有定量和定性功能的评估量表，包括了两个相对独立的部分：粗大运动评估量表和精细运动评估量表。粗大运动评估量表包括 151 项，分别测试反射、平衡、获得与释放、固定和移动等 5 个技能区的能力。PDMS-2 中每个项目都采用 3 级评分，即 0、1、2 分，每项每个分级都有标准化的操作和评分标准。测试结束后给出 5 种分数：原始分、相当年龄、百分率、标准分、发育商。PDMS-2 的结果可以用于评价儿童的运动发育在同龄儿中的水平，被测试者的运动技能缺陷能够被识别出来并且转换到个体的训练目标中去，可以评价儿童的运动技能进步情况，对运动的定量分析对研究很有价值。但是，因为大部分脑瘫患儿粗大运动发育在人群中仍处于很低的水平，发育速度率也落后于正常儿童，PDMS-2 的发育商值并不能敏感地反映脑瘫患儿粗大运动发育的提高情况，也不能作为疗效的评估标准，此时原始分的评价价值会更大。与 GMFM 比较，GMFM 对脑瘫患儿粗大运动发育变化的敏感性更强，评估结果更有利于疗效判断。

二、精细运动功能

1. 脑瘫患儿手功能分级系统　脑瘫患儿手功能分级系统（manual ability classification system，MACS）由瑞典学者 Eliasson 等人于 2006 年发表，主要针对在日常生活中操作物品的能力进行分级，反映患儿在家庭、学校和社区中最典型的日常能力表现，通过分级评定在日常活动中的双手参与能力。MACS 参照 GMFCS 的分级方法，同样有 5 个级别，Ⅰ级为最高，仅在操作非常小、非常重或易碎物品时手的能力可能受限；Ⅴ级为最低，V级患儿最多在特殊的情况下能参与某些简单动作，例如只能按简单按钮。该分级系统适用于 4~18 岁 CP 患儿。为便于专业人员在诊断治疗环境中进行评价，可以设计与日常生活相关的实物操作场景，如用杯子喝水、使用匙子、开关小瓶盖、擦脸、拧毛巾、翻书、写字、解纽扣等。

2. Peabody 精细运动发育量表　Peabody 精细运动发育量表（Peabody developmental measure scale-fine motor，PDMS-FM）目前在国内常用的是 PDMS-2 精细运动评估量表。测试不同年龄儿童抓握和视觉-运动统合能力。评分系统同 PDMS2-GM。

3. 脑瘫患儿精细运动能力测试　脑瘫患儿精细运动能力测试（fine motor function measure scale，FMFM），由上海复旦大学附属儿科医院制订，经过信度和效度的检验，适用于精细运动能力相当于正常 6 岁儿童运动能力以内的儿童，是为脑瘫患儿设计的，主要用于脑瘫患儿，但也可评价其他精细运动功能障碍的患儿。

三、步态评定

脑瘫患儿都有不同程度的异常步态，导致病理性步态的原因有：①丧失了有选择性的肌肉控制能力；②依赖于初始反射的方式而行走；③异常的肌张力；④拮抗肌和相拮抗肌的失调；⑤平衡功能的失调。找出异常步态的原因并给予纠正需经过步态分析。步态分析包括定性分析和定量分析。定性分析通过目测观察患儿行走过程，按照一定的观察项目逐渐评价得出结果。常用的有《步态分析观察表》，该表由美国加利福尼亚 RLA 医学中心设计，包含 47 种常见异常表现，分析踝、膝、髋关节、骨盆及躯干在不行周期各个分期的表现。其优点在于不需要价格昂贵的设备，易于推广；简便易行，数据采集方便，而且可以进行远程采集；有较好的信度和效度；适合于身材偏小的幼年脑瘫。局限在于有一定的主观性，准确度需要依靠观察者的技术水平和临床经验，信度和效度还有待于进一步提高；在某些部位和某些病例中精确性较差；各种量表尚未获得同一的判断标准。

步态的定量分析常用的有三维步态分析，这是一种特殊的医疗诊断技术，通过使用高速数码摄像机捕获步行周期中矢状位、冠状位和横断面的各项动态关节活动范围（运动学参数），还可以计算关节的力矩和力量（动力学参数），同时提供肌电参数，是运用生物力学的原理对人体运动作出定量系统测量的方法。常应用于定量分析复杂的行走功能。步态的评估提高了手术与非手术治疗方法的效果，使干预的方法趋向一次性多关节水平的同步矫正。目前局限在于成本较高，部分儿童在测试中表现出不自然。

第三节　参与水平的评定

参与（participation）是指把个体放入整个生活环境中，代表功能的社会方面。参与与活动是不能完全分开的两个方面。针对脑瘫有关活动与参与能力的评价目前主要被日常生活活动能力和生活质量评价所涵盖，而且这两方面常常呈现出交互的状态。近年来有关脑性瘫痪的评估更加趋向于运用ICF-CY的方法和核心类目来描述功能状态，活动和参与在ICF-CY中也有特定的核心编码，但是康复学界已经广泛使用的经典评价量表与ICF限定值相比更具有临床实用性和良好的心理测量学特性，特定的评估方法和量表使评估结果更为精确和有效，如何将已有的传统评估方法和ICF-CY的参考架构进行整合和标准化仍然面临许多挑战。以下介绍几种有关日常生活活动能力和生活质量评价的常用量表。

1. 能力低下儿童评定量表　能力低下儿童评定量表（pe-

diatric evaluation of disability inventory，PEDI）适用于 6 个月到 7.5 岁的儿童及基本能力低于 7.5 岁正常水平的大龄儿童。评价儿童的整体能力水平，以及分领域地评价儿童的移动能力、自理能力和社会机能 3 方面活动受限的程度及功能变化与年龄间的关系。评估者通过观察儿童的实际操作能力以及询问家长、看护者来获得分值。纳入看护者评分让该量表在评定早期或轻度功能受限的情况时更具优势。

2. 儿童功能独立检查量表　儿童功能独立检查量表（the functional independence measure for children，WeeFIM）由成人 FIM 量表演变而来。主要评估 6 个月到 7 岁正常儿童以及 6 个月到 21 岁的功能残障或发育落后者。7 岁以后正常儿童使用 FIM 量表。WeeFIM 量与 PEDI 具有相似的结构，包含 18 个项目，对被测者的独立性进行综合评定，包括自我照顾能力、大小便控制、移动、沟通交流和对社会认知的能力。量表里还涉及对该残障儿童的社会负担的评估。目前未在国内推广。

3. 儿童生活参与评估量表　儿童生活参与评估量表（the children's assessment of participation and enjoyment，CAPE）用来评价儿童在学校以外时间的休闲参与情形，量表包含 55 项活动，各活动分为五种类型，分别包括休闲活动、主动式肢体活动、社会活动、技巧导向活动以及自我增进/教育活动。每一项活动包含五个方面，分别为多样性（diversity）、强度（intensity）、参与同伴、参与地点以及喜爱程度。

4. 脑瘫患儿生活质量问卷　脑瘫患儿生活质量问卷（cerebral palsy quality of life questionnaire for children，CP-QOL）用于评价脑瘫患儿生存质量，包括监护人评价量表和自评量表。监护人量表共 66 项，适应于 4～12 岁无法自行完成量表者；自评量表共 53 项，适应于 9～12 岁有一定理解能力的儿童。评估内容涉及社交与被接受的情况、功能、参与活动与身体健康情况、情感与自我评价、获得的服务、疼痛与受残障的影响、家庭健康情况等七个方面。此外常用的儿童生活质量量表还有儿童生存质量调查问卷（PedsQL）、儿童健康问卷（CHQ）等。

参与能力与分级有关，GMFCS Ⅰ级的儿童显然比Ⅳ级和Ⅴ级的儿童更具参与的多样性和参与更大的参与强度。MACS也能较好地反映孩子在家庭、学校和社区环境中的表现。因此脑瘫粗大运动功能分级系统和脑瘫患儿手功能分级系统可以很好地反映儿童的参与能力。

最后，评估要考虑到环境和个人因素，这些因素对具有残障的个体和与健康有关的状况可能会产生某些影响。患儿在特定领域的功能表现就是健康状况和背景性因素间交互作用和复杂联系的结果。环境因素包括某些产品、工具、辅助技术、其他人的支持和帮助；社会、经济和政策的支持力度，各国各地区的社会文化是不相同的。个人因素包括性别、种族、年龄、健康情况、生活方式、习惯、教养、应对方式、社会背景、教育、职业、过去和现在的经验、总的行为方式、个体的心理优势和其他特征等。在对脑瘫患儿的评估中，重视患儿在各种环境因素下的功能状态，可通过相关技术改善屋内环境，通过一系列国家政策和社会基础设施建设改变生活环境，从而达到改善患儿功能状态，扩大患儿的活动领域，最大限度地提高患儿的生活质量。甚至为有能力参与学习和工作的成年脑瘫患者提供工作机会，达到经济和生活的独立，使之更好地融入社会。

（王　秋）

第 四 章

帕金森病的物理治疗评定

帕金森病是由于黑质分泌多巴胺不足引起基底节功能紊乱而导致。帕金森病的典型症状和体征包括运动迟缓、肌强直和静止性震颤。运动迟缓的特点是启动以及执行自主运动时缓慢。震颤在静止时出现，典型的表现为 $4 \sim 6Hz$ 的"搓丸样"震颤，主动活动时减少。肌强直在帕金森患者中表现为肢体被动活动时阻力的增加。这些症状将导致患者运动减少、平衡障碍以及机能紊乱。

帕金森病常用的治疗为药物和康复治疗，尤其是物理治疗。物理治疗是改善运动和平衡，提高功能独立性以及生活质量必不可少的部分。帕金森病的评估是基于 ICF 模式，从身体结构、活动和参与水平三个方面对帕金森患者进行评定，对于确定患者的主要问题至关重要。本章主要介绍帕金森病常见的评估工具和评估量表，所有的评估工具都具有信度和效度。这些评估工具和评估量表简单，易操作，在临床上广泛使用。

第一节　结构与功能水平的评定

一、病情严重程度评定

使用改良的 Hoehn 和 Yahr 分期量表评定帕金森病的严重程度，共分为五个级别，级别越高程度越重。

0 期 = 无症状；

1 期 = 单侧疾病；

1.5 期 = 单侧 + 躯干受累；

2 期 = 双侧疾病，无平衡障碍；

2.5 期 = 轻微双侧疾病，后拉试验可恢复；

3 期 = 轻-中度双侧疾病，某种姿势不稳，独立生活；

4 期 = 严重残疾，仍可独自行走或站立；

5 期 = 无帮助时只能坐轮椅或卧床。

二、运动功能评定

帕金森病的运动功能常使用统一帕金森评定量表（unified Parkinson's disease rating scale，UPDRS）的运动子量表进行评定（表4-1-1）。UPDRS量表由五部分组成，第三部分是运动检查，测量帕金森患者的损伤水平。它包括27项检查来评估运动徐缓、僵硬、震颤、面部表情、姿势、平衡、坐到站、步行。每项评分0~4分，总分范围为0~108分，分数越高表现越差。

表4-1-1　UPDRS 运动子量表

Ⅲ运动检查
18. 言语表达
0 = 正常
1 = 表达、理解和（或）音量轻度下降
2 = 单音调，含糊但可听懂，中度受损
3 = 明显损害，难以听懂
4 = 无法听懂
19. 面部表情
0 = 正常
1 = 略呆板，可能是正常的"面无表情"
2 = 轻度但肯定是面部表情差

3 = 中度表情呆板，有时张

4 = 面具脸，几乎完全没有表情，张开在 1/4 英寸（0.6cm）或以上

20. 静止性震颤（分面部、左上肢、左下肢、右上肢、右下肢分别评定）

0 = 无

1 = 轻度，有时出现

2 = 幅度小而持续，或中等幅度间断出现

3 = 幅度中等，多数时间出现

4 = 幅度大，所数时间出现

21. 手部动作或姿势性震颤（右上肢、左上肢分别评定）

0 = 无

1 = 轻度，活动时出现

2 = 幅度中等，活动时出现

3 = 幅度中等，持物或活动时出现

4 = 幅度大，影响进食

22. 强直（患者取坐位，放松，以大关节的被动活动来判断，可以忽略"齿轮样感觉"；颈、右上肢、左上肢、右下肢、左下肢分别评定）

0 = 无

1 = 轻度，或仅在镜像运动及加强试验时可查出

2 = 轻到中度

3 = 明显，但活动范围不受限

4 = 严重，活动范围受限

23. 手指拍打试验（拇、示指尽可能大幅度、快速地做连续对掌动作；右手、左手分别评定）

0 = 正常（≥15 次/5 秒）

1 = 轻度减慢和（或）幅度减小（11 ~ 14 次/5 秒）

2 = 中等障碍，有肯定的早期疲劳现象，运动中可以有偶尔的停顿（7 ~ 10 次/5 秒）

3 = 严重障碍，动作起始困难或运动中有停顿（3 ~ 6 次/5 秒）

4 = 几乎不能执行动作（0 ~ 2 次/5 秒）

续表

24. 手运动（尽可能大幅度地做快速连续的伸掌握拳动作，两手分别做，分别评定）

　0 = 正常

　1 = 轻度减慢或幅度减小

　2 = 中度障碍，有肯定的早期疲劳现象，运动中可以有偶尔的停顿

　3 = 严重障碍，动作起始时经常犹豫或运动中有停顿

　4 = 几乎不能执行动作

25. 轮替动作（两手垂直或水平作最大幅度的旋前和旋后动作，双手同时动作，分别评定）

　0 = 正常

　1 = 轻度减慢或幅度减小

　2 = 中度障碍，有肯定的早期疲劳现象，偶在运动中出现停顿

　3 = 严重障碍，动作起始时经常犹豫或运动中有停顿

　4 = 几乎不能执行动作

26. 腿部灵活性（连续快速地脚后跟踏地，腿完全抬高，幅度约为 3 英寸（7.62cm），分别评定）

　0 = 正常

　1 = 轻度减慢或幅度减小

　2 = 中度障碍，有肯定的早期疲劳现象，偶在运动中出现停顿

　3 = 严重障碍，动作起始时经常犹豫或运动中有停顿

　4 = 几乎不能执行动作

27. 起立（患者双手交叉抱胸，从有扶手的直背木椅或金属椅子站起）

　0 = 正常

　1 = 缓慢，或可能需要试 1 次以上

　2 = 需扶扶手站起

　3 = 向后倒的倾向，必须试几次才能站起，但不需帮助

　4 = 没有帮助不能站起

28. 姿势

　0 = 正常直立

　1 = 不很直，轻度前倾，可能是正常老年人的姿势

2 = 中度前倾，肯定不正常，可能有轻度的向一侧倾斜

3 = 严重前倾，脊柱后突，可能有中度的单侧倾斜

4 = 显著屈曲，姿势极度异常

29. 步态

0 = 正常

1 = 行走缓慢，可有曳步，步距小，但无慌张步态或前冲步态

2 = 行走困难，但还不需要帮助，可有某种程度的慌张步态、小步或前冲

3 = 严重异常步态，行走需帮助

4 = 即使给予帮助也不能行走

30. 姿势的稳定性（突然向后拉双肩时所引起姿势反应，患者应睁眼直立，双脚略分开并做好准备）

0 = 正常

1 = 后倾，无需帮助可自行恢复

2 = 无姿势反应，如果不扶可能摔倒

3 = 非常不稳，有自发的失去平衡现象

4 = 不借助外界帮助不能站立

31. 躯体少动（梳头缓慢，手臂摆动减少，幅度减小，整体活动减少）

0 = 无

1 = 略慢，似乎是故意的，在某些人可能是正常的，幅度可能减小

2 = 呈轻度缓慢和减少，肯定不正常，或幅度减小

3 = 中度缓慢，运动缺乏或幅度小

4 = 明显缓慢，运动缺乏或幅度小

三、平衡功能评定

1. 功能性前伸测试　用于评估站立位完成一项任务时的动态平衡。受试者一侧肩膀屈曲90°，脚不移动，尽力前伸到最远处。记录受试者站立位时所能伸到的最远距离（cm）。

2. 5次坐立测试 5次坐立测试（five-test sit-to-stand，FTSTS）用于评估坐到站下肢的力量和动态平衡能力。受试者坐在椅子上，双手交叉在胸前，尽可能快、稳的完成5次站起坐下。记录完成测试所用的时间（秒）。

3. 单腿站立测试 用于测试受试者从双腿支撑到单腿支撑时的动态平衡。受试者被要求提起一侧腿然后尽可能长时间的维持平衡。当抬起的腿碰到地面或者维持平衡超过30秒即结束测试。

4. Berg平衡量表 是一个可以可靠有效的体现出受试者平衡功能的量表。要求受试者完成14个不同的项目，包括维持站立、坐站转移、转身、单脚站立、前后脚站立等。每个项目0~4分，总分0~56分。分数越高代表平衡功能越好。

5. 平衡自信心评定 通过特异性活动平衡自信量表（activity-specific balance confidence，ABC）来测量。要求受试者完成16项室内和室外的活动，同时指出完成动作时的信心程度。该量表共16个条目，每个条目11个等级，每10分一个等级，评分0~100分，0分表示没有信心，100分表示信心很足。总分范围是0~1600分，再除以16就是受试者所得的ABC分数（表4-1-2）。

表4-1-2 特异性活动平衡自信量表

当你做下面活动的时候，有多少信心可以保持平衡或者稳定？

	活动项目	分数
1.	在房间里散步	
2.	上下楼梯	
3.	弯腰从地上捡起一双拖鞋	
4.	伸手去拿放在眼睛视线高度的架子上的东西	
5.	踮脚拿到高于你头顶的东西	
6.	站在凳子上拿东西	

	活动项目	分数
7.	扫地	
8.	走出屋子，去附近车站	
9.	上下你常乘坐的交通工具	
10.	穿过停车场去商场	
11.	上或者下较短斜坡	
12.	一个人到拥挤的商场（周围的人走得很快）	
13.	在拥挤的商场里被人撞了一下	
14.	拉住扶手上下自动扶梯	
15.	拎着东西，手不能扶住扶手，上下自动扶梯	
16.	在结冰的路面上行走	
	总分	
	评定人	

分数说明：

如果受试者在第 2、9、11、14 或 15 项中"上、下"的等级不同，选择较低的等级。

80% = 高水平的身体功能；

50% ~ 80% = 中等水平的身体功能；

<50% = 低水平的身体功能；

<67% = 有跌倒风险

第二节 活动水平的评定

一、限时站起和行走测试

限时站起和行走测试（timed-up&go，TUG）用于评估行走和转弯过程中维持动态平衡的能力。受试者起始背靠在椅子上坐着，指令受试者独自站起，以舒适的速度行走 3m 后返回，再坐下背靠在椅子上。记录全部过程所用的时间（秒）。

二、10m 步行测试

10m 步行测试用于评估受试者的行走能力。受试者以他们觉得舒适、快的速度行走 10m，记录完成测试所用的时间（秒）。

三、6 分钟步行测试

6 分钟步行测试（6-minute walk test，6MWT）用于评估行走能力或耐力。指令受试者在 6 分钟内行走最大的距离。受试者如在中途需要休息，可以靠墙休息一会儿，但休息时间需计算在 6 分钟内。

四、步态僵硬问卷

步态僵硬问卷（freezing of gait questionnaire，FOG-Q）用于评估帕金森病患者冻结步态的严重性（表 4-2-1）。共有 6 个问题来评估冻结步态的频率和时间，每个问题 0～4 分，分数越高代表冻结步态越严重。

表 4-2-1　步态僵硬问卷（FOG-Q）

本问卷除第三项，所有的问题需根据最近 1 周的情况进行填写。如有需要，评估者需询问和演示步态僵硬后进行填写。 1. 在你最差的状态下，你走路： 　　0　正常 　　1　有一点点慢 　　2　慢但是能独立行走 　　3　需要帮助或者拐杖 　　4　不能走路 2. 行走困难是否影响到你的日常活动和独立性？ 　　0　完全没有 　　1　轻微的

 2　中度的

 3　严重的

 4　不能走路

3. 当你转身或者起步的时候，有否觉得你的脚被粘在地上了？

 0　从来没有

 1　差不多 1 个月一次

 2　差不多每星期一次

 3　差不多每天一次

 4　每当走路的时候

4. 你最长的僵硬时间是多少？

 0　从来没有发生过僵硬

 1　1~2 秒

 2　3~10 秒

 3　11~30 秒

 4　停止 30 秒以上

5. 如果起步的时候出现僵硬，通常需要多久才能行路

 0　没有出现过僵硬

 1　1 秒以上才能开始行走

 2　3 秒以上才能开始行走

 3　10 秒以上才能开始行走

 4　30 秒以上才能开始行走

6. 如果在转弯的时候出现僵硬，通常需要多久才能转过身去

 0　没有出现过僵硬

 1　1~2 秒后可以继续转弯

 2　3~10 秒后可以继续转弯

 3　11~30 秒后可以继续转弯

 4　需要 30 秒以上才能继续转弯

总分：＿＿＿＿＿＿＿

五、功能独立性评定量表

功能独立性评定量表（FIM）用于评估个体完成基本的日常生活的能力，其中包括修饰、进食、洗澡、上厕所、膀胱和直肠管理、转移、行走能力。除此之外，FIM 还记录认知功能，包括记忆、社会交往、解决问题等。每一项 1~7 分，分数越高代表越独立。

六、手功能测试

1. 普渡钉板测验　普渡钉板测验（Purdue pegboard test）用于评估手的灵活性。指令受试者尽可能快的将钉子放在孔内。该测验有四个分测验：右手操作，左手操作，左、右手同时操作，装配。记录插入孔内的钉子数。具体的操作参考 http：//dptreference. pbworks. com/f/Purdue + Pegboard + Test. pdf

2. Jebsen Taylor 手功能测试　Jebsen Taylor 手功能测试（Jebsen Taylor hand function test，JTT）是一个标准化的测试，用于评估一个人整体的手功能。该测试由 7 个小测试组成，通过模拟日常的活动，来评估利手和不利手。这七个小测试分别是：写一句话，翻书本大小的卡片，拾起小件物品，进食，堆放棋子，拿起轻罐子和拿起重的罐子。用秒表记录完成精细运动、粗大运动、持重和不持重任务的时间。

第三节　参与水平的评定

PDQ-39（the 39- item Parkinson's disease questionnaire）用于评估帕金森患者的生活质量（表 4-3-1），包括 8 个方面：移动能力、日常生活活动、情感、耻辱、社会支持、认知、社交和身体不适。该量表共 39 项，每项 0~4 分，分数越高提示生活质量越差。

表 4-3-1　PDQ-39

在过去的 1 个月，帕金森病对你下列各项的日常生活影响有多少（每题请选择最适合的一个答案）：

	从没 0	偶然 1	有时 2	时常 3	永远的（或完全不能做到）4
1. 做从前喜欢的消遣活动时，有困难					
2. 做家居工作（如煮饭、家务）时有困难					
3. 购物后，携带所购物品有困难					
4. 步行 0.5 英里（804.7 米）有困难					
5. 步行 100 码（91.44 米）有困难					
6. 在家内行动有些困难					
7. 在户外公众场所行动有困难					
8. 出外时，需要他人陪伴					
9. 在户外公众场合，很怕或担心会跌倒					
10. 虽然自己不愿意，但留在家中的时间较长					
11. 自己沐浴时有困难					
12. 自己穿衣时有困难					
13. 自己扣纽扣或绑鞋带时有困难					
14. 写字时有困难；不能清楚地写					
15. 切食物时有困难					
16. 拿一杯水并保持不倾斜，有困难					
17. 觉得抑郁					
18. 觉得孤单和被隔离					
19. 想哭或流泪					
20. 觉得愤怒或苦涩					
21. 觉得焦虑					
22. 担心自己的将来					
23. 不想让他人知道自己有帕金森病					

续表

		从没	偶然	有时	时常	永远的（或完全不能做到）
		0	1	2	3	4
24.	避免在公众场合饮食					
25.	在公众场合，因自己患有帕金森病而觉得尴尬					
26.	因为别人对自己患病的反应，感到担心					
27.	自己的人际关系出现了问题					
28.	已失去配偶的支持 如没有配偶，请√□					
29.	失去了家人，挚友或配偶的支持					
30.	在日间，会无原故地睡着					
31.	觉得很难集中精神（如阅读或看电视时）					
32.	觉得记忆力差					
33.	噩梦或有幻觉					
34.	说话时有困难					
35.	觉得不能与他人正常地沟通					
36.	觉得被他人忽视					
37.	肌肉有痛性抽筋					
38.	关节或身体觉得疼痛					
39.	感觉热或冷，并不好受的					

（麦洁仪）

第五章

周围神经损伤的物理治疗评定

周围神经损伤（peripheral nerve injuries，PNI）是指周围神经干或其分支受到外界直接或间接力量作用而发生的损伤。周围神经多为混合神经，包括运动神经、感觉神经和自主神经。损伤后的典型表现为运动障碍、感觉障碍和自主神经功能障碍。通过康复评定，发现和确定障碍的部位、范围或种类、性质、特征、程度以及障碍发生的原因、预后，可为预防和制订明确康复目标和康复治疗计划提供依据。

第一节　结构与功能水平的评定

一、简要病史收集

以患者的主要痛苦（主诉）为线索，仔细加以询问，在询问过程中必须注意以下几点：

（一）现病史

1. 了解损伤的时间。

2. 了解损伤的原因。造成周围神经损伤的原因很多，可由外伤（挤压伤、切割伤、牵拉伤、医源性损伤）、感染、压迫、缺血、肿瘤和营养代谢障碍等引起。

3. 询问损伤的部位，根据解剖结构关系，初步判断哪根神经损伤。

4. 询问受伤机制及临床诊疗经过，对于外伤患者一定要了解致伤物及受伤的机制，如摩托车致伤，就应了解患者被撞击的部位，若头、颈、肩着地，出现同侧上肢完全或不完全瘫痪，提示臂丛牵拉损伤。进一步了解受伤后临床治疗过程，如手术、药物等。

5. 是否有其他并发症。

（二）既往史

患者健康状况和过去曾经患过的疾病，重点描述与运动疗法等禁忌相关的疾病，如高血压、心脏病和传染病病史等。

（三）社会史

职业、家人的支持度、生活的环境和特殊的要求。

（四）各周围神经损伤后电生理学诊断结果

根据肌电图电诊断结果，了解该神经损伤的程度，为判断预后、拟定康复治疗计划和康复治疗方案等提供依据。

二、各周围神经解剖结构与损伤后临床表现

（一）上肢

1. 臂丛神经　分为根、干、股、束、支五部分，终末形成腋、肌皮、桡、正中、尺神经。根据损伤部位可分为根性损伤、干性损伤、束性损伤和全臂丛损伤。臂丛神经的解剖结构及支配肌肉示意图，见图 5-1-1。

（1）神经根性损伤：分为上臂丛神经根和下臂丛神经根损伤。

1）上臂丛神经根损伤：包括腋神经，肌皮神经，肩胛上、下神经，肩胛背神经，胸长神经麻痹，桡神经和正中神经部分麻痹。特点是上肢近端瘫痪，手及手指功能存在。主要表现为肩不能外展与上举，肘不能屈曲而能伸，腕虽能屈伸但肌力减弱，前臂旋转亦有障碍，手指活动尚属正常。上肢伸面感觉大部分缺失，拇指感觉有减退，2～5 手指、手部及前臂内

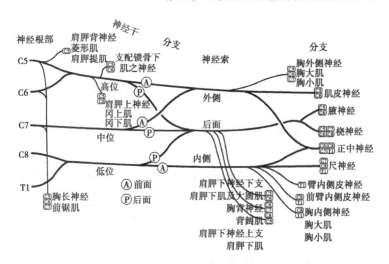

图 5-1-1　臂丛神经

侧感觉完全正常。检查可以发现肩部肌肉萎缩以冈上肌、冈下肌、三角肌为著，上臂肌肉萎缩以肱二头肌为著。

2）下臂丛神经根受损：包括前臂及臂内侧皮神经、尺神经麻痹，正中神经和桡神经部分麻痹。特点是上肢远端瘫痪，肩、肘、腕关节活动尚好。主要表现是手内肌、屈肌麻痹，环、小指屈伸功能丧失呈爪状手，上肢内侧感觉障碍，前臂及手部尺侧皮肤感觉缺失，患者出现 Horner 征。检查时可以发现手内部肌肉全部萎缩，其中以骨间肌为著，有爪形手、扁平手畸形，手指不能屈伸或有严重障碍，但掌指关节存在伸直动作，拇指不能掌侧外展。

（2）神经干损伤：分为神经上干（C_5、C_6）损伤、神经中干（C_7）损伤、神经下干（C_8、T_1）损伤。

1）神经上干损伤临床表现和上臂丛损伤相似。

2）神经中干独立损伤极少见，此时除伸肌群肌力有影响外，无明显临床症状与体征。

3）神经下干受伤时，其临床症状与体征和下臂丛损伤类同，即手功能全部丧失。

（3）神经束损伤：神经束损伤后所产生的症状体征十分有规则，根据臂丛结构就可以明确判断。

1）外侧束损伤：出现肌皮神经、正中神经外侧根及胸外侧神经麻痹。

2）内侧束损伤：出现尺神经、正中神经内侧根及胸前内侧神经麻痹。

3）后束损伤：出现腋神经、桡神经、胸背神经、肩胛下神经麻痹。

（4）全臂丛神经损伤，：全臂丛神经损伤的后果严重，在损伤早期，整个上肢呈弛缓性麻痹，各关节不能主动运动。由于斜方肌功能存在，有耸肩的的动作。上肢感觉除了臂内侧尚有部分区域存在外，其余全部丧失。上肢腱反射全部消失。肢体远端肿胀，并出现 Horner 综合征。

2. 肌皮神经　解剖结构及支配肌肉示意图，见图5-1-2。

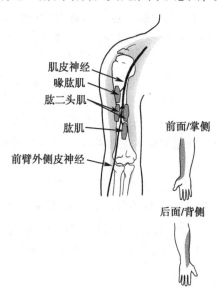

图5-1-2　肌皮神经

损伤后临床表现：

（1）肌皮神经起始部位损伤，表现为以肱二头肌麻痹为主要的臂部屈肌群麻痹及萎缩，肘关节屈曲不能（但肱桡肌代偿，前臂中立位仍可以屈肘）；前臂外侧感觉减退或消失。

（2）如损伤部位发生在肱二头肌肌支以下，仅表现为前臂外侧感觉减退或消失。

3. 正中神经　解剖结构及支配肌肉示意图，见图5-1-3。

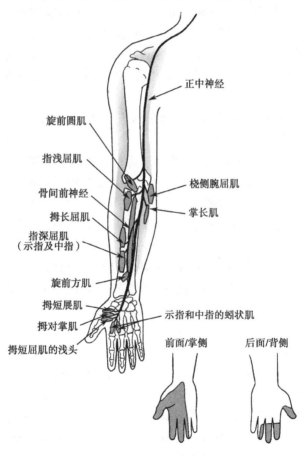

图5-1-3　正中神经

损伤后临床表现：

（1）腕部正中神经损伤：三个鱼际肌即拇对掌肌、拇短展肌及拇短屈肌浅头瘫痪，因此拇指不能对掌，不能向前与手掌平面形成90°，不能对指，大鱼际萎缩、拇指内收形成猿手畸形。手部感觉丧失以正中神经损伤影响为最大。伤后拇、示、中指、环指桡侧半掌面及相应指远节背面失去感觉，严重影响手的功能。

（2）肘部正中神经损伤：除上述外，尚有旋前圆肌、桡侧腕屈肌、旋前方肌、掌长肌、指浅屈肌、指深屈肌桡侧半及拇指屈肌瘫痪，故拇指、示指不能屈曲，握拳时此两指仍伸直，有的中指能屈一部分，示指及中指指掌关节部分屈曲，但指间关节仍伸直。

4. 桡神经　解剖结构及支配肌肉示意图，见图5-1-4。

损伤后临床表现：

（1）桡神经起始部（腋部）损伤：出现上肢伸肌及前臂旋后肌瘫痪，表现为伸肘、伸腕、伸指及伸拇指障碍。肱三头肌反射消失。手呈垂腕畸形。手背桡侧拇、示指及中指桡侧半感觉可减退或消失，以虎口部皮肤最明显。肱桡肌萎缩，上臂伸肌群萎缩。

（2）桡神经在上臂部损伤最为常见，仅伸肘功能正常，其他运动功能均障碍。由于神经分布相互重叠感觉障碍不明显，常仅表现为虎口部皮肤感觉障碍。

（3）桡神经肘部损伤：伸肘功能正常，伸腕功能可正常，其他功能障碍。

（5）桡神经深支损伤：主要出现垂指畸形，2～5指掌指关节不能伸直，拇指不能背伸和桡侧外展，无感觉功能障碍。

5. 腋神经　腋神经损伤运动障碍，肩关节外展幅度减小。三角肌区皮肤感觉障碍。三角肌萎缩，肩部失去圆形隆起的外观，肩峰突出，形成"方形肩"。

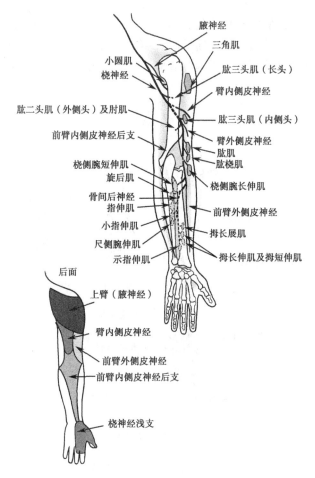

图 5-1-4 桡神经和腋神经

6. 尺神经 解剖结构及支配肌肉示意图,见图 5-1-5。

损伤后临床表现:

(1)尺神经损伤后,尺侧腕屈肌,第4、5指指深屈肌,小鱼际肌,骨间肌,第3、4蚓状肌功能丧失,呈"爪形手"。神经在肘上损伤时爪形手畸形轻,在腕部水平损伤时,指深屈肌失去手内肌的对抗作用，爪形手畸形明显。拇内收肌瘫痪，拇指和示指不能对指完成好的"O"形，手指外展、内收不能，夹纸试验阳性。手内收麻痹，手的握力减少，并失去手的灵活性。

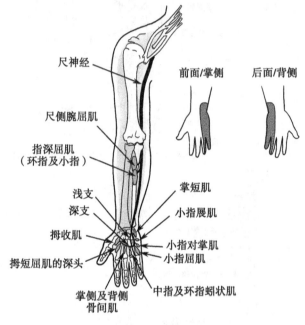

尺神经

尺侧腕屈肌

指深屈肌
（环指及小指）

浅支
深支

拇收肌

拇短屈肌的深头

掌侧及背侧
骨间肌

前面/掌侧　　后面/背侧

掌短肌

小指展肌

小指对掌肌
小指屈肌

中指及环指蚓状肌

图 5-1-5　尺神经

（2）环指尺侧半、小指、手掌面尺侧半感觉消失，手背面尺侧半感觉消失。

（二）下肢

1. 股神经　解剖结构及支配肌肉示意图，见图 5-1-6。

（1）高位股神经损伤后，髂腰肌及四头肌均瘫痪，大腿不能屈曲，膝关节不能伸直，大腿前侧肌群明显萎缩。

（2）股神经的感觉自主区很小，大腿区仅在髌骨内上方有一小块麻木区，隐神经支配区小腿内侧感觉障碍。

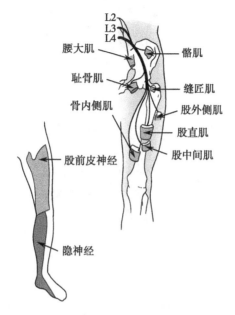

图 5-1-6　股神经

2. 闭孔神经　解剖结构及支配肌肉示意图，见图 5-1-7。

（1）闭孔神经以运动成分为主，损伤后出现大腿内收无力。

（2）感觉障碍主要局限于大腿内侧，出现皮肤感觉减退或丧失。

3. 腓总神经　解剖结构及支配肌肉示意图，见图 5-1-8。

（1）损伤后，胫骨前肌、趾长伸肌、趾短伸肌、腓骨长肌和腓骨短肌瘫痪，出现足和足趾不能背伸，足不能外展。足下垂畸形，可伴内翻畸形，晚期形成马蹄内翻足畸形。步行时用力提高下肢，呈"跨越步态"。

（2）小腿前外侧与足背皮肤感觉障碍、皮肤干燥、营养障碍。

（3）腓深神经单独损伤足下垂稍外展、足背伸、内翻障碍。感觉障碍仅局限于足背第 1、2 趾跖间。

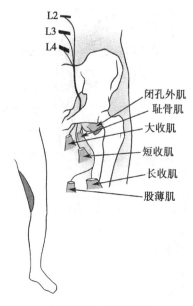

图 5-1-7 闭孔神经

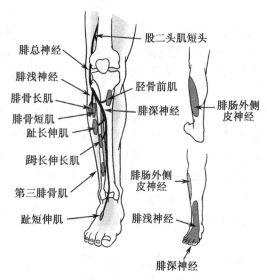

图 5-1-8 腓总神经

（4）腓浅神经单独损伤足外翻障碍，小腿外侧与足背感觉障碍。

4. 坐骨神经 解剖结构及支配肌肉示意图，见图5-1-9。

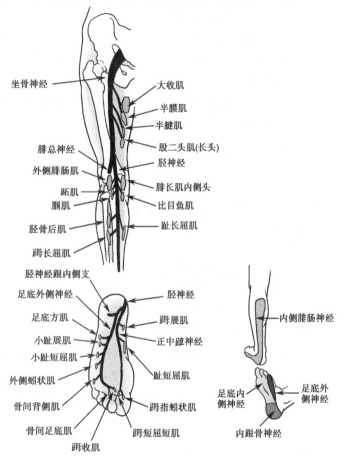

坐骨神经

大收肌
半膜肌
半腱肌
股二头肌(长头)
胫神经

腓总神经
外侧腓肠肌
跖肌
腘肌
胫骨后肌
跨长屈肌

腓长肌内侧头
比目鱼肌
趾长屈肌

胫神经跟内侧支
足底外侧神经
足底方肌
小趾展肌
小趾短屈肌
外侧蚓状肌
骨间背侧肌
骨间足底肌
跨收肌

胫神经
跨展肌
正中蹠神经
趾短屈肌
跨指蚓状肌
跨短屈短肌

内侧腓肠神经
足底内侧神经
足底外侧神经
内跟骨神经

图5-1-9 坐骨神经

（1）大腿根处坐骨神经损伤，出现半腱肌、半膜肌、股二头肌及胫神经和腓总神经支配的肌肉瘫痪。股后肌群运动功能丧失，因股四头肌是正常的，膝保持伸直状，借躯体重心前倾可获支持，可以步行。

（2）腘窝区胫神经损伤，小腿腓肠肌、比目鱼肌及屈趾肌足底部肌肉瘫痪，导致膝屈曲无力，足不能跖屈、内收、内翻。足趾不能跖屈、外展和内收。

（3）因腓骨肌、趾伸肌的拮抗性收缩，呈仰趾足、高弓足畸形，足弓弹性与强度丧失，不能持重，不能用足尖站立。可出现爪状趾畸形。

（4）小腿后侧、足外侧缘、足跟外侧部、足底感觉障碍、皮肤干燥、营养障碍，易出现溃疡。

三、运动功能评定

1. 运动功能评定

（1）望诊：肌肉有无肿胀或萎缩、肢体有无畸形、步态和姿势有无异常。

（2）肢体周径测试。

（3）肌力和关节活动范围评定。

2. 运动功能恢复的评定　一般以评估该神经支配的肌肉功能为准，常见的周围神经支配近侧和远侧肌肉见表 5-1-1。神经损伤后的运动功能恢复情况采用英国医学研究会（British medical research council，BMRC）整条神经运动功能分级评估，见表 5-1-2。

表 5-1-1　常见的周围神经支配近侧和远侧肌肉

神经	近侧肌肉	远侧肌肉
桡神经	肱桡肌	拇长展肌
	桡侧腕长伸肌	拇长伸肌
	指总伸肌	示指固有伸肌
	尺侧伸腕肌	

续表

神经	近侧肌肉	远侧肌肉
正中神经	旋前圆肌	拇短展肌
	桡侧腕屈肌	
	指浅屈肌	
	拇长屈肌	
尺神经	尺侧腕屈肌	小指展肌
	环、小指指深屈肌	骨间肌
腓总神经	胫骨前肌	趾短伸肌
	趾长伸肌	
	蹈长伸肌	
	腓骨肌	
胫神经	腓肠肌、比目鱼肌	蹈展肌
	胫骨后肌	足底内在肌
	趾长屈肌	
	蹈长屈肌	

表 5-1-2　英国医学研究会（BMRC）整条神经
运动功能分级评估

分级	内容
M0	任何肌肉无收缩
M1	可触及近侧肌肉恢复收缩
M2	可触及近、远侧肌肉均恢复收缩
M3	所有重要肌肉抗阻力收缩
M4	可做所有协同与独立运动
M5	完全恢复

四、感觉功能评定

1. 感觉功能评定　包括浅感觉（触觉、痛觉、温度觉），深感觉（运动觉、位置觉、振动觉），复合感觉（两点分辨觉、实体觉）等。

2. 疼痛评定　通常采用目测类比法（VAS）、简化 McGill 疼痛问卷等评定方法。

3. 感觉功能恢复评定　常采用英国医学研究会（BMRC）感觉功能分级评估方法（表 5-1-3）。

表 5-1-3　英国医学研究会（BMRC）感觉功能分级评估方法

分级	内容
S0	自主区感觉缺失
S1	神经自主区内深部皮肤痛觉恢复
S2	神经自主区内浅表皮肤痛觉和触觉部分恢复
S3	自主区浅表皮肤痛觉和触觉恢复，感觉过敏消失
S3$^+$	自主区内两点辨别觉
S4	完全恢复

4. 特殊检查　神经干叩击试验（Tinel 征），感觉神经再生时，由于早期无髓鞘，神经纤维裸露，在外部叩击时可诱发疼痛、放射痛或过敏现象。随神经轴索向远端生长，Tinel 征可向前移动，以此可了解神经再生速度，但不能说明再生的质量。

五、自主性神经功能评定

肢体的周围神经中含有不同数量的交感自主神经纤维，当神经损伤后可表现不同程度的交感效应；主要表现为汗腺分泌障碍，神经支配区出汗减少或无汗皮肤、皮下组织、肌肉、骨关节营养障碍，使皮肤萎缩变薄，原有的汗毛脱落，皮脂分泌减少，皮肤变干、粗糙，指腹变扁、光滑、发亮。

第二节 活动水平的评定

活动是个体执行任务或行动，活动受限是个体在进行活动时，可能遇到的困难。各条周围神经损伤后，其结构与功能的受限常导致相应的活动受限，可使用改良 Barthel 指数进行评定。

常见的周围神经损伤导致的活动受限为：上肢的正中神经、尺神经、桡神经等损伤后，患肢手的精细功能受到严重影响，丧失技巧性活动的能力，如用患手去修饰、拧毛巾、系鞋带和写字等活动受限；下肢的股神经损伤患者上楼梯十分困难、步态不稳、容易跌倒和不能跳跃等，坐骨神经损伤患者步行、跨越物体障碍、踢毽子和踢球等活动困难。

第三节 参与水平的评定

参与是投入到生活情境中。参与受限是个体投入到社会生活情境中可能遇到的困难。生活情境包括家庭生活、人际交往和联系、接受教育和工作就业等主要生活领域，参与社会、社区和公民生活的能力等方面，常以几个要点进行评估：

1. 周围神经损伤后，患者职业参与受限的评定。
2. 周围神经损伤后，患者社交参与受限的评定。
3. 周围神经损伤后，患者休闲娱乐受限的评定。

（贾程森）

下 篇

神经康复物理治疗技术

第六章

偏瘫的物理治疗技术

第一节 Brunnstrom 技术

【概述】

Brunnstrom 技术是由物理治疗师 Signe Brunnstrom（1898—1988 年）研究开发的一种物理治疗技术。Brunnstrom 是首批意识到中风后的典型恢复模式的临床医务工作者之一。她注重于利用偏瘫后患者所产生的共同运动模式来促进患者的运动康复。这种治疗方法介入的基础是：对于正常人，脊髓和脑干反射在发育的过程中逐渐被优化并且在上级中枢的影响下，其反射组合为更加有目的的运动形式。鉴于反射代表了发育阶段的正常过程，因此，可以将适当的反射应用在诸如偏瘫后中枢神经系统退化到早期发育阶段患者的治疗中。Brunnstrom 认为任何有理由的训练方法都应该尝试应用。更重要的是，大脑皮层下的共同运动可以通过反射基理来引发，进而为学习局限的主动运动提供一个平台。

【治疗原理】

一、基本原理

1. 在没有运动存在的情况下运用反射来激发运动（正常

的发育顺序)。

2. 本体感觉性和外体感觉性刺激可治疗性地用来激发想要获得的运动或改变肌张力。

3. 这种治疗途径在偏瘫恢复早期用来帮助长屈肌及伸肌共同运动的发展,并注重于训练,使其共同运动的肌组逐步过渡到主动运动的目的。

二、Brunnstrom 卒中后恢复的分期

Brunnstrom 治疗的介入方式是根据所提出的中风后患者六个运动恢复分期阶段而考虑的。患者的情况可能停留在任何一个分期,但若想要获得完全的运动恢复,则通常都需要经历这种运动恢复的分期次序。患者间的差异取决于受伤部位、严重度及代偿的潜力。

患侧肢体可出现最基本的肢体共同运动或其中的部分运动组合,也可以表现出联合反应,或极弱的主动运动反应。肌痉挛作为对抗被动牵拉的阻力将开始出现,特别容易出现在共同运动模式中起主导地位的肌组,如屈肘肌和伸膝肌。临床上,这时也许有一些肌腱反射出现,但通常非常弱。

下面是对这六个分期的概括,包括弛缓、痉挛、联带运动、部分分离运动、分离运动和正常六个阶段。

1. 一期 弛缓期(flaccid)。偏瘫早期,患侧肢体可能会出现一段时间的软瘫。患侧肢体既没有主动运动也没有反射活动,联合反应也不能诱发。

2. 二期 痉挛期(微弱联合反应期,week association reactions)。恢复开始出现肌痉挛,增强了反射和共同运动模式,即所谓的强制性共同运动的出现。这种强制性的共同运动可以表现为包括所有或者是仅有部分的共同运动模式,而这种运动模式是因对外在刺激的反应或对微小运动的反应

所致。

3. 三期 联带运动期（肌痉挛高峰期，peak spasticity）。患者拥有主动的基本肢体共同运动控制，但其共同运动模式并不一定都能发展到全面的活动范围，患者可能启动一些局部的主动运动，不过患者或许不能控制或脱离共同运动模式。肌痉挛变得更加明显，进而成为了主要问题，患者可能表现出肌组的共同激活、同时收缩的强制性状态。

4. 四期 部分分离运动期（脱离共同运动期，breaking out of synergy）。运动的组合开始从难到易进行性地脱离基本的肢体共同运动模式，肌痉挛开始逐渐下降，但非共同运动模式的运动仍然受到肌痉挛的影响。

注意：

（1）作为康复临床工作者，我们很希望患者能达到这个时期。

（2）这个时期是改变治疗技术的重要转折点，临床上将不再单一应用纯粹的 Brunnstrom 技术，而是开始更多地应用一些 Bobath 技术（见 Bobath 技术章节）以避免造成过多的竭力、阻力、负荷及焦虑。

（3）如果患者达到这个时期而且病情稳定的话，通常就可以从康复治疗中心出院而作为门诊患者继续康复治疗。

5. 五期 分离运动期（肌痉挛下降期，decreasing spasticity）。基本肢体共同运动模式降低了对主动运动的控制；同时，患者逐渐加快脱离共同运动模式，而改用更为复杂的混合运动动作进行代偿。肌痉挛继续下降。

6. 六期 正常期（独立关节运动/协调运动期，individual joint movement/coordination）。肌痉挛基本上消失，因此，患者可以自由地做独立的肌肉活动。患者可做几乎达到正常的协调运动程度及完全的关节活动范围的单个关节的活动模式。

Brunnstrom 的这六个分期组合已经是许多康复治疗工作者在制订各种标准的评估方法时的指南，特别是物理治疗师和作业治疗师在评估和跟踪中风后患者的康复进程时予以应用。

正常运动功能时期：这个可以称之为最后的恢复时期，患者表现出完全重建的正常运动功能，痊愈回家自由行动。

治疗的目的是让患者有次序的经过每一个恢复时期。不过，针对恢复时期，作为临床工作者，我们需要意识到下面几点：

1. 若患者能在中风后两天内进入第二期，则有可能获得最佳的恢复。肌痉挛出现时，协同肌与拮抗肌相互对峙。

2. 患者从一个分期恢复到下一个分期的时间越长，则患者完全恢复的可能性就越小。

3. 恢复可能停留在任何一个时期，这取决于患者受伤的程度以及感觉状态。

4. 在轻度损伤的案例，其恢复过程可能非常快以至于临床上无法观察到确定的分期，但恢复的每一个时期并不会被跳过。

5. 大部分的患者也许永远也不会恢复到正常的运动功能时期。

6. 如果达到了完全的恢复，有些患者也许仍然需要或多或少地控制肌痉挛。联合反应，特别是基本的共同运动可能在紧迫的状态下，如争执、突然打喷嚏时出现。

7. 患者恢复的进程中也可以见到行为的逐步改变，至少大致反映了中枢神经系统的恢复。

8. 正常婴儿似的运动发展从初级的自动反射活动逐渐发展到含极少自动反射成分，并且通过上级运动中枢对下级运动中枢的统筹与抑制而产生更多的主动行为。

三、易化促进

（一）Brunnstrom 介入方式

Brunnstrom 治疗偏瘫患者方式是基于理解和重视偏瘫常见运动行为特征的临床表现。每个患者的诊断与受伤程度不同，因此偏瘫患者不可能有相同的临床表现，不过这些患者运动行为的反射因素则明显的类同。而这些因素和常见的反射结构，则正是 Brunnstrom 技术发展起来的基础。Brunnstrom 花了很多年观察和治疗偏瘫的成人，并注重运动的缺陷、恢复的进程和治疗的介入这三个重要的因素。

Brunnstrom 发现中风后的患者遵循一系列特殊的恢复时期。她注重让患者使用患侧肢体，并且加强这种运动模式以便让患者的病情分期向前进展。中风后的恢复是一个有次序的通过不同的六个时期的过程。早期的运动主要是非主动性的运动或者是非受意志支配的运动，进而发展到基本的肢体共同运动模式。伴随着恢复的进展，其运动变得越来越复杂和具有选择性，目的是通过感觉输入、暗示、联合反应、反射以及治疗性运动训练以达到进展性的治疗目的：

（1）获得共同运动模式。

（2）增强弱的运动组合的活力。

（3）获得主动和有选择性的控制能力。

（4）降低伸屈肌组的同时收缩。

（5）获得功能性步行和日常生活能力。

（二）易化促进技术的共同特点

1. 大脑控制的是运动而不是肌肉；损伤并不产生特殊的瘫痪，而是产生异常的运动模式。

2. 感觉刺激帮助易化和组建一个正确的运动模式。

3. 异常的运动模式是由于缺乏中枢神经的抑制。

4. 临床上需要理性的应用不同的治疗方法来治疗成人偏

瘫患者。

（1）所有的治疗方式方法都有其相应的好处，没有任何一个物理治疗师只用一种治疗方法来治疗中风后的患者。

（2）物理治疗师应该根据患者的特殊恢复时期综合应用治疗的方式。

（3）患者需要从物理治疗师那里得到反馈（适当的和诚实的反馈）。康复治疗工作者必须明确地告诉患者在运动锻炼时其运动做得对还是不对。

四、运动控制模式

运动控制需要有完整的神经生理系统、良好的生物力学结构和良好的肌肉骨骼系统。

1. 运动控制模式要注重从整体情况及环境因素来考虑 包括复杂的中枢神经系统的相互作用、身体力学，以及骨骼肌肉系统等的所有因素都有可能影响运动的质量，并且都担当了重要的角色。中枢神经系统具有认识和预见运动所需的基本条件，而且这种预见能力更多于接受能力。为了有正常的运动控制能力，我们就更加需要上述的神经生理学、生物力学和骨骼系统的完整性。

2. 感觉信息至关重要 感觉信息使患者能够获知和预见，运动的调整是基于对动作的完成（生物反馈），生物反馈使患者对运动有更好的认识。运动控制并非着重于学习某一个运动模式而更注重的是如何解决运动的问题。应该留意患者正在做什么并根据环境的改变而调整运动方式。

3. 改变治疗环境 在治疗的过程中康复临床工作者应该经常改变治疗的环境，并尽快和尽量地让患者用不同的体位在不同的环境中接受运动训练和治疗。

五、共同运动

最公认的偏瘫患者的运动行为就是共同运动（synergy

patterns)。所谓共同运动，是指偏瘫患者的各种异常运动，其运动肌肉具有下列特征：

1. 作为一组捆绑的运动组合一起运动。

2. 具有原始和自动的特性。

3. 产生于脊髓节段。

这是一种异常的共同运动模式，直接起因于脑部病损，并且是在正常的运动模式以外的运动。这些运动模式非常原始（位于脑干和脊髓节段），患者被锁定在固定的运动模式中并且只有局限的几种运动方式。这种共同运动模式在上肢、下肢各有两组：一组屈，另一组伸。在恢复分期的早期，患者无法做共同运动模式以外的运动。

（一）上下肢共同运动模式

1. 上肢共同运动模式及活动范围

（1）上肢屈肌（主导地位）共同运动模式及活动范围：见图 6-1-1，表 6-1-1。

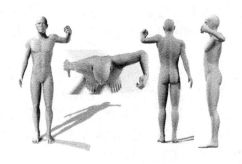

图 6-1-1　上肢屈肌（主导地位）
共同运动模式及活动范围

（2）上肢伸肌（非主导地位）共同运动模式及活动范围：见图 6-1-2，表 6-1-1。

表 6-1-1　上肢共同运动模式及活动范围

上肢部位	屈肌共同运动模式	伸肌共同运动模式
肩胛带	上抬：75%～100% 和（或）回缩：50%	前伸：50% 固定于降肩位：50%
肩关节	外展：90° 外旋：45°	内收：中线 内旋：60°～90°
肘关节	屈曲：至少是锐角或全活动范围	伸：全活动范围
前臂（桡尺关节）	旋后：全活动范围	旋前：全活动范围
腕关节	屈：20°	伸：20°
手指	屈：全活动范围	屈：全活动范围

注意：手指屈曲均出现在上肢的屈、伸共同行动模式中

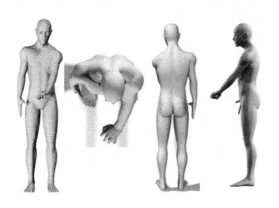

图 6-1-2　上肢伸肌（非主导地位）共同
运动模式及活动范围

2. 下肢共同运动模式及活动范围

（1）下肢屈肌（非主导地位）共同运动模式及活动范围：
见图 6-1-3，表 6-1-2。

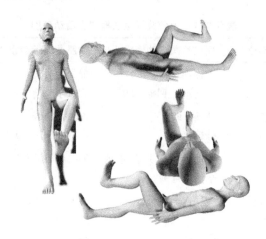

图 6-1-3　下肢屈肌（非主导地位）共同运动
　　　模式及活动范围

（2）下肢伸肌（主导地位）共同运动模式及活动范围：
见图 6-1-4，表 6-1-2。

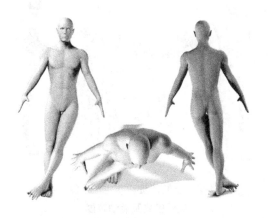

图 6-1-4　下肢伸肌（主导地位）共同
　　　运动模式及活动范围

表 6-1-2　下肢共同运动模式及活动范围

下肢部位	屈肌共同运动模式	伸肌共同运动模式
骨盆	回缩：轻微	回缩：轻微
髋部	上提	轻微下降
髋关节	外展：轻微范围 外旋：45° 屈：70°	内收：至正中线或跨过正中线 内旋：中立位 伸：全活动范围
膝关节	屈：90°	伸：全活动范围
踝关节	背屈：全活动范围	跖屈：全活动范围
足	内翻：全活动范围	内翻：全活动范围
趾	背屈：全活动范围	跖屈：全活动范围（趾可背屈）

注意：骨盆的回缩均出现在下肢的屈、伸共同行动模式中，躯干的旋转均受到限制；足内翻均出现在下肢的屈、伸共同行动模式中

3. 肌肉的静态张力　肌肉的静态张力有别于伸肌或屈肌的共同运动模式，肌肉的静态张力是一种综合屈肌和伸肌共同运动模式肌力后所形成的张力。这种由屈肌和伸肌共同运动混合所产生的肌肉静态张力可导致肢体不理想的静息姿势，进而造成肌肉、软组织挛缩，限制关节活动，以及延缓康复治疗的进展。临床上，康复治疗工作者经常会遇到成人偏瘫患者继发很多静息姿势不良所造成的问题，而且不容易纠正（图 6-1-5）。

（1）胸大肌：可给中风患者带来很大的问题，增加患者肩关节内收和内旋（伸肌共同运动模式）。

（2）肱二头肌：肘关节屈曲位（屈肌共同运动模式）。

（3）旋前肌组：前臂旋前（伸肌共同运动模式）。

（4）手指和手腕：屈曲（屈肌共同运动模式）。

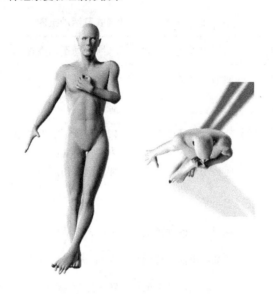

图 6-1-5　偏瘫患者的不良姿势

由于这种姿态可降低日常生活能力，很难维持个人卫生，而且并非维持关节于功能位，康复治疗工作者在临床上应该：①不要让患者在静态休息时把肢体放在这种不良的位置上；②不要助长这种肢体位置。

六、姿势反射和联合反应

（一）姿势反射

Brunnstrom 依靠姿势性肌张力及姿势反射（postural reflexes）来影响肌张力因而产生特定的运动。一般来讲，增加伸肌张力将增加伸向运动；而降低伸肌张力将增加屈肌张力的出现。

1. 对称紧张性颈反射（symmetrical tonic neck reflex，STNR）

（1）头前屈于颈（flexes the head on neck）：增加双上肢屈曲张力（图 6-1-6）。

（2）头后伸于颈（extent the head on neck）：增加双上肢

伸直张力（图6-1-7）。

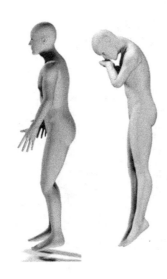

图 6-1-6　头前屈于颈

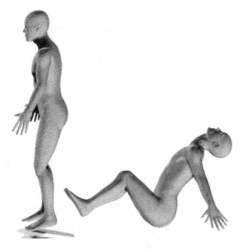

图 6-1-7　头后伸于颈

2. 非对称紧张性颈反射（asymmetrical tonic neck reflex, ATNR） 见图 6-1-8。

（1）下颌侧：伸上肢和下肢。

（2）颈枕侧：屈上肢和下肢。

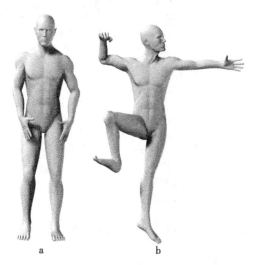

图 6-1-8　非对称紧张性颈反射

a. 下颌侧：伸上肢和下肢；b. 颈枕侧：屈上肢和下肢

3. 紧张性迷路反射（tonic labyrinthine reflex） 改变头部在空间的位置将改变四肢的肌张力。

（1）俯卧：增强四肢一些屈肌张力（仅有微弱的伸肌张力），见图 6-1-9。

（2）仰卧：伸肌张力最大。患者在仰卧几分钟后将表现出伸肌张力进行性递增（图 6-1-10）。

4. 紧张性腰反射（tonic lumbar reflex） 躯干相对于骨盆或骨盆相对于躯干的旋转将改变肢体的伸肌和屈肌的张力，其表现类似于网球发球的姿势。

（1）躯干旋向右侧时，屈右上肢和伸右下肢（图 6-1-11）。

（2）躯干旋向左侧时，伸右上肢和屈右下肢（图6-1-12）。

注意：对于上面所提到的反射的强度而言，紧张性颈反射通常最强，其次是紧张性迷路反射，最弱的是紧张性腰反射。

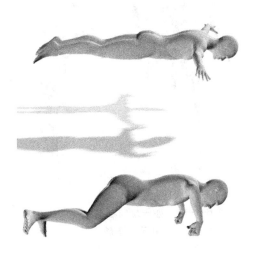

图 6-1-9　俯卧：增强四肢的屈肌张力

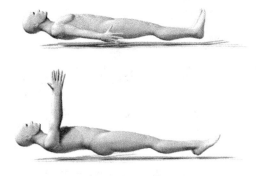

图 6-1-10　仰卧：伸肌张力最大

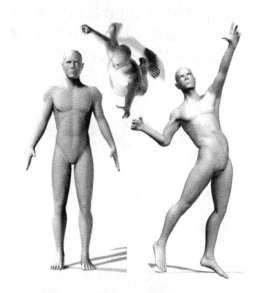

图 6-1-11　躯干旋向右侧：屈右上肢
和伸右下肢

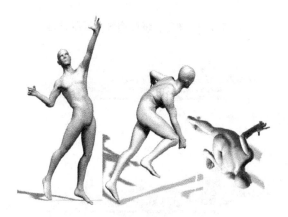

图 6-1-12　躯干旋向左侧：伸右上肢
和屈右下肢

（二）联合反应（associated reactions）

联合反应（associated reactions）是一种不同的反射形式；其表现形式并不是那样死板、夸张，是较为固定的，包含有多个脊髓节段的参与。比如：试着用右手（健侧）做某一个动作以便易化影响到左手（患侧）的运动。

一般原则：

1. 上肢联合反应多倾向于双侧对称性。

2. 下肢联合反应多倾向于双侧交替性，这种交替性对于步行极为重要。不过下肢髋的内收、外展、内旋、外旋、足内翻，足外翻则是例外，它们是双侧对称性的，其中髋内收更为强大。

这就需要包含患者主动运动成分的参与，康复治疗工作者需要事先明确地告诉或示范患者，使其明白目的是让患侧肢体做屈曲/伸直或内收/外展等具体动作。

偏瘫患者和正常健康人都可以表现出联合反应，不过前者的反应更强而已。又比如：打哈欠可增加手指伸直，打喷嚏可增加手指屈曲等日常动作（图6-1-13），偏瘫患者则表现得更为明显。

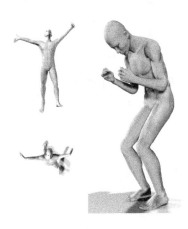

图6-1-13 打哈欠可增加手指伸直；
打喷嚏可增加手指屈曲

（三）同侧肢体联带运动

同侧肢体联带运动（homolateral limb synkinesis）是在同侧肢体的上肢或下肢施加阻力拮抗运动来易化影响同侧下肢或上肢的运动。比如：目的在于增加上肢屈曲运动，康复治疗师可通过拮抗患者同侧下肢的屈曲运动形成同侧肢体联带运动来易化促进同侧上肢的屈曲运动，如拮抗同侧髋屈曲来达到易化上肢屈曲（图6-1-14）。

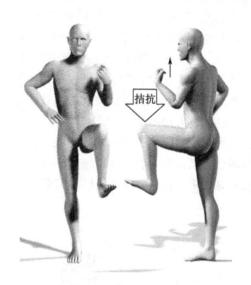

图6-1-14　拮抗同侧髋屈曲来易化上肢屈曲

【适应证】

主要适应于偏瘫早期患者。

【操作器材】

普通 PT 治疗床、电动升降治疗床、椅子、PT 治疗凳、训练球、轮椅、治疗桌及常用的运动训练器件等。

【操作程序】

一、躯干及上肢

(一) 上肢抱托式躯干运动

首先训练躯干运动以发展近端的控制能力，也是很好的重心转移学习过程。

1. 躯干前屈和后伸 患者用健侧上肢抱托患侧上肢，确保基底面支撑于两脚。患者注意力放在躯干前屈，同时康复治疗专业人员帮助患者肩关节的活动，比如在躯干做前屈和后伸重心转移时伴随肩的相应前屈和后伸运动（图6-1-15）。稳定住患者的肘部观察患者在感到害怕之前能向前伸多远。然后给患者增加难度，让患者自己控制住体位，尽量将身体做重心的前移和后移的练习，同时注意保护患者以防摔倒。这个训练可以先在移去扶手的轮椅上做或者在训练床垫上做。

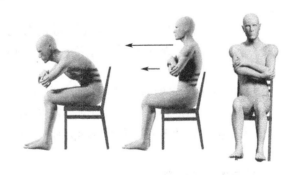

图6-1-15 躯干做前屈和后伸重心转移
伴随肩的相应前屈和后伸运动

2. 躯干斜屈对角弯腰运动（对角线弯腰直腰运动） 见

图 6-1-16。

3. 头颈同向旋转（无分离运动） 头颈伴随躯干同轴同向旋转，由头颈驱动躯干的同向旋转较为容易（图 6-1-17）。

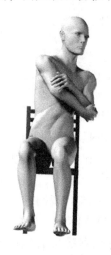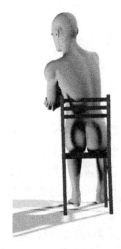

图 6-1-16 对角线弯腰直腰运动　　图 6-1-17 头颈伴随躯干同轴同向旋转：无分离运动

4. 头颈维持于中立位的躯干旋转（轻微的分离运动） 在将躯干从一侧转向另一侧的过程中保持头颈在中立位置（直视前方，图 6-1-18）。

5. 头颈与躯干交替反向旋转（明显的分离运动） 将躯干向头颈运动的反向方向旋转。这可以帮助患者将头颈与躯干的运动分离开来。例如，让患者面向左侧的同时躯干向右侧旋转（图 6-1-19）。

（二）肩胛骨的被动关节活动

治疗师需要避免接触患者的手掌心，要学会用单手撑持（Ｖ形手握法）手腕交叉的手法（图 6-1-20），以使另一只手空出来做事。

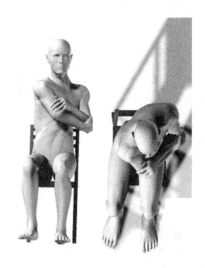

图 6-1-18 头颈维持于中立位的躯干
旋转：轻微的分离运动

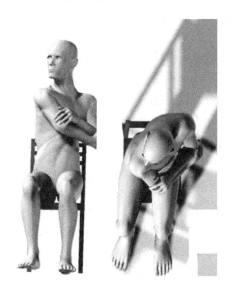

图 6-1-19 头颈与躯干交替反向
旋转：明显的分离运动

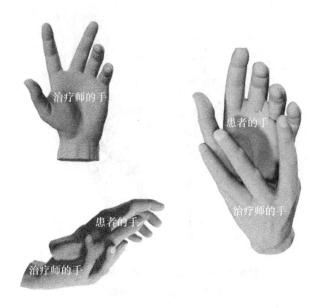

图 6-1-20　单手撑持（Ⅴ形手握法）手腕交叉法

患者必须使肩胛骨活动，才能获得良好的上肢功能。要松开患者的肩胛带，不要触及肩关节，可将手放在紧绷的肌肉上，特别是胸大肌。进行肩关节的外展、外旋和屈曲的运动，同时使肩胛骨稍微外展，并使其旋离内收位。在这个过程中并不很强调做躯干的后伸运动，除非患者经常向前倾倒。

（三）划船法

划船法是基本的易化促进运动方法之一，使用联合反应技术。它包括在健侧的对抗活动以联带激发患侧更好的活动。

1. **握手式**　治疗师以握手的方式握住患者的手（图 6-1-21）。这种方式适用于没有过多手屈肌张力的患者。这种方式可以增加患者的手部屈肌肌力。治疗师不应将此手法用于手部屈肌张力高的患者。

2. **拇指抓握式**　对于手部屈肌张力过高的患者，治疗师握住其鱼际并保持大拇指离开手掌（图6-1-22）。这种拇指抓握式可以避免拇指痉挛并有助于降低手部屈肌张力。

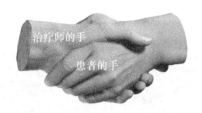

图6-1-21　握手式：增加手屈肌张力

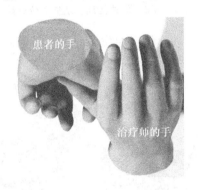

图6-1-22　拇指抓握式：降低手屈肌张力

3. 上肢共同运动模式范围内交替屈伸运动　从患者的伸展位置开始朝向屈曲方向进行运动训练。然后做抵抗健侧的屈肘等长收缩（健侧首先开始拮抗），然后再给患侧加阻力，从等长收缩向缩短收缩递进，治疗师可以用快速牵伸法做伸向牵拉上臂屈肌组以易化激发屈肘和前臂旋后位。最后只在患侧做拮抗运动并给予大量的触觉引导和语令强化。要训练伸肌，则应从患者的屈曲位开始。其技术要求康复治疗师在易化促进患者时要患者双侧同时做一样的运动。这个运动的姿势就像在划船时的动作（在共同运动模式以内）：

（1）屈曲运动：从伸直位开始，患者做肘屈曲和前臂旋后（手从斜前方拉近身体）的运动，同时康复治疗师做伸肘并使前臂旋前（手推向斜前方）的运动（图6-1-23）。

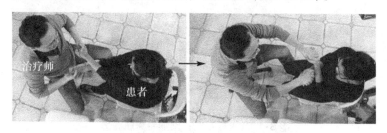

图6-1-23　屈曲运动：从伸直位开始

（2）伸直运动：从屈曲位开始，患者做伸肘并使前臂旋前（手推向斜前方）运动（图6-1-24），同时康复治疗师从伸直位做肘屈曲和前臂旋后的运动（手从斜前方拉近身体）。

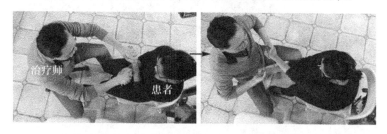

图6-1-24　伸直运动：从屈曲位开始

4. 脱离上肢共同运动模式范围的交替屈伸运动　这些运动主要是为了脱离共同运动模式。客观上，当患者进入恢复第四期的时候，治疗师则应该开始着手训练患者脱离共同运动模式。在这个阶段，治疗师不应该在双侧都训练大量的抗阻运动。其重点是只要患者能够自己完成的活动，就尽量少加阻力。高强度的抗阻容易诱发共同运动模式，并且患者很难在运动中脱离共同运动模式，这并不是这个阶段需要的，或者说，治疗师希望降低患者的肌张力，用最少或无阻力的运动来避免导入共同运动模式，并将肢体的活动从共同运动模式中分离出来。关键就是每次只做单侧活动。为了使训练进步，治疗师应该诱导患者一次只做一个部位的运动，也就是说一次只训练一块/一组肌肉，比如，一次训练只将肘的屈或伸从共同运动中脱离出来，不要同时做肩部的活动，因为胸大肌很容易诱发产生共同运动模式。

（四）肩胛带运动

1. 双侧上提肩胛带　治疗师帮助患者被动地做肩胛骨上抬，可以用镜子来给予反馈。让患者上提肩胛带，可用轻拍或联合反应（通过拮抗健侧运动来联带患侧的运动），然后用快速牵伸技术配合适当的语令易化促进即时收缩（图6-1-25）。

2. 头侧弯　大脑识别运动的能力比识别肌肉群强，在治疗期间，可以让患者"用耳朵去接触肩部"以便易化促进肩胛骨上抬的活动。通过这样做，治疗师是致力于另一端的肌肉附着点，但通过这样训练，可以促进最终所要的运动（图6-1-26）。

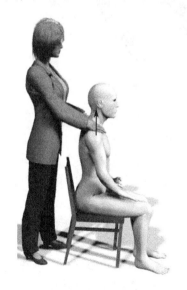

图6-1-25　双侧上提肩胛带

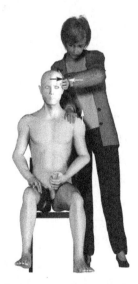

图6-1-26　头侧弯：促进肩胛骨上抬

3. 双侧肩胛骨回缩　治疗人员站在患者身后（图6-1-27），通过口头指令，如："想象将一张报纸夹在两侧肩胛骨之间"，并拍打患侧肩胛骨同时拮抗健侧，以诱发双侧的肩胛骨回缩（肩胛骨内收）。

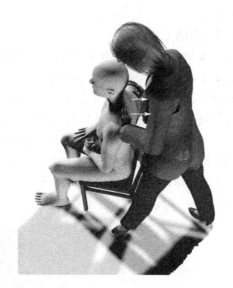

图6-1-27　双侧肩胛骨回缩

4. 屈肘位前锯肌运动（消防员灭火式）　治疗师站在患者前方,帮助患者保持屈肘屈肩90°（图6-1-28），并做伸肘运动，将上肢向前伸展伴随肩胛骨前伸。因为这个动作属于伸肌共同运动模式（伸肘同时前伸肩胛带），因而比较容易做。

如患者运动控制能力较好了，则训练患者在患侧屈肘位时做肩胛带的前伸运动（脱离共同模式）（图6-1-29）。

最重要的是选择患者控制得最好的肌肉开始训练，从共同运动模式内的运动逐渐进展到脱离共同运动模式的运动。

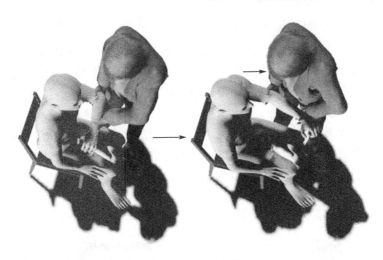

图 6-1-28 伸肘同时前伸肩胛带
属于伸肌共同运动模式

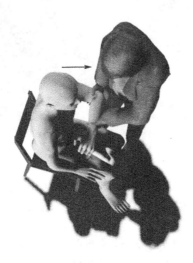

图 6-1-29 患侧屈肘位时做肩胛带的前伸运动
脱离共同模式

（五）伸肘运动

1. 挤腰法　共同运动模式内的伸肘运动。让患者对称的用其双侧前臂挤压治疗师的腰部以诱发伸肘运动（图6-1-30），起初让患者在伸肌共同运动模式内做肩关节内旋内收，保持掌心向外。

如果有必要，治疗师可以将患者的前臂和手固定在治疗师的手臂和腰之间（图6-1-31），同时拍打患者的伸肘肌（肱三头肌）以激活更多的伸肘运动。

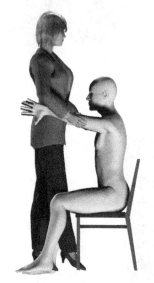 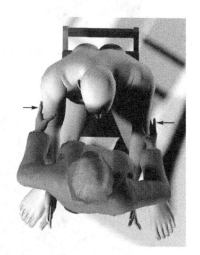

图6-1-30　挤腰法　　　　图6-1-31　同时拍打
　　　促进伸肘　　　　　　　肱三头肌

2. 脱离上肢共同运动模式伸肘　做肩关节于外展位的伸肘动作（图6-1-32），治疗师将患者保持在肩关节外展90°（用治疗师的一只手抬住患肢肘关节内侧），以避免内收肩关节，同时让患者在脱离上肢共同模式下做伸肘运动。

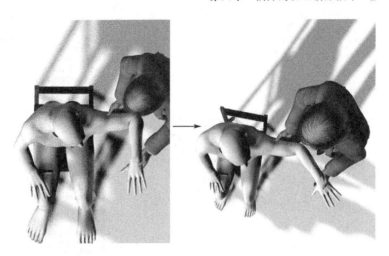

图 6-1-32　肩关节于外展位的伸肘：脱离上肢共同运动模式

（六）手摸骶部

手摸骶部是纯粹的脱离共同运动模式的动作（图 6-1-33），Brunnstrom 通过这个动作来评估患者的共同运动状况。手摸骶部有以下运动组合：肩关节内旋，后伸；轻微的屈肘，前臂旋前。最好是指导患者在做这种混合模式的运动时不要过于用力，否则患者可能移动到某一点后因为过于用力而失去控制。

（七）位置觉

位置觉是一个静态的感觉，在检查位置觉时，康复治疗师应该握持患者患肢的中立位（图 6-1-34），这样就避免了患者跟踪治疗师的施力方向而猜测其运动方向。在移动了患则上肢之后，康复治疗师询问患者是否知道患侧移动后的最终位置（确定患者是闭眼），比如，"现在是上还是下？"

（八）被动运动觉

被动运动觉是一个动态的感觉。让患者闭眼，在运用中立位握持法移动患者患肢时，治疗师让患者的健侧跟着患侧做同样的运动轨迹。

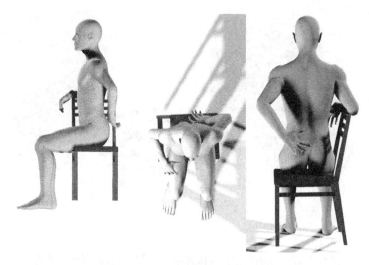

图 6-1-33　手摸骶部：纯粹的
脱离共同运动模式

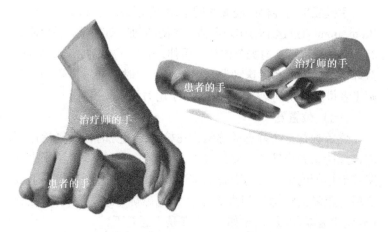

图 6-1-34　握持患者患肢于中立位

（九）Souques 技术（帮助伸指）

偏瘫患者患侧肩外展或前屈到 90°左右时手指呈扇形伸展。患者是坐位或者仰卧位。保持肘在伸直位，治疗师将患者

140

患侧抬高至肩关节前屈或外展至少 90°左右时，这会降低患侧手屈肌张力和促进手指的伸展。

1. 肩关节最大内旋位　如果在上述位置加上极度地肩内旋和前臂旋前，则尺侧的伸指将会促进更多（图 6-1-35）。

2. 肩关节最大外旋位　如果在上述位置加上极度地肩外旋和前臂旋后，则桡侧的伸指将会促进更多（图 6-1-36）。

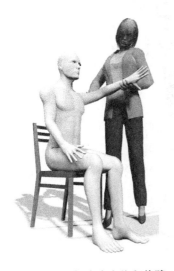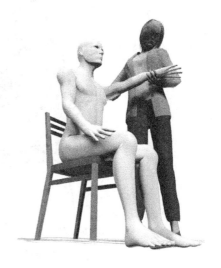

图 6-1-35　极度肩内旋和前臂旋前：尺侧的伸指更多

图 6-1-36　极度肩外旋和前臂旋后：桡侧的伸指更多

（十）手部技术

1. 近端牵引反应　增加手指屈肌张力（图 6-1-37）。

（1）目的：易化促进患侧手指屈曲。

（2）手法：拮抗肘关节近端的屈肌而通过联带运动诱发远端手指的屈曲。

2. 拇指张力释放法　降低手指屈肌张力（图 6-1-38）。

（1）目的：通过将拇指固定在手掌外来降低手指的屈肌。

（2）手法：治疗师将其手鱼际部握压住患者的患侧鱼际

以使患者的拇指固定在患者手掌外来降低手指的屈肌张力，最好是同侧，确切地说，若患者左侧是患侧，那么治疗师的左手鱼际就应该对应患者的左侧手掌鱼际，反之亦然。

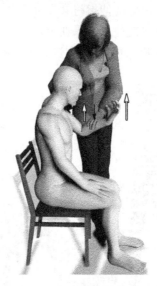

图 6-1-37　近端牵引反应：增加
手指屈肌张力

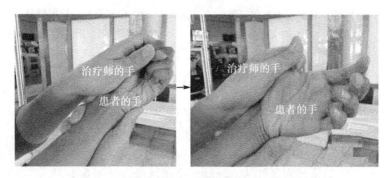

图 6-1-38　拇指张力释放法：降低手指屈肌张力

　　3. 速拍指背法　增加手指伸肌张力，这是一个进行性的促进方法（图6-1-39）。

（1）目的：增加手指伸肌张力。

（2）手法：快速牵拉患者患侧的手指伸肌将引起激发手指伸肌和自动抑制手指屈肌。

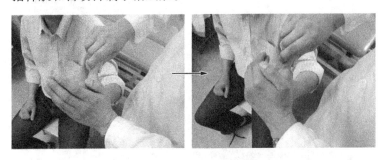

图6-1-39 速拍指背法：增加手指伸肌张力

重点应该着重于手指的自主伸展运动，并且让患者只用最小的努力来伸指以避免诱发共同运动模式的发生，因为共同运动将会增加手指的屈肌张力。

4. 卷指法 增加伸指，这是一种更为持续的按抚法（图6-1-40）。

（1）目的：增加伸指。

（2）手法：单手握住患者患侧的拇指（最好是用拇指张力释放法），治疗师用其另一只手将患者屈曲的手指进行性卷开至伸直。

5. 肩关节内旋/前臂旋前位上肢前伸运动 增加伸指（图6-1-41）。

（1）目的：增加伸指功能。

（2）手法：治疗师位于患者患侧旁边，可使患者于Souques技术体位，使患侧肩内旋、前臂旋前，上肢上抬至少90°，并使用手拇指抓握技术，指令患者向前伸上肢以使手指尽量伸展。关键要确保使用轻柔的口头指令鼓励患者，避免过度努力。

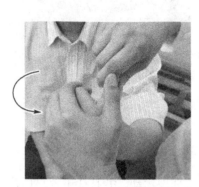

图 6-1-40　卷指法：增加伸指

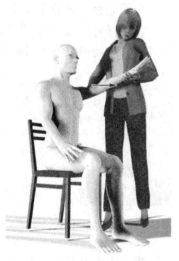

图 6-1-41　肩关节内旋/前臂旋
前位上肢前伸运动：增加伸指

6. 随意伸指运动　最后，让患者脱离共同运动模式进行手的所有综合易化技术，尤其是手指伸展，因这并不是上肢共同运动模式的一部分。

（十一）拇指伸直及外展运动

前臂旋后，手靠近额头（图 6-1-42）。可训练患者打开患侧手，做拇指伸展和外展动作。先让患者自己用健侧手来支撑患侧肘部，治疗师快速牵拉患侧拇指伸肌腱及外展肌腱以诱发患者拇指伸展/外展。

同时，治疗师可用口头指令让患者在快速牵拉后立刻跟声做即时的随意伸展/外展运动（图 6-1-43），使快速牵伸所诱发出的拇指反射性伸展/外展叠加到随意运动中，以增加拇指伸直/外展的活动幅度。

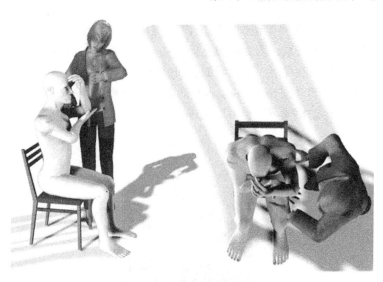

图 6-1-42 前臂旋后手靠近额头：促进拇指伸展和外展

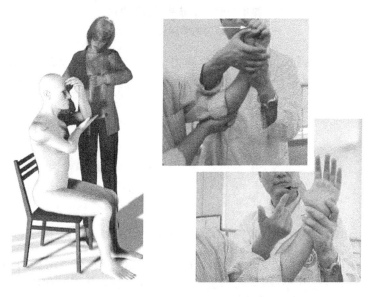

图 6-1-43 患者即时执行口令使快速牵伸所诱发的
拇指反射性伸展/外展叠加到随意运动中

1. 上肢共同运动模式范围内伸腕运动　让患者通过伸肘促进手腕的伸展，因为伸腕是伸肌共同运动模式的一部分，通过将患肢摆在伸肘、肩内收的伸肌共同运动模式下，更容易诱发伸腕运动（图 6-1-44）。此外，通过将健侧上肢放在类同伸肌共同运动模式下，也可以更进一步地诱发患侧伸腕运动。

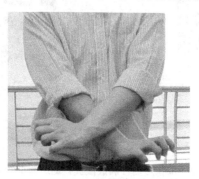

图 6-1-44　上肢共同运动模式范围内伸腕运动

2. 加强手指抓握　从生物力学角度来看，腕伸肌通过降低主动和被动性肌效应不足，有助于手腕的功能位并加强手指抓握（图 6-1-45）。

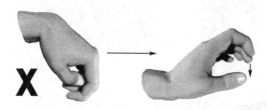

图 6-1-45　腕伸肌有助于手腕的功能位并加强手指抓握

训练手指抓握时，关键在于不做任何使肌张力增高的动作。一旦患者处于痉挛性阶段，治疗师应训练患者如何抑制痉挛成分。

小结：治疗师应先确定患者总的恢复时期，从而制订并选择适当的治疗目标和方法，根据特定的时期选取适当的策略。早期阶段：目标是努力达到共同运动；程度较轻的脑卒中患者，可能数小时、数天、数周内出现共同运动模式继而进展到开始出现分离运动；中度损伤的患者可能几周内出现共同运动模式继而出现分离运动；总的来说，患者从一个恢复时期发展到下一时期经历的阶段越快，预后越好。一旦看到患者接近或已出现完全共同运动模式，治疗师则应该开始对患者进行分离运动的训练，当然，这也取决于每一个共同运动的组成成分。如果患者 1 个月内没有变化，尤其是在运动控制方面，则患者可进入维持阶段，或出院 3 个月左右再回来重新评定。这也取决于患者的积极性，如果患者不合作，最好让患者先出院，过后重新评估再制订适当的康复治疗计划。

二、下　肢

（一）仰卧位

1. 加强髋关节屈曲

（1）等长收缩：患侧髋关节保持在屈曲位并施加徒手拮抗（图 6-1-46）。

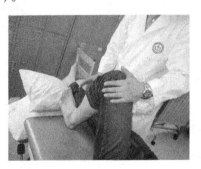

图 6-1-46　加强髋屈曲：等长收缩

（2）健侧下肢对抗阻力伸向运动：在健侧膝关节下面放一个枕头，抵抗阻力来伸展健侧下肢，通过联动来促进患侧下肢的屈曲（图6-1-47）。

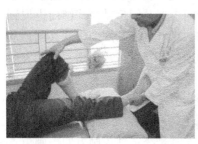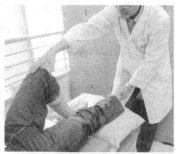

图6-1-47　抗阻力伸展健侧下肢：通过联动促进患侧下肢屈曲

（3）Marie-Foix反射：将患者患侧大踇趾第一跖趾关节被动恶性刺激性快速跖屈以引发患侧回缩反射而促进屈髋（图6-1-48）。

2. 加强髋关节外展及内收（raimiste现象）

（1）伸位髋外展：抵抗患者健侧髋外展从而通过联动来诱发患侧髋的外展，同时轻拍患侧髋外展肌/大腿外侧来促进患侧髋外展（图6-1-49）。

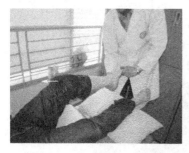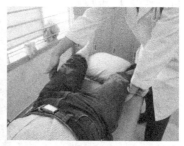

图6-1-48　Marie-Foix反射：　　　图6-1-49　raimiste现象：
　　　　　促进屈髋　　　　　　　　　　　伸位髋外展

（2）伸位髋内收：抵抗患者健侧髋内收从而通过联动来诱发患侧髋的内收，同时轻拍患侧髋内收肌远端肌腱附着点/

患膝近端内侧来促进患侧髋内收（图6-1-50）。

（3）屈位髋外展：勾腿仰卧。抵抗健侧外展并轻拍患侧膝外侧通过联动诱发患侧外展（图6-1-51）。

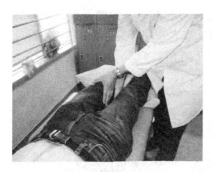 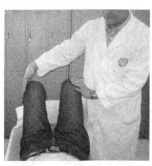

图6-1-50 raimiste现象：
伸位髋内收

图6-1-51 raimiste现象：
屈位髋外展

（4）屈位髋内收：勾腿仰卧。抵抗健侧髋内收并轻拍患侧膝内侧通过联动诱发患侧内收（图6-1-52）。

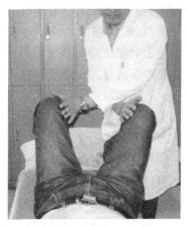

图6-1-52 raimiste现象：屈位髋内收

3. 加强膝关节屈曲 勾腿仰卧，治疗师触摸反馈患者腘绳肌的活动性，指令患者：

（1）屈膝至胸：患侧下肢勾腿仰卧，健侧完全伸展（图6-1-53）。治疗师轻触患侧腘绳肌同时让患者屈膝并把患侧膝关节尽量往胸上靠近。

（2）脚跟上下滑动：患侧勾腿仰卧，健侧下肢完全伸展。治疗师轻触患侧腘绳肌同时让患者把患侧足跟向近端滑动，也可施加轻微阻力来提高难度（图6-1-54）。

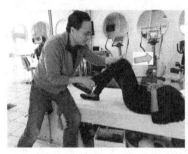

图 6-1-53　屈膝至胸　　　　　图 6-1-54　脚跟上下滑动

4. 加强髋关节后伸

（1）健侧下肢对抗阻力屈曲：仰卧，健侧下肢伸直位，治疗师以一只手握持患者健侧踝部前及内外侧，避开足跖面，另一只手放置于健侧膝近端前方，避开髌骨，指令并且拮抗患者做健侧下肢屈髋、屈膝和踝背屈（图6-1-55），通过联动促进患侧下肢伸直（交替髋屈伸联动）。

（2）拱桥：勾腿仰卧。

1）让患者上抬臀部（图6-1-56）。

2）一只手稳定住患者患侧膝关节，另一只手放置在患者腹部，指令患者将其腹部推向治疗师手心。

（3）垫缘屈膝：仰卧，患侧下肢悬吊在垫缘外，髋后伸膝屈曲位。指令并拮抗患者往下蹬脚（可穿上鞋或者袜子），做等长收缩并持在一定的位置（图6-1-58）。因为这个动作包含了髋部的后伸和膝弯曲，是脱离共同运动模式的训练。

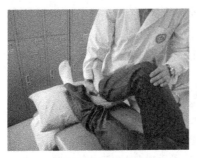

图 6-1-55　健侧下肢抗阻屈曲
运动：加强髋后伸

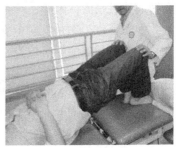

图 6-1-56　拱桥：
上抬臀部

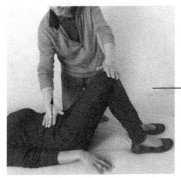

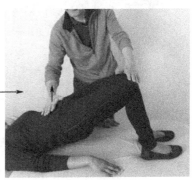

图 6-1-57　指令患者将其腹部推向治疗师手心

注意：有一些复杂的运动，当运用 Brunnstrom 技术时，如果患者肌张力弱则应注重易化促进共同运动模式，然后将较强的共同运动成分先选择性地逐步脱离出共同运动模式以加强其运动控制能力。如果患者患侧下肢伸肌张力过高，仰卧位不是一个理想的选择，因为仰卧位

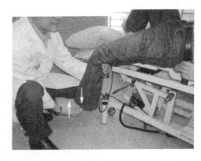

图 6-1-58　垫缘屈膝伸髋屈膝位
等长收缩：脱离共同运动模式

会增加伸肌张力，因此，治疗师应该将患者置于中立位开始训练，如侧卧位，这是反射中立位（避开重力）。治疗师也应该关注患者头和颈的静态位置，因为它会影响到患者屈伸的潜在肌张力。

5. 混式髋部运动（脱离共同运动模式）

（1）屈膝位髋内收：仰卧，患侧下肢悬吊在垫缘外（图6-1-59）。指令患者把屈曲的患侧膝部向对侧的肩部靠近，同时轻拍击膝部前方以引导对角线运动轨迹来完成其动作。

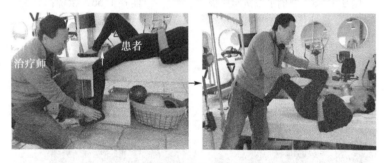

图 6-1-59　屈膝位髋内收：脱离共同运动模式

（2）伸膝位髋外展：仰卧，下肢悬吊在垫缘外（图6-1-60）。指令患者保持膝伸直做髋部的外展，可以拍患者的膝外侧来引导完成其动作。

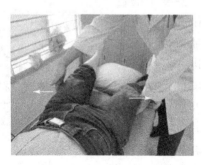

图 6-1-60　伸膝位髋外展

6. 踝背屈

（1）拮抗屈髋-患侧勾腿仰卧（图6-1-61）：指令患者做患侧踝背屈并手法拮抗屈髋。同时拮抗患者健侧踝跖屈以促进患侧踝的背屈。

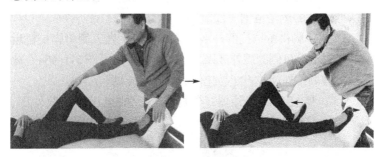

图6-1-61　手法拮抗患侧屈髋和健侧踝跖屈：促进患侧踝的背屈

（2）屈膝位踝背屈：仰卧，患侧膝后放置枕头（图6-1-62）。指令患者"足上抬"以促踝背屈。

（3）增加伸膝程度（图6-1-63）：通过递减膝下枕头的高度，有控制地增加伸膝程度以增加做踝背屈的难度（更加脱离共同运动模式）。患者也可以进展到在伸膝位做患侧踝关节背屈/跖屈的交替运动（更难做，需要更多运动控制）。

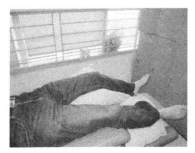

图6-1-62　屈膝位踝背屈

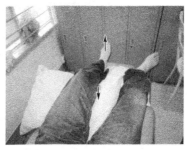

图6-1-63　增加伸膝程度下踝背屈：更加脱离共同运动模式

7. 足外翻

（1）踝背屈伴随手法强调：一只手放在患者足部背面和外侧面以引导足外翻（图6-1-64），指令患者保持其足背动态接触治疗师的手掌并紧跟治疗师手引导做足外翻运动，并维持在所能达到的运动范围一段时间。

（2）单脚拱桥拮抗髋外展：勾腿仰卧，做患侧单脚拱桥运动的同时抵抗患侧的髋外展以易化促进足外翻（图6-1-65），此时拮抗健侧髋外展并不能易化促进患侧足外翻。

（3）拮抗双侧髋外展：伸膝仰卧，拮抗双侧的髋外展，促进足外翻（图6-1-66）。

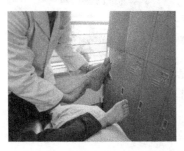

图6-1-64 踝背屈伴随手法强调

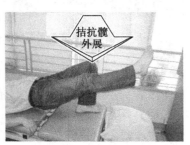

图6-1-65 单脚拱桥拮抗髋
外展：促进足外翻

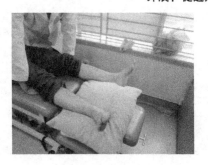

图6-1-66 拮抗双侧伸膝位髋
外展：促进足外翻

（4）拮抗双侧髋内旋：坐位，徒手拮抗双侧髋内旋诱发足外翻，通常效果好，（图6-1-67）。

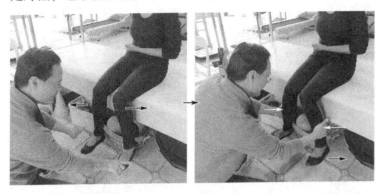

图6-1-67 坐位拮抗双侧髋内旋：诱发足外翻

（二）座椅位

1. 屈髋

（1）拮抗躯干前屈（等长收缩）：患者坐在椅子上或治疗床上，从前方拮抗患者躯干前屈以促进髋屈曲（图6-1-68）。

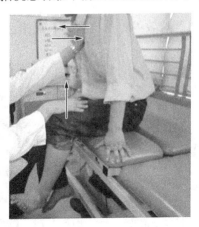

图6-1-68 拮抗躯干前屈（等长收缩）：促进屈髋

（2）延伸屈髋肌：治疗师站在患者背后。先帮助患者躯干后仰来延长髋部屈肌（图6-1-69），然后拮抗躯干前屈以促进髋屈曲。注意：确保患者在运动开始前，身体没有向前倾，否则，髋屈肌已经缩短，将处在不利的生物力学优势（肌长度与张力的关系），不利于收缩（图6-1-70）。

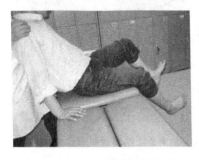 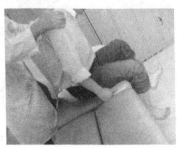

图6-1-69　延伸屈髋肌后拮抗　　　图6-1-70　肌长度与张力的关系：
躯干前屈：促进屈髋　　　　　　　　　髋屈肌已缩短

（3）拮抗躯干前屈-髋屈曲等张收缩：抵抗患者前倾的身体以便髋关节屈曲，同时轻拍患者膝部，引导膝上抬（图6-1-71）。

（4）屈髋肌等长收缩：拮抗患侧膝上抬触发屈髋等长收缩（图6-1-72）。

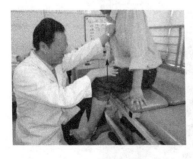 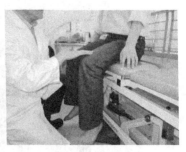

图6-1-71　拮抗躯干前屈：　　　　图6-1-72　屈髋肌等长收缩
促进屈髋等张收缩

2. 屈膝

（1）拮抗脚跟滑动：让患侧脚跟贴着地面向后滑，拮抗膝屈曲做等长收缩（图 6-1-73）。

（2）合并躯干前屈：治疗师站在患者背后。先帮助患者后仰以延伸髋部屈肌（图 6-1-74），如前面（图 6-1-69），然后拮抗患者的躯干向前弯曲，通过屈曲共同运动而促进屈髋和屈膝。

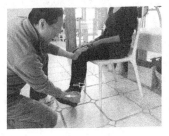

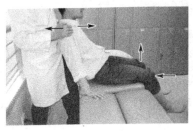

图 6-1-73 拮抗脚跟滑动：
屈膝等长收缩

图 6-1-74 拮抗躯干前屈：
促进屈髋和屈膝

3. raimiste 现象　患者于坐位，治疗师正对患者。

（1）外展

1）拮抗屈膝位双侧主动髋外展　在共同运动模式范围内（图 6-1-75）。

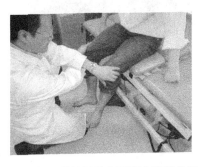

图 6-1-75 拮抗屈膝位双侧主动髋外展：
在共同运动模式范围内

2）拮抗伸膝位双侧主动髋外展 在共同运动模式范围外（图6-1-76）。

（2）内收

1）拮抗伸膝位双侧主动髋内收 在共同运动模式范围内（图6-1-77）。

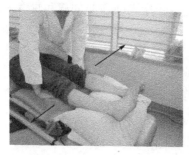 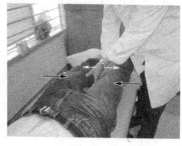

图6-1-76 拮抗伸膝位双侧主动 髋外展：在共同运动模式范围外

图6-1-77 拮抗伸膝位双侧主动 髋内收：在共同运动模式范围内

2）拮抗屈膝位双侧主动髋内收 在共同运动模式范围外（图6-1-78）。

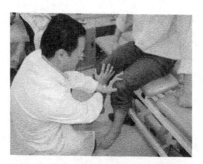

图6-1-78 拮抗屈膝位双侧主动 髋内收：在共同运动模式范围外

（三）半坐位

患者向后靠住治疗台来使双下肢部分负重。

1. 交替侧方踢腿

（1）髋外展肌等张收缩：患侧下肢向外侧踢腿或者摆动（髋外展），患侧髋外展肌做等张收缩（图6-1-79）。

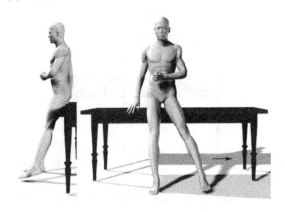

图6-1-79　髋外展肌等张收缩

（2）髋外展肌等长收缩：健侧下肢向外侧踢腿或者摆动（健侧髋外展）时，患侧髋外展肌发生等长收缩以维持骨盆水平（图6-1-80）。

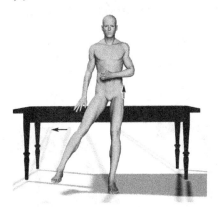

图6-1-80　髋外展肌等长收缩

（3）重心侧移：侧方交替重心转移来促进髋外展和内收（图6-1-81）。

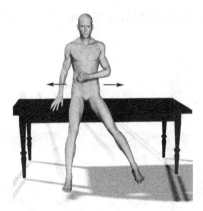

图6-1-81　重心侧移：侧方交替重心转移促进髋外展和内收

2. 屈膝-脚跟前后滑动　需要可调高度的治疗床。患侧脚跟往后滑动并从后上方抬起以促进屈膝。

（1）降低治疗床-下肢屈曲共同运动模式内的屈膝运动：患者髋处于更多屈曲位，当膝伴随足跟后滑而产生屈曲时，是在下肢屈肌共同运动模式内做屈膝（图6-1-82）。

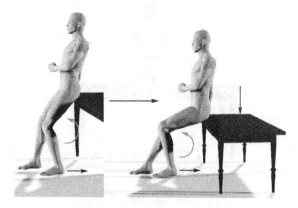

图6-1-82　降低治疗床：下肢屈肌共同运动模式以内做屈膝

（2）增高治疗床-下肢脱离屈曲共同运动模式的屈膝运动：患者髋屈曲程度递减更加接近伸直位，当膝在随足跟后滑而产生屈曲时，是在下肢屈肌共同运动模式以外做屈膝（图6-1-83）。

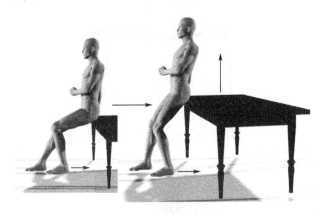

图6-1-83　增高治疗床：下肢脱离屈曲共同运动模式的屈膝

注意：为了促进由共同运动模式内到脱离共同运动模式的训练，应该动态的从较低的治疗床开始并逐渐升高到较高的治疗床。

3. 躯干旋转伴随甩臂　通过躯干主动交替侧旋并伴随上肢同时摆动，这对肢体僵硬的患者比较有效，而且旋转会促进上肢和下肢运动的分离，让躯干的运动和下肢运动分离，有利于行走时的躯干旋转，逐渐地改善步行及步态（图6-1-84）。

4. 踝背屈　当患者从治疗床缘逐渐增加负重滑下时，其患侧踝关节将主动及被动背屈，下肢将由部分负重转变为全部负重。这将使患者从开始时在下肢部分屈曲位（共同运动模式内）的踝背屈运动，进展到下肢逐渐完全伸直并保持踝关节背屈曲位（脱离共同运动模式），以此来抑制屈曲共同运动模式，有利于步态训练（图6-1-85）。

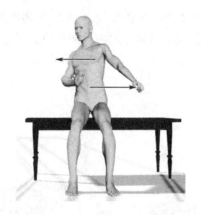

图 6-1-84 躯干旋转伴随甩臂

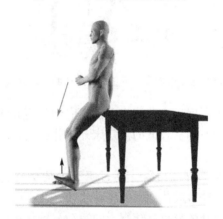

图 6-1-85 踝背屈：从共同运动模式内
到脱离共同运动模式

（四）半俯卧位

半俯卧位（正面靠在升降治疗床缘）有助于膝关节的控制：患侧膝关节可伸直或者屈曲。目标是在保持患侧髋关节伸直位时患侧膝关节屈曲训练（脱离下肢屈肌共同运动模式）。动态的由髋屈曲位向伸直位递进发展（通过递进升高床来达到）。

1. 屈髋位屈膝（共同运动模式以内）　患者屈髋位半俯卧倾靠在治疗床，向后上抬足弯膝（图6-1-86）。膝关节屈曲是在下肢屈肌共同运动模式以内的，容易做。

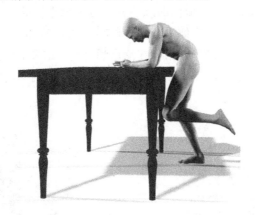

图6-1-86　屈髋位屈膝：共同运动模式以内

2. 渐增伸髋位屈膝　通过递进升高床以减少屈髋、甚至达到伸髋的姿势，患者分别继续将脚从后方上抬起以屈患侧膝（图6-1-87）。这时屈膝是脱离下肢屈肌共同运动模式，难度更大。

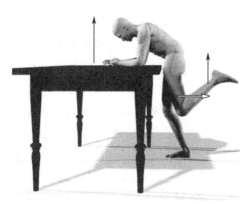

图6-1-87　渐增伸髋位屈膝：脱离下肢屈肌共同运动模式

（五）站立位

1. Skater 华尔兹护卫姿势　治疗师与患者肩并肩站立（最好站在患者的肢体健侧），让患者向前迈步进行重心转移（图6-1-88），这是步行训练非常重要的前期锻炼。治疗师应尽量不要站在患者患侧进行指导训练（图6-1-89），因为这样的话患者通常会倾身并依靠在治疗师身上，结果造成治疗师只能忙着防止患者跌倒，而不能将注意力集中在对患者重心转移的训练上。

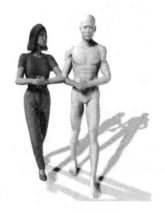

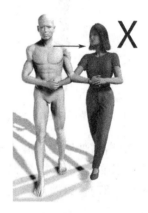

图6-1-88　Skater 华尔兹护卫姿势：最好站在患者的肢体健侧

图6-1-89　Skater 华尔兹护卫姿势：治疗师应尽量不要站在患侧进行指导

2. 半蹲式站立行走训练　通常情况下，有下肢张力增高的患者在负重时并不困难（图6-1-90），可以通过在患者双足下分别同时各放置一个便携式体重称的方式来查看双足的负重情况，但是在步行中，由于下肢的高张状态患者并不能完成摆动相，治疗师需要通过指令患者稍微屈膝状态下做步行训练来降低伸肌张力（图6-1-91），可在侧杠外扶平衡杠微屈膝做行走训练。注意，在摆动期，下肢高度伸肌共同运动模式的患者通常很难将股四头肌和腓肠肌放松，患侧下肢因踝关节持续跖屈而看起来像"变长"（图6-1-92）。相反，下肢高度屈肌共同运动模式的患者（不常出现），在摆动期和足跟着地期很难放松患肢小腿前组肌肉群，在足跟着地期，由于持续的踝背屈而看起来像是患侧下肢"缩短"的状态（图6-1-93）。

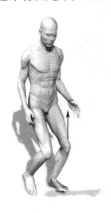

图6-1-90　下肢张力增高的患者在负重时并不困难

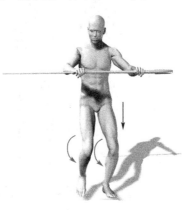

图6-1-91　指令患者稍微屈膝状态下步行训练来降低伸肌张力

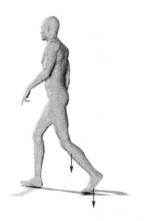

图6-1-92　患侧下肢因踝关节持续跖屈而看起来像"变长"

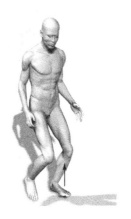

图6-1-93　患侧下肢因踝关节持续背屈而看起来像"缩短"

（1）重心侧方转移：协助患者完成下蹲姿势侧方迈步训练（图6-1-94）。

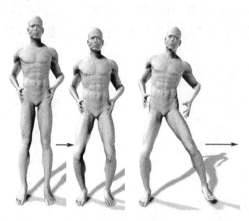

图6-1-94　重心侧方转移

（2）重心前后转移：协助患者完成下蹲姿势下前、后重心转移训练（图6-1-95）。

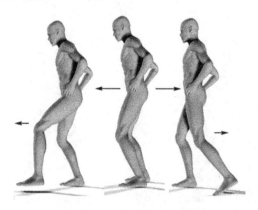

图6-1-95　重心前后转移

（3）屈膝行走：协助患者下蹲屈膝15°左右扶平衡杠步行，这样能够让患者更有安全感（图6-1-96）。

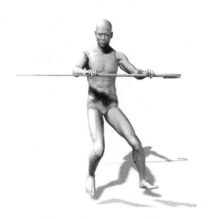

图6-1-96　屈膝行走

（4）交替侧方踢腿：协助患侧在下蹲姿势完成交替侧方踢腿（图6-1-97）。

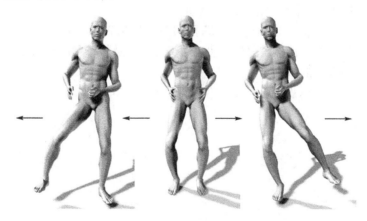

图6-1-97　交替侧方踢腿

3. 拽曳步态　治疗师应该注意不让患者的膝关节在步行训练的任何时间完全锁定于伸膝位（图6-1-98）。通过保持在轻度屈膝位的训练，患者能够更快开始步态训练。

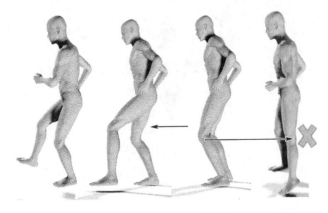

图6-1-98 拽曳步态

4. 躯干旋转伴随甩臂摆腿 治疗师协助并指令患者在步行时注重躯干旋转并融合上下肢的相反交替甩臂摆腿（图6-1-99），是难度相当高的运动。

5. 多向行走 这项训练目的在于使患者能够在各个方向上进行重心转移，这对于功能性步态训练及静态和动态站立平衡都是非常重要的训练。

（1）前进迈步：患者尝试向前走（图6-1-100）。

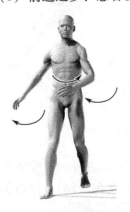

图6-1-99 躯干旋转伴随
甩臂摆腿

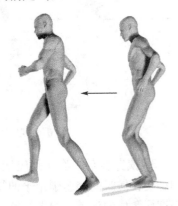

图6-1-100 前进迈步

（2）后退迈步：患者尝试向后退（图 6-1-101）。

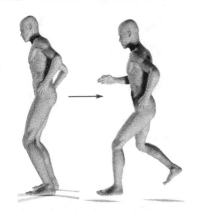

图 6-1-101　后退迈步

（3）侧方迈步：患者尝试向侧方迈步（图 6-1-102）。

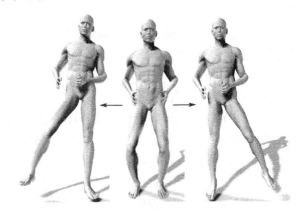

图 6-1-102　侧方迈步

（4）侧方交叉迈步（前交叉/后交叉）：患侧尝试向侧方分别练习前交叉迈步、后交叉迈步，然后前、后交叉交替迈步训练（图 6-1-103）。

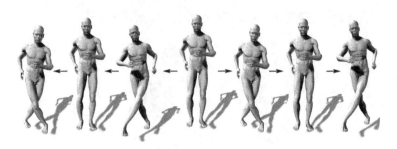

图 6-1-103 侧方交叉迈步

（高信拱）

第二节 Bobath 技术

【概述】

Bobath 技术是由物理治疗师 Berta Bobath 和她的丈夫 Karel Bobath 根据"运动控制的等级理论"，经过多年的实践经验确立的治疗技术。20 世纪，这一方法曾是用于中枢神经系统损伤所致的运动障碍最普遍的康复治疗方法之一。它主要采用抑制异常姿势，促进正常姿势的发育或恢复等策略促进中枢神经损伤后的功能恢复。因此该方法又被称为通过反射抑制和促通而实现治疗目的的神经发育治疗法。Bobath 技术强调，所有的中枢神经系统损伤的患者都有学习比较正常的运动模式以及改善受损功能的潜力，而这种潜力应当被作为治疗的目的。它既强调减少痉挛和异常活动的不利影响，又强调改善躯干、四肢的控制。经过多年的实践，Bobath 技术以其活的发展的理念丰富着神经系统损伤的康复治疗。在该治疗方法中，摒弃了训练单个肌肉和单个关节活动甚或是针对单一肢体的方法，因为那些运动并不能解决肌张力异常和协调功能异常等问题。中枢神经损伤如脑卒中等患者，他们的中枢神经系统会以"自己"

170

的方式控制"自己"的身体,其表现形式我们可以理解为代偿。Bobath 技术不是不允许代偿,而是用"抑制"及"促通"使其在控制的范围内代偿。治疗师的正确"手法"可以使活动更有效,更容易成功。

在应用 Bobath 技术时,必须考虑到每个目标达到之前,哪些姿势控制是必需的。没有认真分析究竟是什么在妨碍功能的实现,就不能够制订出好的治疗方案。在实施过程中需要边治疗边评价,及时修正治疗方向。在治疗过程中同时进行评价,意味着不必预先制订治疗计划的细节,不能做出统一的治疗程序或常规用于某一类患者,因此,该方法有很好的灵活性和针对性。

Bobath 认为,正常人容易做出的动作,有中枢损伤者都很难完成。过度活动会引起肌张力的异常增高而诱发不随意动作,它不仅不利于功能活动的恢复,还会导致挛缩、畸形的发生。在治疗过程中,应用反射性抑制模式,同时避免诱发出广泛的联合反应,使之从异常反射模式向有目的系统和方向"转换"。因此,所有活动必须量力而行,使其自然完成。

【治疗原理】

(一)反射性抑制

利用与痉挛模式相反的体位或姿势来抑制痉挛。包括反射性抑制模式(reflex inhibition pattern,RIP)和影响张力性姿势(tonic influenced posture,TIP)。

正常神经支配情况下,肌群之间的活动存在相互作用,这种作用能够使我们固定身体的中心部位,例如:躯干、肩胛带、骨盆带,并运动身体远端(肢体),该作用是力与力之间的相互作用。换句话说,它协调了动作的时间、力度及方向,使我们能够自如地调节肌肉以适应不同的姿势。正常姿势张力是保持直立姿势的肌群的紧张度。如果张力正常,我们便能够自动调节姿势，并保持协调及平衡。正是缺乏这种准确的协调，偏瘫患者不可以在所处环境中正常活动。如果只是存在一定的姿势张力，他只能保持静态的姿势，但却不能平衡或进行动态的功能性的活动。

正常姿势控制的缺乏是由中枢神经抑制不足引起的。缺乏这种抑制，动作便不能变化，更不能协调。如果提供这种抑制，患者的运动质量就可以有所改善。因此必须在希望患者产生有效活动之前，对产生痉挛模式的肌群进行与痉挛模式方向相反的抑制，如上肢屈肌的痉挛模式通常为：肩胛回缩、肩关节屈曲、内收内旋、肘关节屈曲、前臂旋前、腕关节掌屈、尺偏、拇指屈曲内收、手指屈曲，那么，其反射性抑制模式就应该为：肩胛前伸、肩关节上举、外展外旋、肘关节伸展、前臂旋后、腕关节背屈、拇指外展、手指伸展（图6-2-1）。不论是屈肌痉挛模式还是伸肌痉挛模式，我们都采用反射性抑制模式（RIP）对抗它。

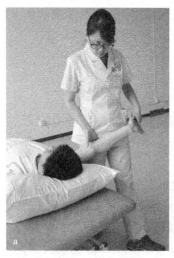
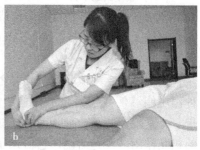

图6-2-1　反射性抑制模式
a. 上肢屈肌 RIP；b. 下肢伸肌 RIP

抑制的机制是通过位于肌腱内的高尔基腱器官达到的，由于该感受器的阈值比较高，必须在持续 6 秒之后，才能激活高尔基腱器官从而起到抑制作用。所以，在达到该抑制体位时，要在该体位持续 6 秒以上的时间，此方法，也被称作持续牵伸。同理，对于其他需要反射性抑制的部位均需要遵循"持续足够的时间，才能达到抑制"的原则。只有这样才能减轻痉挛，使症状获得改善。但是，经过一段时间后患肢又出现痉挛的现象，因此，Bobath 学派逐渐认识到，该抑制手法（RIP）的作用是有限的。必须在反射性抑制的姿势下主动使用这些肌肉，才能最终实现中枢神经系统对其的调控作用。他们从经验中发现，最佳抑制源自患者的活动。假设让一个患者体验一种姿势并让他频繁使用这些姿势，那么大脑就会产生新的神经连接。这些姿势使用得越多，就越容易产生新的神经网络，那么大脑皮层中新的结合将开始抑制脊髓的反射活动。正是基于这种观点，到了 19 世纪 80 年代，在利用反射性抑制模式（RIP）的基础上，更强调使用影响张力性姿势（TIP）。影响张力性姿势指的是：在某些特定的姿势下，肌张力是可以得到抑制的。如，当下肢腓肠肌肌张力异常增高时，不再主张只是单纯地在仰卧位下做跟腱的被动牵伸（RIP），同时，还要鼓励患者采用足跟着地站立的姿势（TIP）加以抑制（图 6-2-2）。

（二）控制关键点

在治疗过程中，治疗师操作患者身体的某些部位，以达到抑制痉挛和异常姿势反射、促进正常姿势反应的目的。Bobath 将这种操作称之为控制关键点；将这些被操作的部位称之为关键点。例如，当被动地伸展患侧肘关节时，患者表现出明显抵抗，同时全身变得僵硬，痉挛的程度明显加重，此时，不应继续在屈曲痉挛最强的肘关节处直接操作，而应改为在远离肘关节的肩部，如，首先通过促进肩胛骨的前伸性活动，这时，肘关节屈肌痉挛会明显降低，之后，再进行肘关节的伸展性活

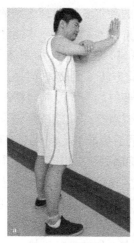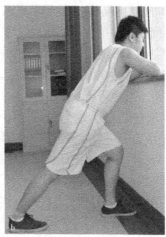

图6-2-2 影响张力性姿势

a. 上肢屈肌 TIP；b. 下肢伸肌 TIP

动。肩部、躯干（如胸骨柄）都可以作为控制上肢痉挛和姿势的关键点。

关键点可以分为中心关键点和周围关键点。中心关键点包括：肩、骨盆、胸椎（剑突）、胸骨柄、头颈；周围关键点包括：腕关节、踝关节、手拇指、足蹬趾。

根据中枢损伤的患者的特异性，其与周围神经损伤及骨科损伤患者的康复治疗有着根本性的区别。使用关键点来调整，不是以活动关键点部位为目的，而是以此来诱发整个身体正常化的运动模式为目的，如患者不能保持坐位平衡时，或含胸圆背坐位时，很难有效地使用上肢。此时治疗的切入点不是帮助上肢的伸展，而是操作者的手按住胸骨及胸椎（关键点）使躯干做前后的移动；或利用肩胛骨（关键点）的前伸性活动，在这些关节点得到控制后，不要就此停止，而是继续改善上肢的活动性。

髋关节周围的痉挛可以使患者感到不适，甚至痛苦。当把他放在某种姿势，而他知道这种姿势会引起他的髋关节不适，他就会非常害怕，因恐惧会加剧痉挛程度。必须做好准备活动，先减轻髋关节的屈肌痉挛，使发生髋关节不适的可能性减到最小。可以让他俯卧，治疗师用手按在其骨盆处，左右（轻轻）摇动，这样可以利用脊柱这个关键点减轻痉挛。

当行走时，许多患者不能保持胸椎伸展或缺乏躯干旋转。他们可能还会使重心过度向后，那样就阻止了正常的反应性摆动相的产生，而是下肢有意识地抬高来迈步加以代偿。治疗师可以利用胸椎作为关键点。行走速度适当时治疗师也可用手引导躯干旋转。在坐位时，也可以通过刺激胸椎这个关键点来促进坐位平衡（图6-2-3）。

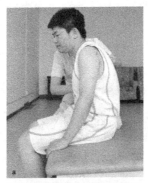

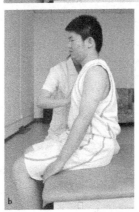

图6-2-3　协助稳定胸椎
促进坐位平衡

需要注意的是，关键点既可以是"点"，也可以是动作，例如，当躯干旋转重复进行时，整个上肢肌张力将受到抑制。早期的患者如何完成从卧位到坐位或从坐位到卧位的活动需要躯干肌抗重力收缩控制躯干运动的速度。头和躯干形成一个长杠杆，它们的重量是相当可观的。重力对躯干的拉力，卧位比直立位时要大得多。在患者重新获得卧位转移能力之前，在床上主动抬起头和躯干的活动就会有困难。从仰卧位主动翻身到侧卧位，然后再回到仰卧位，以改善患者躯干的控制能力。头部的翻正反应也受到刺激。由于躯干旋转（控制关键点的活动），上肢远端痉挛减轻。正确翻身将改善患者的行走能力，可以用于康复训练的整个过程中。通过躯干旋转，肌张力可以得到相应的抑制，随后可使运动更易发生。

痉挛比较明显的患者，在从坐到站的过程中，会出现膝过伸；而从站到坐位时又会出现膝关节不能自由屈曲导致"跌落"至坐位。此时的关键点就是：从坐位至站位，促进髋关节伸展先于膝关节；从站位至坐位，促进膝关节屈曲先于髋关节（图6-2-4）。

（三）体验正常运动感觉

运动感觉对中枢调控运动质量起重要作用：Bobath认为，由于异常运动和异常姿势反射，患者体验不到正常运动的感觉，而这种"正常的感觉"对正常运动是必需的，并且，通过反复学习和训练是可以获得的。中枢神经损伤者，传入神经有分路现象。正常情况下，某一神经刺激会被导入一定的神经通路中，而中枢神经受损后，传入阻力就显得较大。它们会被导入阻力较小的原始反射路径。传入神经的输入信息决定着输出神经所输出的信息，因此，当传入信息被导入原始反射的路径时，就会表现出不正常的动作形态，因而中枢损伤者需要不断使其有正常的感觉输入，并使这些输入后传出的为正确的神

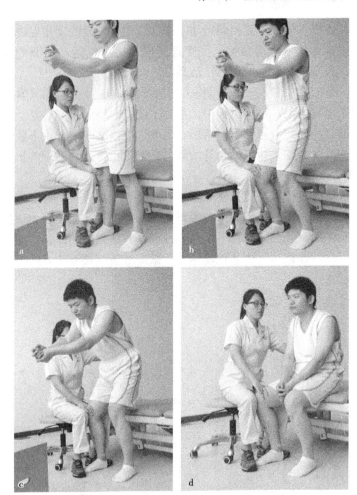

图 6-2-4　站 - 坐体位转换过程中的关键点控制
a. 开始位，站立；b. 膝关节先屈曲；
c. 髋关节屈曲迟于膝关节；d. 至坐位

经路径，获得正确的动作形式。为了学习并掌握运动的感觉需
要进行无数次各种运动感觉训练。治疗师根据患者的不同情况
及存在的问题设计训练活动，这些活动不仅诱发有目的的反

应，还提供可以重复相同运动的机会。通过反复的动作促进和巩固这种正常运动感觉，促使脊髓皮质束感觉运动通路的建立，直至成为自发的技巧性活动。

有中度痉挛的患者所面临的主要问题是，他们会用异常的动作模式运动，行走过程中，重心不能有效地向患侧转移，并且很容易导致下肢的挛缩畸形。因此，应该适时地提供下肢持重的机会，这是行走的预备活动，是提供正常运动感觉的机会（图6-2-5）。

活动时身体持重是使患者从一种姿势变换成另一种姿势的关键因素。中度痉挛的患者需要别人的帮助，才能使张力很高的肢体持重。肢体持重不仅是一种很好的感觉运动体验，而且还可以减轻痉挛，为其他动作环节做好准备（图6-2-6）。

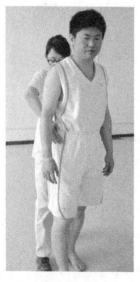

图6-2-5　站位双髋部挤压
促进下肢持重

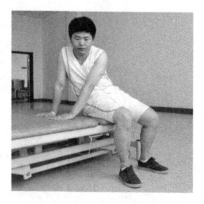

图6-2-6　上肢支撑在
体侧持重

起床过程是体验正常运动感觉的好机会。治疗师鼓励患者头部尽力侧屈并主动保持其位置。当治疗师放在患者肩胛后面的手给予患者的支持逐渐减少时，鼓励他主动保持头和躯干的位置，如果患者矫正躯干位置及增加躯干侧屈等运动困难时，治疗师可以给予一定的协助，可将一只手臂放在患者的枕后及肩部，引导肩向足部方向运动，其手臂也有助于使患者头部达到正确位置，另一只手将患者的季肋部向下压，同时，鼓励患者上肢支撑部分体重，体验正常起床时的感觉（图 6-2-7）。在坐位练习其他活动前，患者学会矫正姿势非常重要。胸椎的稳定和上肢分离运动都是正常行走的前提。当患者躯干控制能力改善时，治疗师可以鼓励患者行坐起、站立、起坐、躺下等活动，使其肌肉活动尽可能保持较长时间。（图 6-2-8）

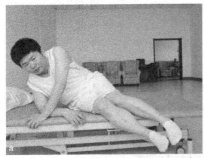
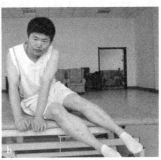
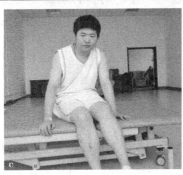

图 6-2-7　起床过程中体验正常运动感觉

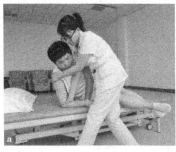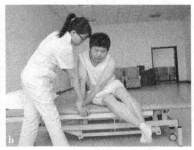

图 6-2-8　帮助下起床，体验正常运动感觉

（四）姿势控制

通过某些特定活动来引导形成功能活动的姿势，并学习体验这些功能活动的运动姿势以达到治疗目的。有些患者的头和躯干的控制能力很差。如果不进行治疗，他们可能会经常保持卧位。通过使四肢或躯干（在直立情况下）持重，给肢体或躯干加压，可以促使患者更好地控制姿势。越是经常地控制这些有用的姿势，那些异常姿势就越是能得到控制。

姿势控制是在学习如何活动的过程中获得的，如辅助下站起来，双下肢能均匀持重。一旦双脚可以均匀持重，就可以鼓励行走促使下肢摆动。摆动时，必须保证其身体（与地面）垂直，头在身体的中线上。给予合适的支撑，如上肢被支撑，患者就比较容易站立，要保持其身体（与地面）垂直，并且要保持两侧下肢均匀持重，便可以促进行走摆动相的产生。只有这样，行走练习才会有效果。需要注意的是，避免让患者靠在帮助者身上练习行走，那样的练习无法达到练习任何姿势控制的效果。

鼓励中线位性活动是促进正确姿势控制的另一个要素。对于某些患者，保持头部在身体的中线位上会比较困难。促使患者双手交叉伸展到面前，或者伸手向前并抓住物体是促进出现比较正常姿势的第一步。这样，就比较容易让他们的身体对称，避免了身体突然向后倒。双脚持重的站立姿势或坐位髋关节保持屈曲是另一些可以提高姿势控制的方法。

　　患者由坐到站的各项准备活动，对再训练躯干的控制和患侧下肢的分离运动最为有用。我们坐着向前倾时，双腿会立即对躯干起支撑作用，而且髋、膝伸肌也被激活。当臀部离开支撑面时，需要强有力的伸肌活动抵抗屈肌。为了促使患者更好地固定身体中心，治疗师必须用手固定患者的骨盆、肩或躯干以保持身体中心的稳定和垂直（与地面），这样能促使患者有目的地运用上肢和下肢。治疗的意义在于通过双手向前引导对称性的姿势。既不向一侧屈曲，也不向一侧旋转。同时，骨盆必须是水平的，既不回缩，也不倾斜。如果所有这些部位都以正常的姿势出现，那么患者就很有可能学会控制姿势，这就为学习更准确的运动技能做好了准备。

【仪器设备】

　　治疗床，椅子，PT 凳，训练球，轮椅，治疗桌，体操棒及常用的运动训练器具等。

【操作程序】

（一）卧位-坐位的转移

　　1. 卧位姿势下的体位转换　偏瘫后的最初几天，患者会卧床，但是，并不应是在床上静止不动的。从仰卧位转向侧卧是应该早期重点进行的活动。可以嘱患者双手交叉，治疗师协助肘关节伸展，之后，将交叉的双上肢向一侧转，最初向患侧会容易些。当肩关节出现前伸性活动时，治疗师帮助患者骨盆的旋转，则完成了由仰卧至侧卧转移。这个活动的重要性是不仅可以促进早期躯干肌的活动，还可以很大程度上提高患者的自信心，提高恢复的欲望。

　　2. 从卧位至坐位　偏瘫后一旦生命体征平稳，就应帮助患者从床上坐起来，可以先坐到床边，然后坐到直背扶手椅或轮椅上。帮助患者坐起将双腿垂到床边，然后再躺下的活动是非常重要的。如果没有正确指导，患者将努力用健手将自己拉起至坐位，那样必然引起以痉挛为主要形式的联合反应，即上肢屈肌张力和下肢伸肌或屈肌张力增加。因此，在一开始就应该教会患者以正确的运动顺序（包括躯干旋转）坐起。从患侧坐起应包括如下活动：

抬起患腿搭到床边；抬起头和健肩并翻向患侧，健臂同时向前，跨过身体，直到健手能平放在患侧床上；抬起健腿到床边，同时坐起来。可用手推床辅助躯干运动（同时体验上肢持重的感觉）。在患者学会不过多用力能正确坐起前，治疗师或护士需要适当地予以帮助。治疗师帮助患者抬头及旋转躯干，以使患者健手平放在他面前的床上。一旦患者能够主动地参与活动，就应相应地调整帮助的量。

3. 从坐位到卧位　由床边的端坐位至床上的仰卧位，其运动序列与由仰卧位坐起运动相似，顺序相反。患者先将健手平放于患侧床边，以支撑部分躯干重量，帮助者将一只手放在患侧的肩胛骨上以使其向前，另一只手握住患手，并且引导其躺下时支撑部分体重。在患者将头和肩完全躺到床上前，帮助者从患腿股后支撑其重量，保持患者足中间位，帮助他将患腿带到床上。反复练习坐起、躺下活动中各不同阶段的活动对患侧肢体及躯干都是很有益的。

（二）坐位

1. 长坐位下的下肢活动　患者伸展双腿坐到治疗床上所进行的活动，在某种程度上有利于通过下肢重量稳定骨盆。患者直腿坐在床上髋关节外展、外旋可以刺激下肢与躯干间的分离运动。即使他利用躯干屈肌也是如此。长坐位下，患者将两手轻轻放在膝上，练习伸膝然后再放松。反复练习膝部有节律地主动伸展与放松活动和两侧膝伸肌交替收缩活动，可以改变运动节奏，以增加活动难度。例如，左膝两次收缩之后，右膝收缩一次，反之亦然。在做患侧运动之前，治疗师应教会患者健膝做精确的分离运动（图6-2-9）。

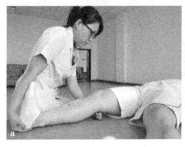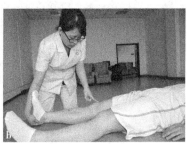

图6-2-9　膝关节分离运动

a. 治疗师协助；b. 患者自己完成

2. 躯干旋转　治疗师从上方轻轻握住患者双手，不要用力拉患者的手，只是将其放到需要的位置，患者主动握住治疗师的手，先向患侧旋转，因为带动健肩向前动作对患者来讲更容易些，之后，再转向健侧（图6-2-10）。

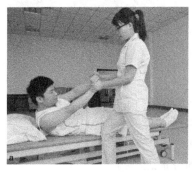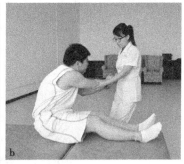

图6-2-10　长坐位下躯干旋转

a. 转向患侧；b. 转向健侧

3. 端坐位下躯干旋转　见图6-2-11。

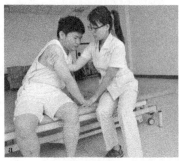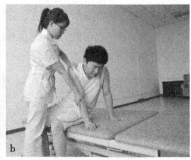

图 6-2-11　端坐位下躯干旋转

a. 健侧辅助；b. 患侧辅助

4. 端坐位下上肢的分离运动　患者端坐位，帮助患者主动屈肘，然后再放到肩上（图 6-2-12）。肘部屈曲应是没有肩胛骨回缩选择性的活动。许多功能性活动如吃饭、洗脸、化妆，都需要手臂在身体前屈曲。学习这些活动有利于患者在日常生活中应用患手。

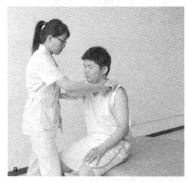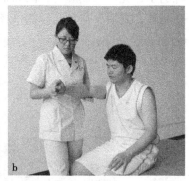

图 6-2-12　坐位下的上肢活动

a. 起始位；b. 终末位

5. 坐位下躯干旋转伴患肢持重　患手放在体侧，肘关节伸展，患者体验体重由手掌桡侧向手掌尺侧转移的变化。这种体重转移可以缓解手屈肌痉挛。治疗师只需一只手保持患臂的位置，另一只手可用于矫正代偿性逃避运动，即当患者体重不能移到患肢上（图6-2-13）。治疗师可以用手向患侧推健侧肩部。

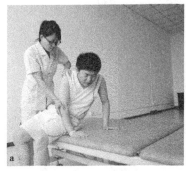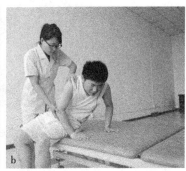

图6-2-13 躯干旋转伴患肢持重
a. 起始位；b. 终末位

6. 上肢主动活动 大多数患者在手握物品时，前臂不能旋后。所以，首先应通过肢体近端的活动抑制旋前肌的张力过高，然后再练习辅助的主动运动。患者双手与肩等宽，握住体操棒。治疗师站在患者身旁，一只脚踏到患者面前的小凳上，用膝支撑患者双肘。对肘部及上臂的支持是非常重要的，否则，患肩就会受损伤。患者手握体操棒放在治疗师膝上，腕保持背屈。然后，治疗师用一只手放在患者下腹部帮助他躯干伸展，通常患者是胸椎屈曲，而腰椎屈曲会有难度。治疗师帮助患者前臂旋后，患者再双手握住体操棒与肩等宽（图6-2-14）。当治疗师感到患者的手指和腕部在棒上能够保持正确位置时，要求患者做小范围的肘关节屈伸活动。当患者能够用患手独立握棒时，要求他健手移开放回膝上。然后患者努力用患手保持体操棒成水平位，即没有前臂旋前，他可以先略旋前，然后再回复到旋后位（图6-2-15）。

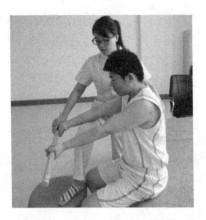

图 6-2-14 前臂旋后位，双手握体操棒

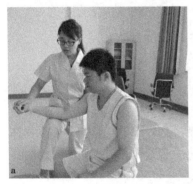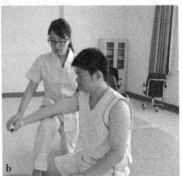

图 6-2-15 坐位前臂控制练习
a. 起始位；b. 终末位

7. 重心侧移　治疗师跪在患侧床上，一只手在患者胸前，另一只手在后约在季肋部水平，双手交叉抱住患者。要求患者在被移动时，不要施阻或试图主动活动。治疗师侧移患者躯干，用双手有节律地轻拉患者，以被动地获得腰椎侧屈，同时用上肢保持患者躯干伸展。被动侧屈无阻力时，治疗师坐在患者身旁，将患者拉向自己，使其体重移到患侧，她一只手放在患者腋下帮助该侧拉长，另一只手从患者背后抵健侧腰部。当

186

患者重心能够充分地移向患侧时，治疗师就要求他用健手向患侧伸展、取物等（图6-2-16）。

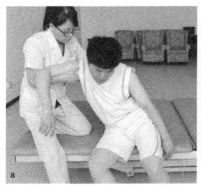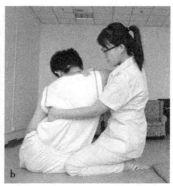

图6-2-16　坐位下体重侧移

a. 正面；b. 背面

（三）由坐位至站起

1. 躯干伸展、重心前倾　治疗师把脚踏在患者正前方的凳子上，把患者伸展的上肢放在患者的大腿上，使其肘和上臂与肩保持一条直线的姿势得到支撑。治疗师用一只手推脊柱使其伸展，另一只手反推患者的胸，如需要的话，这只手也可以支持患者的肩，治疗师通过外展自己的下肢，可以使患者躯干进一步前倾，同时使脊柱仍保持伸展（图6-2-17）。

在上肢有支撑的情况下完成了伸展准备工作后，患者将手放在两侧，并且主动将躯干前移，治疗师帮助其保持伸展。可能需要治疗师用腿帮助其保持膝部前移超过双足。

对于有些躯干伸展有困难的患者，治疗师可以利用胸椎作为关键点促进脊柱伸展。治疗师位于患者背后，用自己的一侧膝盖顶住患者脊柱后凸的部位，再用自己的双手帮助其把肩拉向后。治疗师让患者试着将其后背相应的部位离开她的膝部，这样就给了患者一个清楚的参照点，然后用同样的方法鼓励患者向前倾，再回到直立的位置，每一次向前倾多一些，而不失脊柱的伸展（图6-2-18）。

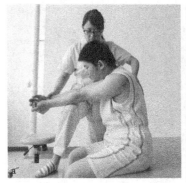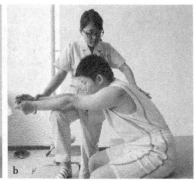

图6-2-17　坐位下躯干伸展，重心前移
a. 起始位；b. 终末位

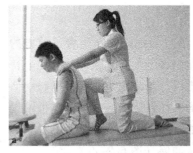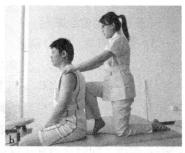

图6-2-18　帮助脊柱伸展
a. 起始位；b. 终末位

2. 从坐位站起来　治疗师位于患侧，一只手握住患侧膝部，以便可以控制患者向前运动，用另一只手帮助伸展胸椎。在胸椎伸展的情况下，重心前移至踝关节时，治疗师位于胸椎的手再进一步帮助向上用力（图6-2-19）。

3. 从高坐位站起来、坐下　对于膝关节过伸的患者，使其坐在较高的治疗床上，治疗师跪其旁边，指导患者保持躯干伸展，并主动将体重转移到患腿。治疗师用一只手帮助患侧髋伸展，另一只手协助膝伸展，帮助患者慢慢站立起来。回到坐位时，治疗师一只手握住患侧膝盖使患侧膝关节首先屈曲，另一只手帮助髋关节随后屈曲，臀部向后坐。重复该活动，逐渐尝试使健腿保持在离地状态（图6-2-20）。

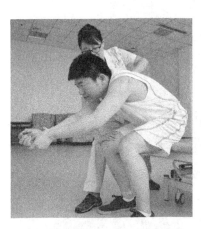 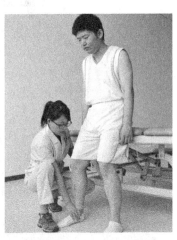

图6-2-19 从坐至站　　　图6-2-20 高坐位下起坐
练习，纠正膝关节过伸

（四）站位活动

1. 患腿负重时，健侧髋关节内收外展　患者轻屈其双膝，将体重转移到患侧，治疗师坐在前面的凳子上，一只手帮他伸展患侧的髋关节，另一只手帮助患侧膝关节控制，然后患者将其健侧下肢抬高，做外展外旋的活动（图6-2-21）。

2. 健脚站在台阶上时患侧负重　患者用患腿立，健脚踩在前面的台阶上，治疗师站在其患侧，一只手辅助其髋伸展，另一只手置于对侧，帮助患者体重向患侧转移。患者将健侧的脚轻轻地放在台阶上，然后再放回地上。当其控制力得以改善，就让他用脚反复踏台阶，患侧腿不做任何运动。健脚踏台阶的频率及台阶的高度要逐渐加大（图6-2-22）。

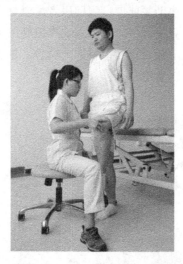

图6-2-21 站位下患侧下肢负重

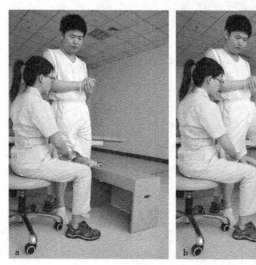
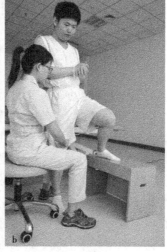

图6-2-22 健腿踏台阶促进患侧下肢负重

a. 起始位；b. 终末位

3. 屈膝时踝关节的主动跖屈 患者面朝墙双下肢均匀负重站立，治疗师位于患者身后，一只手保持足背屈，另一只手握住足跟。嘱患者屈膝，当膝盖触动墙时，治疗师协助足跟离地（图6-2-23）。

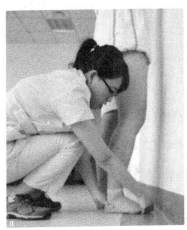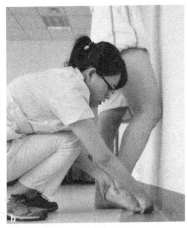

图 6-2-23 站位下膝、踝关节的主动运动
a. 起始位；b. 终末位

4. 站位上肢主动活动 双下肢均匀负重站立，治疗师位于其背后，嘱患者上肢抬高用手推墙。也可让患者保持住平衡，快速地推治疗师的手，治疗师可从一侧到另一侧变换位置来进行刺激（图6-2-24）。随着患者能力的提高，可在站位下进行推球及接球的活动。

（五）行走

1. 协助髋伸展 在患者不伴有膝过伸患腿能负重之前，治疗师需用手扶住患者骨盆，并以此来协助髋关节伸肌的活动，预防髋向后的移动（图6-2-25）。

2. 协助躯干旋转 缺乏躯干旋转的行走，很难将重心转

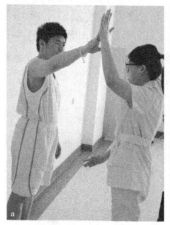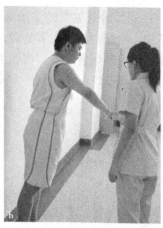

图6-2-24 站位下上肢主动活动

移至患侧。治疗师站在患者的后面，双手握住患者的双肩，随着下肢摆动向前，协助推对侧肩向前（图6-2-26）。

根据患者的能力，也可以利用体操棒，协助行走过程中的躯干旋转（图6-2-27）。

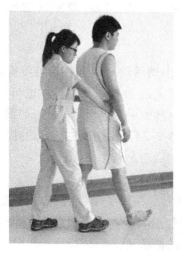

图6-2-25 行走过程中协助髋伸展

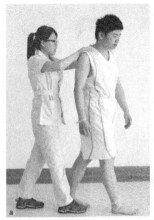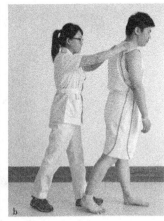

图6-2-26　协助躯干旋转

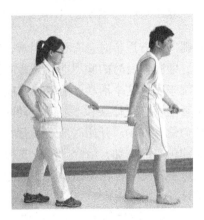

图6-2-27　持体操棒步行训练

3. 促进侧行　治疗师站在患侧，双手分别放在患者的髋棘上，使体重侧移至患腿，患者患腿从健腿的前面过去。双足要相互平行，并持续走一条直线。只有患者把骨盆充分前移超过患腿才可能阻止膝过伸的发生（图6-2-28）。

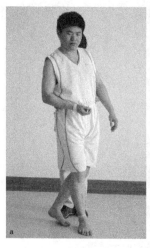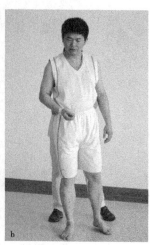

图 6-2-28　侧行

a. 患腿从健腿前面向健侧行走；b. 确保患侧负重

　　许多患者患腿向侧方迈步时会有很大困难，因为这里需要充分的分离运动，即髋伸展时的膝屈曲。开始时治疗师可以先帮助患者躯干后旋来完成这个活动，随着控制能力的改善再逐渐去除帮助。患者能够控制骨盆和下肢的运动时，治疗师把手放在其肩部帮他向侧方移动。开始时应缓慢仔细地进行，随着患者能力的改善和信心的增加，治疗师减少支撑并加大运动速度。治疗师轻握患手，使患者在无提示下快速地变换方向，轻松地完成此活动。

　　4. 支撑患侧上肢　治疗师走在患者的侧面，嘱患者用患手如同握手杖一样向下推治疗师的手。治疗师一只手握住患手，另一只手支撑他的肘关节于伸展位（图 6-2-29）。

　　5. 利用推的力量引导患者向前走　在行走过程中，有的患者患侧上肢屈曲紧张，而且患侧很难向前与健侧平行，可以嘱患者用手推治疗师行走（图 6-2-30）。

　　6. 增加行走难度　行走的最终目的是患者可以在自然情

形下独立活动，所以在训练过程中，当患者行走时可以保持动态平衡时，可以在行走过程中增加一些干扰因素，如边谈话边走、行走过程中抛接球等（图6-2-31）。

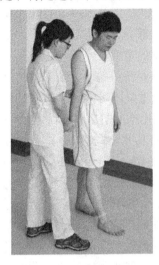

图 6-2-29　行走时支撑
　　　　　　患侧上肢

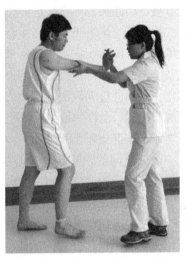

图 6-2-30　推治疗师的手行走

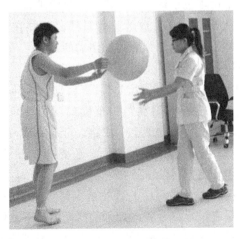

图 6-2-31　行走过程中抛接球

（六）与日常活动结合

Bobath 早在 1965 年就曾经指出，治疗师的操作手法是治疗的第一步，也是非常重要的一步，但是如果患者本身的主动性没有被调动起来，一切都是徒劳的。1980 年 Bobath 又指出，所有的治疗都应该是患者日常生活的一部分，而不只是一系列的锻炼而已。Bobath 技术强调运动感觉的重要性，运动感觉是在主动参与的活动中的反复学习、训练而获得的，为了掌握运动感觉，需要进行无数次的活动。这种重复不可能单靠有限的治疗时间达到。治疗的最终目的是提高患者的功能，患者将治疗中所学到的技能应用到日常生活中才能将其巩固、提高及永久保持。

曾任英国伦敦 Bobath 中心主任的 Margaret Mayston（2000）曾撰文指出，若将 Bobath 的理念理解为只是通过手法引导患者的活动是不正确的。设计能够使患者喜欢进行的最佳活动是 Bobath 治疗方法的核心，既不能让他们过度用力导致肌张力增高，又不能恐惧肌张力的增高限制他们的活动。况且，已有证据显示合适的主动活动不会导致异常的肌张力增高。日常生活中应用 Bobath 理念的例子有：患者在坐位下吃饭，注意胸骨作为关键点维持坐位平衡；在环境中安排使患者能够用手从高处取物，如从橱柜上拿、放牙具等日用品，并在空中保留数秒，利用本体感受器来加强肢体的活动能力。

行走可以是"不需要大脑皮层控制的运动"，可以由位于脊髓的"中枢模式发生器"（CPGs）启动。这样的行走是无需刻意考虑的，能够"启动"中枢模式发生器的。患者要学会在不同的地面上行走并能上下坡路；行走活动除在室内，还可在室外进行；除了在平坦的路面，还要有在石子路、草地、不平整地面上行走的体验。

任何情况下，上述活动的目的是重建自发性的行走模式，如果患者只是在治疗室及在治疗师的严密关注下才可以做，则违反我们治疗的初衷。治疗师需要仔细分析患者的运动，并在与他一起练习那些造成困难的因素之后，随着患者控制能力的改善，指导患者在某些日常生活活动中来改善功能活动。当患者穿裤子或鞋子时，可能需要将一条腿交叉到另一条腿上，他必须学会主动这样做，而不是用健手抬起患腿。如患者能够将一条腿屈曲放到另一条腿上仍能保持躯干直立，则运动的控制能力进一步提高。如有可能，患者应学会穿鞋袜时，腿主动屈曲抬起，而不是两腿交叉。做这些活动时，无论是单独使用健手，还是在患手的辅助下进行，重要的是腿应位于两臂之间，而不是处于外展外旋位置。当患者做这些日常活动时，治疗师应注意观察，以便能设计更多的治疗方案教患者去做。学会骑自行车是令人愉悦的业余活动，也是最有效的刺激躯干活动和平衡能力的方法。

在生活中重复本章描述的这些活动，可增加患者的运动控制能力，并且可以减少异常运动模式的发生发展。日常生活是完整的康复训练的组成部分，偏瘫患者的运动能力的恢复，不止限于吃力而缓慢地在治疗室内的活动。虽然有些偏瘫患者不会再回到病前自由而轻松的步行，但应尽各种可能达到安全、自发的行走，使行走速度、节律、模式等尽量接近正常。获得无恐惧的、在人群中功能行走的能力，这是患者和治疗师双方共同努力的康复目标。

【注意事项】

Bobath 技术作为一种治疗理念，重点是通过治疗师的观察，发现中枢损伤后患者的运动表现，在尽量抑制异常模式的情况下，促进患者进行主动活动。治疗师在掌握其中心思想后，可以为患者设计出丰富多彩的有功能意义的治疗性活动。主动活动是促进中枢损伤后功能重组的关键，它利于大脑选择性地接受和处理信息。特别是在损伤后的早期，在有限的治疗时间内，治疗师需要尽量刺激多肌群的活动，同时将这些刺激的效果逐渐应用到日常生活中。可以设计一些需要侧行、倒行、起坐、蹲起的活动反复练习，患者才能从中更多的受益。

应注意到，在运动技能的发展过程中，正常情况下，人类大约需要在出生后最初 7 年的时间重复练习几百万次功能活动，最终才能达到成熟的功能水平。因此，期望患者在几个月时间内重新获得协调的功能性活动是不现实的。根据患者致残的程度，可能需要花费几年的时间才能自由和有信心地行走。有些人在较短时间就可达到独立行走，但如果康复治疗终止得太早，其运动质量可能退化。中枢损伤后的康复应是一个持续的过程，这个过程不一定始终是在康复中心进行，或者是由治疗师"手把手"地教导，而是应成为患者生活的一部分。

（魏国荣）

第三节 Rood 技术

【概述】

Rood 技术是根据人体的发育顺序，利用温觉、痛觉、触觉、视觉、听觉、嗅觉等多种感觉刺激，调整感觉通路的兴奋性，促进或抑制运动性反应，以加强骨骼肌肉系统与中枢神经系统的联系，达到神经功能的重组作用。

Rood 根据人体发育规律总结出 8 种运动模式（图6-3-1），即：

a. 仰卧屈曲模式：仰卧位时躯干屈曲，双侧对称，交叉支配。

b. 转体或滚动模式：同侧上下肢屈曲，转动或滚动身体。

c. 俯卧伸展模式：俯卧时，颈、躯干、肩、髋、膝伸展，身体中心位于 T10 水平，这种姿势最稳定，但在伸肌张力高的患者应避免应用此模式。

d. 颈肌的协同收缩模式：俯卧位时能抗重力抬头，这是促进头部控制的模式。

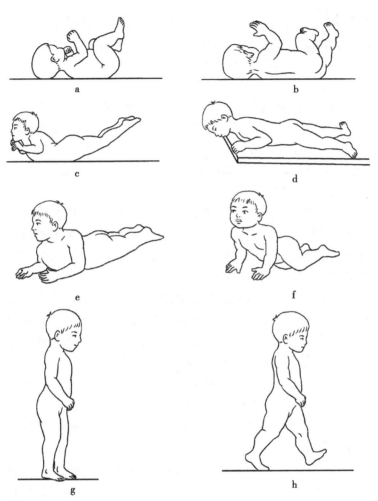

图 6-3-1 个体发育的 8 个运动模式

　　e. 俯卧肘支撑模式：俯卧位，肩前屈，屈肘负重，这是伸展脊柱的模式。

　　f. 手膝位支撑模式：当颈和上肢已经能保持稳定时，可利用这一体位，以促进下肢和躯干协同收缩的发展。支撑时由静态到动态，支撑点由多到少。例如先双侧手膝着地，然后抬起一个或两个支撑点（一只手或以膝），最后发展到爬行。

g. 站立：先双下肢站立不动，然后单腿站立再重心转移。

h. 行走：是站立的技巧阶段，包括支撑、抬腿、摆动、足跟着地等。

Rood 将个体运动控制的发育水平划分为 4 个阶段，即：

1. 肌肉的全范围收缩阶段　最初出现的动作是肌肉的反复屈伸，引起关节的重复运动，是支撑体重所必需的主动性-拮抗性运动模式，由主动肌收缩与拮抗肌抑制而完成。新生儿自由地舞动上下肢是这一阶段的典型活动；

2. 关节周围肌群的协同收缩阶段　是指在肌肉的协同收缩下支撑体重，是人类运动发育最初的重要功能，此表现为肢体近端关节固定，允许远端部分活动，是固定肢体近端关节、改善远端关节功能的基本条件。

3. 远端固定，近端关节活动阶段　即一边支撑体重一边运动。如婴儿在四肢处于手膝位支撑阶段，但还未学会爬行前，先手脚触地，躯干做前后摆动，颈部肌肉共同收缩的同时头部也活动，上肢近端肌肉亦收缩。

4. 技巧动作阶段　肢体近端关节起固定作用，远端部位活动，是运动的高级形式。例如行走、爬行、手的使用等。

在使用 Rood 技术时要根据患者运动障碍的性质和程度，运动控制能力的不同阶段，由简单到复杂，由低级向高级逐渐进行，循序渐进，根据患者的不同情况采取不同的治疗方式、刺激方法，灵活应用。Rood 技术在临床引用上较少单独应用，常与其他神经促进技术合用，特别是在抑制与易化肌张力、诱发肌肉收缩等方面有独到之处。

【治疗原理与治疗作用】

1. 治疗原理

（1）肌张力正常化：使用适当的感觉刺激调整肌张力并

诱发出所需要的肌肉反应，反射性的肌肉反应是获得运动控制的最早发育阶段。

（2）治疗方案与功能发育水平相适应：感觉运动控制是以发育为基础，治疗须在患者的发育水平上开始，按照发育的顺序向控制的高级水平进展。

（3）易化运动功能要与目的性的活动相结合：活动要有目的性，为了诱发有意识控制的动作，需要有目的的刺激，按照目的要求，使主动肌、拮抗肌、协同肌的反应反射性地按顺序进行。

（4）反复强化肌肉反应：为学习与掌握运动，须重复感觉运动。

通常的顺序：①由颈部开始尾部结束。②由近端开始向远端结束。③由不随意运动开始过渡到随意运动。④先利用外周浅感觉感受器，后利用本体感受器。⑤先进行两侧运动，后做一侧运动。⑥颈部和躯干先进行难度较高的运动，后进行难度较低的运动；四肢先进行难度较低的运动，后做难度较高的运动。⑦两侧运动之后进行旋转运动。

2. 治疗作用

（1）通过温度、本体感觉刺激等方法促进或抑制肌肉活动。

（2）促进运动控制的发育顺序和运动控制模式。

（3）改善患者的移动能力和自理能力，提高生活质量。

（4）主要用于中枢神经系统疾患如脑瘫、偏瘫，也可用于周围神经损伤及其他有运动控制障碍的患者。

【适应证与禁忌证】

1. 适应证 可用于运动控制能力差的任何患者，特别是中枢神经系统损伤后各个时期的运动功能障碍的治疗，尤其是恢复早期，通常多与其他易化技术联合应用。

2. 禁忌证　体质衰弱不能接受刺激者，靶肌肉处皮肤炎症和关节炎症者。

【仪器设备】

1. 毛刷　各种硬度的刷子，单使用电动刷时要注意转数，转数超过 360 转/秒时对神经系统有抑制的作用。

2. 振动器　振动频率不要太高，否则神经纤维无反应。

3. 冰块　诱发时用 −17 ~ −12℃刚从冰箱取出的冰，抑制时无特殊限制。

4. 橡胶物品　可使用符合肌力的各种弹性的橡胶，如自行车胎、带状生橡胶、可改变负荷的橡胶等以诱发肌肉的共同收缩。

5. 纺锤体筒　纺织工厂使用的卷芯即可。

6. 圆棒　用于抑制手指、脚趾屈肌紧张。

7. 手膝位支撑器　抓握棒可以倾斜，对肩胛带有诱发作用。

8. 压舌板　抑制舌紧张。

9. 婴儿舔弄的玩具　用于进食训练的早期。

10. 各种诱发嗅觉的物品。

11. 音乐刺激　对音乐的反应各不相同。

12. 沙袋　有利于固定体位、诱发动作的引出。

13. 球　各种质量的球。

14. 其他　治疗床、治疗凳和毛巾等。

【操作程序】

一、诱发或抑制的方法

身体前面、背面、侧面和头部等位置均可进行诱发或抑制刺激（图 6-3-2 ~ 图 6-3-5）。

1. 诱发刺激的手段　快速接触（quick touch）；刷擦（brushing）；振动（vibration）；冰（icing）；快速伸张（quick stretch）；轻轻地持续伸张（slow maintained stretch）；嗅；痛；快速摇动（fast rocking）；关节挤压（joint compression）。

2. 抑制刺激的手段　位置（positioning）：中间肢位，抑制肢位，诱发拮抗肌抑制主动肌的部位；冰（icing），冰袋（icepack）；温水浴（30～35℃）；持续伸张（prolonged stretching），轻轻地伴随改变运动方向的伸张（alternate slow stretching）；挤压（compression）；骨叩击（bone pounding）；压迫（pressure）；轻轻地摇动（slow rocking）；振动（vibration）。

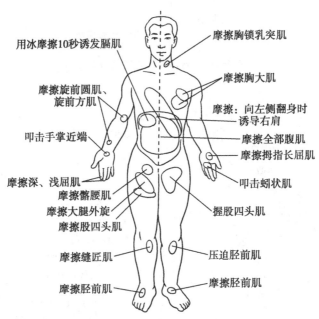

图6-3-2　身体前面诱发刺激部位

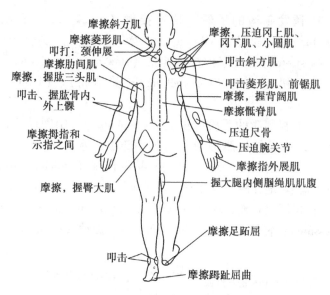

摩擦斜方肌
摩擦菱形肌
叩打：颈伸展
摩擦肋间肌
摩擦，握肱三头肌
叩击、握肱骨内、外上髁
摩擦拇指和示指之间
摩擦，握臀大肌
叩击

摩擦，压迫冈上肌、冈下肌、小圆肌
叩击斜方肌
叩击菱形肌、前锯肌
摩擦，握背阔肌
摩擦骶脊肌
压迫尺骨
压迫腕关节
摩擦指外展肌
握大腿内侧腘绳肌肌腹
摩擦足跖屈
摩擦踇趾屈曲

图 6-3-3 身体背面诱发刺激部位

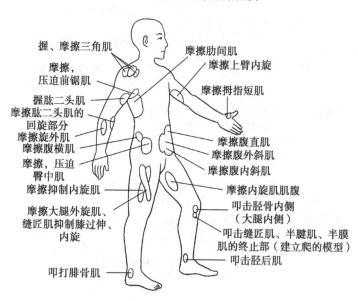

握、摩擦三角肌
摩擦，压迫前锯肌
握肱二头肌
摩擦肱二头肌的回旋部分
摩擦旋外肌
摩擦腹横肌
摩擦，压迫臀中肌
摩擦抑制内旋肌
摩擦大腿外旋肌、缝匠肌抑制膝过伸、内旋
叩打腓骨肌

摩擦肋间肌
摩擦上臂内旋
摩擦拇指短肌
摩擦腹直肌
摩擦腹外斜肌
摩擦腹内斜肌
摩擦内旋肌肌腹
叩击胫骨内侧（大腿内侧）
叩击缝匠肌、半腱肌、半膜肌的终止部（建立爬的模型）
叩击胫后肌

图 6-3-4 身体侧面诱发刺激部位

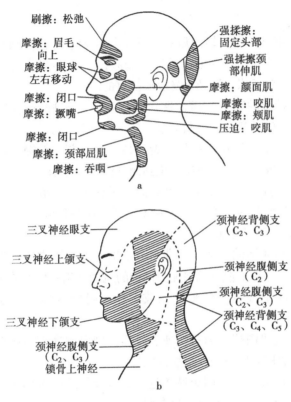

刷擦：松弛
摩擦：眉毛向上
摩擦：眼球左右移动
摩擦：闭口
摩擦：撅嘴
摩擦：闭口
摩擦：颈部屈肌
摩擦：吞咽

强揉擦：固定头部
强揉擦颈部伸肌
摩擦：颜面肌
摩擦：咬肌
摩擦：颊肌
压迫：咬肌

a

三叉神经眼支
三叉神经上颌支
三叉神经下颌支
颈神经腹侧支（C₂、C₃）
锁骨上神经

颈神经背侧支（C₂、C₃）
颈神经腹侧支（C₂）
颈神经腹侧支（C₂、C₃）
颈神经背侧支（C₃、C₄、C₅）

b

图 6-3-5　头部诱发刺激部位

二、诱发或抑制的操作

（一）痉挛性瘫痪

1. 轻压关节以缓解痉挛　①患者外展、外旋上肢，治疗者托起肘部，把上臂向肩胛盂方向轻推，保持片刻，即可缓解肩部痉挛；②患者坐位，患手伸展，外旋支撑于床面，保持肘关节伸展，移动重心到患侧，通过挤压肩关节缓解肩部痉挛。

2. 在肌腱附着点上加压　①抓握较大的坚固的物体使手部长肌腱的整体长度得到持续的加压，从而抑制手部屈肌的痉挛。

3. 用有效的、轻的压力　从头部开始沿脊柱直到骶尾部反复对后背脊神经支配区域进行刺激，3～5分钟，可反射性抑制全身肌紧张，达到全身放松的目的。

4. 持续的牵张　通过夹板或石膏托固定进行持续牵拉，使肌梭呈较长状态，抑制痉挛。

5. 翻身　治疗师扶住患者的肩、髋关节，缓慢地转动患者让其完成从仰卧位或俯卧位到侧卧位缓解痉挛。

6. 温度刺激　中度温度刺激，用棉毛毯、绒毛巾或羊毛围巾将要抑制的部位包住10～20分钟，维持体温。

（二）弛缓性瘫痪

1. 整体运动　当某一肌群瘫痪时，通过正常肌群带动肢体的整体运动来促进肌肉无力部位的运动。当一侧肢体完全瘫痪时可利用健侧肢体带动患肢运动，同样达到整体运动的目的。

2. 快速刷擦　通过快速、较强的刷擦刺激主动肌群或关键肌肉的皮肤区域来促进肌肉收缩。

3. 近端加压　固定肢体远端，对肢体近端施加压力或增加阻力以诱发肌肉收缩，提高肌肉的活动能力。

4. 刺激骨端，加强肌肉收缩　通过叩击、快速冰刺激或振动刺激手法刺激骨端引起肌肉收缩。

（三）吞咽和发音障碍

脑血管病患者常由于延髓性麻痹引起吞咽和发音障碍，局部治疗方法主要是诱发或增强肌肉活动，而增强肌肉活动的主要方法是通过刺激达到治疗目的。此种刺激强度要适当，具体如下：①刷擦法：可用毛刷轻刷上唇、面部、软腭和咽后壁，避免刺激下颌口腔下部；②冰刺激：用冰刺激嘴唇、面部、软腭和咽后壁，用冰擦下颌部的前面；③抗阻吸吮：做吸吮动作时增加适当阻力以加强口周围肌肉的运动。

（四）吸气模式的诱发

1. 刷擦方法 ①连续刷擦胸锁乳突肌可以使胸上部获得稳定性；②按左图示的箭头方向连续刷擦腹外斜肌、腹内斜肌、腹横肌，但要注意避免刺激腹直肌，因为腹直肌收缩后会引起胸阔的下降，而限制其扩张；③由锁骨中线向背部连续刷擦肋间肌；④连续刷擦脊髓神经后侧第一支支配区域（右图斜线部分）可以使躯干获得稳定性（图6-3-6）。

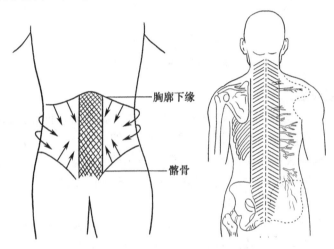

图6-3-6 诱发吸气模式刺激部位

2. 冰刺激的方法 ①一次冰刺激方法：按图6-3-7所示刺激诱发膈肌收缩；利手侧的冰刺激反应比对侧快；膈肌的诱发是在 T7 区域冰刺激要沿扩张方向进行。②在腹直肌以外的部位连续冰刺激（图6-3-7）。

3. 压迫的方法 ①压迫两侧胸锁乳突肌的起始部。②把手指放在肋间，在吸气之前压迫肋间肌。俯卧位时手指持续压在背部各肋间，在吸气之前抬起。③沿胸廓下缘伸张压迫诱发腹外斜肌、沿髂骨边缘伸张压迫诱发腹内斜肌收缩，俯卧位手指从第 12 肋缘向下持续压迫，吸气前抬手，诱发腹

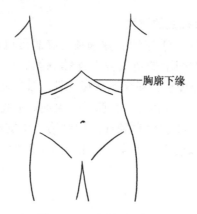

图 6-3-7 冰刺激的部位

横肌收缩。

4. 叩击法 ①叩击第1、2腰椎内缘诱发膈肌收缩；②患者膝关节伸展，用足跟沿下肢长轴方向叩击，可诱发肩胛上举肌、胸锁乳突肌锁骨支等脊柱附近肌肉的收缩。

（五）除肩外旋、肘屈曲以外的全身伸长模式

1. 诱发体位 俯卧位。

2. 刷擦方法（连续刷擦）和部位 ①在示指和拇指之间脱离桡神经的区域；②在手指背侧和掌指部位诱发手指伸展；③在前臂背侧诱发腕伸肌和拇长伸肌的收缩；④在背阔肌腱处诱发扩胸；⑤在三角肌后部诱发上肢伸展；⑥在颈背部诱发躯干和颈部的伸展；⑦在臀的基部诱发臀大肌的收缩；⑧在足底诱发腓肠肌的收缩。

（六）俯卧位肘支撑身体模式的诱发

1. 诱发体位 ①俯卧位时头伸出床外保持住；②在完成①的情况下胸廓的一半伸出床外；③利用紧张性迷路反射使俯卧位上肢屈曲；④必要时通过颈部肌肉的共同收缩维持俯卧位上肢支撑。

2. 连续刷擦的方法和部位 ①颈部短屈肌；②胸大肌的

肌腹；③在腋窝前面诱发前锯肌，先在仰卧位进行，后在俯卧位进行；④在脊神经后支配区域诱发颈部和背部伸肌；⑤在 C_5 区域诱发菱形肌。

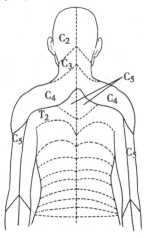

图 6-3-8 诱发肘支撑
身体刺激部位

3. 连续冰刺激的部位 胸大肌的锁骨部。

4. 挤压方法 ①在耳上部强挤压诱发颈长屈肌和伸肌的收缩；②伸张压迫棘上肌肌腹；③伸张压迫前锯肌的起始部；④伸张压迫胸大肌的锁骨部。

【注意事项】

1. 由于刷擦对 C 纤维刺激有蓄积作用，较难柔和进行，有时会产生不良的影响，要合理应用。

2. 刷擦有时可引起紧张性肌纤维退化。

3. 对有可能因刷擦引起不良反应的儿童应避免使用。

4. 有时刷擦可使幼小儿童触觉消失。

5. 在耳部皮肤、前额外 1/3 刷擦时可引起不良反应发作。

对体力明显低下的患者有进一步抑制作用，应禁忌进行。脑外伤，特别是脑干损伤的患者可能会加重意识障碍。

6. 在脊神经后侧第一支区域内刷擦可使交感神经作用加强，冰刺激对内脏作用强、恢复慢，应注意。

7. 耳后部刷擦可使血压急剧下降。

8. 诱发觉醒和言语时，要避免用冰刺激痉挛手。

9. 在左肩部周围冰刺激时，要检查心脏功能。

10. 在 C_4 支配区冰刺激时有可能引起一过性呼吸停止。

11. 持续低头可抑制心脏呼吸功能。

12. 感觉的应用：新生儿首先是触觉和味觉的发育，接着是视觉、听觉，最后是嗅觉；成人首先是视觉和听觉，其次是触觉、味觉、嗅觉；对帕金森患者可利用嗅觉刺激激活全身运动。

13. 脑卒中后遗症患者常残留一些动作，如腕关节伸展时向桡侧偏位，腕关节屈曲时向尺侧偏位。调节这些活动需要精细动作，不需要很大力，注意引导其有利于日常生活的活动是十分必要的。

（刘建华）

第四节　PNF 技术

【概述】

本体感觉神经肌肉促进（proprioceptive neuromuscular facilitation，PNF）技术是由美国的 Herman Kabat 医生于 20 世纪 40 年代首创，最早应用于治疗脊髓灰质炎的患儿，后来在物理治疗的临床中广泛应用，疗效显著。

PNF 技术不仅是一种治疗方法，更是一种治疗观念，即利用全身的感觉器来帮助患者达到有效的运动功能。所有人，包括残障的患者，都具有尚未被利用的潜能，PNF 技术通过增加各种感觉刺激，诱发出潜能。运动是我们人体与外界环境进行互动的方式，外界环境输入给人体的是所有的感觉和认知过程，而人体向外界环境输出的则是运动。此过程是一个信息交换的过程，没有信息，人体将无法完成任何运动。患者由于疾病造成的损伤使得其不再信赖也无法获取自身内在的各种感觉信息，导致患者功能障碍，因而需要通过治疗技术产生的外来信息，来重新学习和获得功能。PNF 技术就是利用这一原理来治疗患者的。

PNF 技术核心内容包括：PNF 的基本程序、PNF 的特殊技术、PNF 的基本运动模式。

【治疗原理】

PNF 技术的形成和发展是基于神经生理学原理的，Charles Sherrington 关于神经生理学的一些研究对 PNF 的基本程序和技术的发展起着非常重要的作用。

1. 后续效应（after discharge）　一个刺激的作用持续到该刺激停止之后。如果刺激的强度和时程增加，延续作用也增加。在维持静力收缩之后，力量增加的感觉就是延续作用的结果。

2. 时间总和（temporal summation）　发生一段（短时）时间内连续的弱（阈下）刺激组合（总和）引起兴奋。

3. 空间总和（spatial summation）　同时作用于身体不同区域的弱刺激互相加强（总和）以引起兴奋。时间和空间总和可以组合以获得更大的活动。

4. 扩散（irradiation）　这是一种反应的传播和强度的增加，产生于刺激的数量或强度增加时。该反应既可以是兴奋性的也可以是抑制性的。

5. 连续诱导（successive induction）　主动肌兴奋性的增

加发生于拮抗肌的刺激（收缩）之后。涉及拮抗肌反转的技术使用这种特性（诱导、刺激、增加兴奋性）。

6. 交互支配/抑制（reciprocal innervation/inhibition）　肌肉收缩同时伴随着对拮抗肌的抑制。交互支配是协调运动必要的成分。放松技术使用这种特性。

【适应证与禁忌证】

1. 适应证　脑外伤、脑血管意外、脊髓损伤、周围神经损伤等神经系统疾病以及骨科损伤性疾病、运动创伤、骨关节肌肉疾病等骨骼肌肉系统疾病所致的功能障碍。

2. 禁忌证　各种原因所致的关节不稳定、关节内未完全愈合的骨折、关节急性炎症或外伤所致的肿胀、骨关节结核和肿瘤等，以及意识障碍及听力障碍者。

【仪器设备】

治疗床、PT 治疗凳、平行杠等。

【操作程序】

（一）PNF 技术的基本程序

一个完整的 PNF 技术应当包含以下基本程序：

1. 视觉　来自视觉系统的反馈能促进更有力的肌肉收缩。例如，当患者训练时，患者注视其患手或患腿时，能产生更强的收缩。患者还能用视觉帮助控制和纠正其体位和运动。

2. 言语刺激（指令）　言语指令告诉患者做什么及何时做。治疗师必须始终记住指令是给患者的，而不是给患者所需治疗的那部分身体的。指令可以和被动运动相结合以训练出目标动作。指令的音量能影响肌肉收缩的力量，当要加强肌肉收缩时，治疗师应给予大声的指令，当目的是放松或解除疼痛时，要用较柔和及较平静的声调。

3. 手法接触　治疗师手的抓握能刺激患者皮肤感受器和其他压力感受器，这种接触能指引患者正确的运动方向。为控制运动及抵抗旋转，治疗师使用蚓状肌抓握。该抓握的压力来自于掌指关节的屈曲，该抓握能使治疗师很好控制运动而不会因挤压或给予身体骨骼的压力太大而引起疼痛。

4. 阻力　大部分 PNF 技术是从阻力的作用发展而来。当肌肉收缩受到阻力时，肌肉对皮层刺激的反应增加。由于阻力而产生的主动肌肉张力是最有效的本体感觉促进。肌肉收缩产生的本体感觉反射能增强同一关节及相邻关节协同肌的反应，这种促进能从近端传播到远端和从远端传播到近端。被促进肌肉的拮抗肌通常被抑制。

5. 牵引和挤压　牵引是指躯干或四肢被拉长，能刺激关节的感受器，可促进运动，尤其是牵拉运动和抗重力运动。

挤压是对躯干或四肢的压缩，同样也会刺激关节感受器。挤压可促进关节稳定和躯干稳定，能促进负重和抗重力肌的收缩，能促进直立反应。

6. 牵拉　牵拉刺激发生于肌肉被拉长时。牵拉刺激被用于正常活动，作为促进肌肉收缩的准备活动。该刺激促进被拉长的肌肉和同一关节的协同肌，和其他有关的协同肌。更大的促进作用来自拉长一个肢体或躯干所有协同肌肉。例如，胫前肌的拉长，除了促进胫前肌外，还促进髋屈肌-内收肌-外旋肌群。如果刚好髋屈肌-内收肌-外旋肌群被拉长，髋部肌肉和胫前肌都有增加的促进作用。

7. 扩散与强化　适当的应用阻力能引起扩散和强化。即能扩散引起协同肌或运动模式中其他肌肉产生兴奋或抑制。例如，抗阻屈髋引起躯干屈肌收缩；抗阻前臂旋后，使肩外旋肌收缩等。

8. 模式　促进的模式是 PNF 技术的基本程序之一，具体内容参见 PNF 的模式部分。

9. 顺序　顺序是指运动发生的先后关系。正常的运动需要一个平滑的活动顺序，协调的运动需要运动关系的精确顺序。因此，在运用 PNF 技术时强调运动的顺序。

10. 体位与身体力学　当治疗师的身体力线与想要做的运动的方向在一直线上时，能更有效地控制患者的运动。当治疗师移动位置时，阻力的方向也改变，患者的运动也随之改变。因此，应用 PNF 技术时，要求治疗师的肩和骨盆应面对运动方向，臂和手也与运动成一线。如果治疗师难于保持适当的身体位置，则至少手臂要与运动保持成一直线。

（二）PNF 的特殊技术

1. 节律性启动

（1）特点：在要求的范围内做节律性运动，开始做被动运动，逐步转向主动、抗阻运动。

（2）目的：帮助运动起始；改善协调和运动感觉；促进运动速度正常化；帮助患者放松。

（3）操作步骤

1）患者开始在关节活动范围内做被动运动，治疗师通过指令的速度来协调节律。

2）让患者向要求的方向做主动运动，返回运动由治疗师来完成。

3）治疗师主动施加阻力，用口头指令保持节律。

4）结束时患者应该能独立做该运动。

2. 等张组合

（1）特点：肌群（主动肌）的向心性、离心性及稳定性收缩组合，全程无放松。治疗时，从患者肌力或协调最好的地方开始。

（2）目的：促进运动的主动控制；协调；增加主动活动度；增强肌力；离心运动控制的功能性训练。

（3）操作步骤

1）治疗师在整个关节活动度内主动抗阻患者的运动（向心性收缩）。

2）在关节活动度末端，治疗师让患者停留在这一位置（稳定性收缩）。

3）当达到稳定后，治疗师让患者缓慢地向起始位运动（离心性收缩）。

4）在不同的肌肉活动之间主动肌没有放松，并且治疗师的手保持在相同的位置。

3. 拮抗肌技术

（1）动态反转

1）特点：主动运动从一个方向（主动肌）转变到其相反的方向（拮抗肌），不伴有停顿或放松。在日常生活中我们常见到这种类型的肌肉活动：骑自行车、步行等。

2）目的：增加主动关节活动度；增强肌力；促进协调（平稳的运动反转）；预防或减轻疲劳；增加耐力。

3）操作步骤：①治疗师在患者活动的一个方向上施加阻力，通常是在力量更强或功能更好的方向；②达到理想的活动度末端时，治疗师换手把阻力加在运动部分的远端，并发出一个准备改变方向的指令；③在理想的活动度末端时，治疗师给患者改变方向的指令，不要放松，并在远端新的方向上施加阻力；④当患者开始向相反方向运动时，治疗师变换近端的抓握，使所有阻力均加在新的方向上；⑤反转运动可经常按需要进行。

（2）稳定反转

1）特点：施加足够的阻力对抗交替等张收缩以防止活动。指令是动态的命令（"推我的手"或"不要让我推动你"），治疗师只允许很小的运动出现。

2）目的：增加稳定和平衡；增强肌力；增加主动肌和拮抗肌之间的协调。

3）操作步骤：①治疗师给患者施加阻力，在力量较强的方向开始，同时让患者对抗阻力，不允许有运动出现，挤压或牵拉应该用于增加稳定；②当患者达到最大抗阻力之后，治疗师用一只手在另一方向上施加阻力；③当患者对新方向阻力有反应后，治疗师用另一只手在新的方向上施加阻力。

（3）节律性稳定

1）特点：交替的等长收缩对抗阻力，不存在有意识的运动。

2）目的：增加主动和被动关节活动度；增强肌力；增强平衡和稳定；止痛。

3）操作步骤：①治疗师对主动肌群的等长收缩施加阻力，患者保持这一位置不动；②缓慢增加阻力，使患者产生同样大的对抗力；③当患者充分反应时，治疗师用一只手在远端对拮抗肌的运动施加阻力。当阻力改变时，治疗师和患者都不放松；④新的抗阻能力慢慢产生。当患者有反应时，治疗师用另一只手也施加阻力于抗阻肌；⑤当患者的状况允许时可使用牵拉或挤压；⑥反转的重复进行视需要而定；⑦使用静态指令，"保持在这里"，"不要动"。

4. 反复牵伸

（1）起始位反复牵伸

1）特点：肌肉被拉长的张力引出牵张反射。

2）目的：促进运动的起始；增加运动的关节活动度；增强肌力；防止或减轻疲劳；在需要的方向上指导运动。

3）操作步骤：①治疗师给患者一个准备指令，同时做这个模式的最大范围的拉长肌肉，要特别注意旋转；②快速的"扣拉"肌肉，以进一步拉长（牵拉）肌肉并诱导出牵张反射；③在牵拉反射的同时，治疗师发出指令，使患者主动收缩被牵拉的肌肉与牵拉反射联系起来；④对引起的反射和主动肌肉收缩施加阻力。

（2）全范围反复牵伸

1）特点：从肌肉收缩紧张状态引出牵拉反射。

2）目的：增加主动关节活动度；增强肌力；防止或减轻疲劳；在需要的方向上指导运动。

3）操作步骤：①治疗师对一个运动模式施加阻力，使所有的肌肉收缩和紧张，可以从起始牵张反射开始；②接下来治疗师发出预备指令使牵张反射与患者新的、加大的用力相协调；③同时治疗师通过施加瞬间强阻力以轻度拉长（牵拉）肌肉；④让患者做更强的肌肉收缩，同时施加阻力；⑤随着患者在关节活动范围的运动，反复牵拉以加强收缩或改变方向；⑥在给予下一个牵拉反射之前，必须让患者运动；⑦牵拉过程中，患者不能放松也不能改变运动方向。

5. 放松技术

（1）收缩-放松

1）特点：对特定肌（拮抗肌）等张收缩施加阻力，随后放松并运动到增加的活动范围。

2）目的：增加被动关节活动度。

3）操作步骤：①治疗师或患者使关节或身体某部分活动到被动关节活动度的末端，能进行主动运动或抗少许阻力更好；②治疗师让患者的特定肌（拮抗肌）进行强收缩（至少持续5~8秒）；③治疗师要确定患者做足够大的活动以保证所需要的肌肉收缩，特别是旋转肌肉；④持续足够长的时间后，治疗师让患者放松；⑤患者和治疗师都放松；⑥患者主动或治疗师被动地将患者关节或身体某部分置于新的受限活动位置，最好能进行主动运动，可施加阻力；⑦本技术反复使用直到不能获得更大的活动范围。

（2）保持-放松

1）特点：拮抗肌（短缩肌肉）放松后进行抗阻等长收缩。

2）目的：增加关节被动活动度；减轻疼痛。

3）操作步骤：①治疗师或患者将关节或身体某部分置于被动关节活动度或无痛关节活动度的末端，最好是主动运动，如果不引起疼痛，治疗师可给予阻力。②治疗师用加强的旋转让患者的受限肌肉或运动模式（拮抗肌）进行等长收缩；（收缩至少保持 5~8 秒）；③缓慢增加阻力，患者或治疗师都不要试图进行运动；④保持足够的收缩时间后，治疗师让患者放松；⑤治疗师和患者逐渐放松；⑥把关节和身体某部位主动或被动放置于新的受限范围，如无疼痛主动运动更好，如运动不引起疼痛可施加阻力；⑦在新的活动受限范围，重复上述所有步骤。

（三）PNF 技术的基本运动模式

肌肉与相同关节（协同肌）和相邻关节（辅助肌）的一些肌肉一起收缩，这些协同收缩是正常活动的特征，也是 PNF 模式的基础。正常功能运动是由肢体粗大运动模式和躯干肌肉的协同作用组合而成。大脑运动皮质产生和组织这些运动模式，但是人体不能随意让其中某一肌肉脱离该运动模式。这些协同肌肉的联合作用形成 PNF 促进模式。治疗时运用 PNF 模式所产生的辐射和延伸，诱发或增强想要的运动目标肌群的收缩。同时，因为这种促进，患者可以只想"做什么"，而不需要专注"怎么做"。

PNF 的运动模式根据身体的部位包括：肩胛模式、骨盆模式、上肢模式、下肢模式。PNF 模式在三个层面与运动结合：矢状面-屈曲和伸展；冠状面-肢体的外展和内收或躯干侧屈；横断面-旋转。因此，就有了"螺旋与对角线"运动。每个模式分别包括两个对角线、四个方向的运动（图 6-4-1）。

1. 肩胛运动模式　肩胛控制或影响颈椎和胸椎的功能。上肢的功能既需要肩胛骨的运动也需要它的稳定。肩胛模式的治疗目的：训练肩胛的运动和稳定；训练躯干肌肉；训练功能

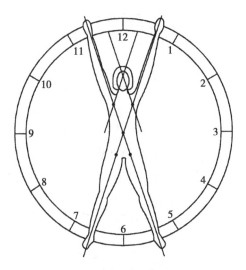

图6-4-1　运动模式：螺旋与对角线

性活动，如翻身；促进颈椎运动和稳定；促进上肢的运动和稳定（由于在模式内，肩胛与上肢的活动可相互加强）；通过扩散可间接治疗下部躯干。

肩胛和骨盆模式有两个对角线运动：向前上提-向后下压、向后上提-向前下压。画一个患者左侧卧位时的简图（图6-4-2），设想患者头部对着钟表12点的位置，脚部对着6点的位置，3点的位置在前面，9点的位置在后面。在做右肩胛或骨盆活动时，向前上提即向1点方向运动，向后下压即向7点方向运动，向后上提即向11点方向运动，向前下压即向5点方向运动。

（1）向前上提（1点方向）（图6-4-3）

1）抓握：治疗师站在患者身后，面向患者头部。一只手放在盂肱关节前面，手指呈握杯状握住肩峰，另一只手放在前一只手上给予支持。用手指接触患者肩部，而不要用手掌接触。

2）拉长的体位：将整个肩胛向后下即向下部胸椎方向牵拉（向后下压）。

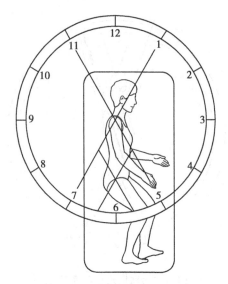

图 6-4-2　肩胛和骨盆对角运动

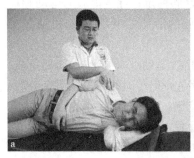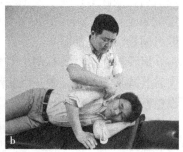

图 6-4-3　肩胛向前上提

a. 起始位；b. 终止位

3）口令："向您鼻子方向耸肩"、"拉"。

4）运动：肩胛朝向患者鼻子接近的方向向前上运动。

5）身体力学：治疗师保持手臂放松，患者运动过程中，治疗师身体重心从后腿移向前腿，用身体给予阻力。

6）阻力：阻力线随着患者身体曲线呈一条弧线。

7）结束姿势：肩胛向前上移动，肩峰向患者鼻子靠近，肩胛后缩及下拉肌肉被拉紧。

（2）向后下压（7点方向）（图6-4-4）

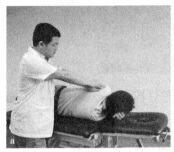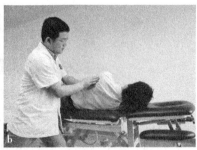

图6-4-4　肩胛向后下压

a. 起始位；b. 终止位

1）抓握：治疗师站在患者身后，面向患者头部。将一只手掌根部放在肩胛骨的内侧缘（脊柱缘），另一只手放在这只手上，手指放在肩胛上指向肩峰，尽量保持所有压力低于肩胛的脊柱面。

2）拉长的体位：向前上（患者鼻子方向）推肩胛骨。

3）口令："将您的肩胛向后下顶向我"、"向下顶"。

4）运动：肩胛向后下，即向下部胸椎移动。

5）身体力学：治疗师屈肘，使前臂与阻力线平行。将重心移到后脚，并使肘随着患者肩胛向后下移动而向下。

6）阻力：阻力线随着患者身体曲线呈一条弧线。

7）结束姿势：肩胛向下压后缩，同时盂肱结节位于腋中线之后，肩胛内侧缘呈水平面，而不外旋。

（3）向前下压（5点方向）（图6-4-5）

1）抓握：治疗师站在患者头部后面，面向患者的髋部。将一只放在肩后，用手指把住肩胛外侧缘（腋缘），另一只手在肩前握住胸大肌腋缘和喙突，双手手指指向对侧髂骨，前臂

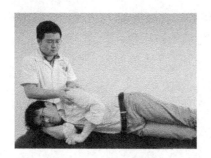

图6-4-5　肩胛向前下压

保持在同一方向的力线上。

2）拉长的体位：使整个肩胛向后上，即向头后中线抬起。

3）口令："将您的肩胛骨向肚脐方向拉"、"拉"。

4）运动：患者肩胛向前下即向对侧髂前上棘方向运动。

5）身体力学：随着身体重心从后腿移到前腿而施加阻力。

6）阻力：阻力沿着患者身体的曲线。

7）结束姿势：肩胛向前旋、下压及外展。盂肱结节位于腋中线之前。

（4）向后上提（11点方向）（图6-4-6）

1）抓握：治疗师站在患者头部后面，面向患者的髋部。将双手放在斜方肌上面，保持在肩胛冈侧缘上方，根据需要双手重叠，手指保持在脊椎与第一肋连接处。

2）拉长的体位：将肩胛向前下朝对侧髂骨方向推，直至感到上斜方肌紧张为止。

3）口令："耸肩"、"推"。

4）运动：肩胛向上（颅侧）和后（内收）耸起，朝向患者头顶中央，盂肱结节向后运动并向上旋。

5）身体力学：当肩胛运动时，治疗师将重心从前脚移到

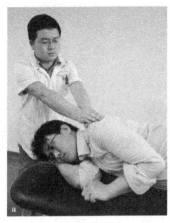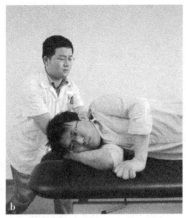

图6-4-6 肩胛向后上提

a. 起始位；b. 终止位

后脚，前臂与阻力方向平行。

6）阻力：阻力沿着患者身体的曲线。

7）结束姿势：肩胛太高并内收，盂肱结节位于腋中线后方。

2. 骨盆运动模式 骨盆是躯干的一部分，所以骨盆模式的关节活动度依赖于下部脊椎的活动度。骨盆模式可以在患者卧位、坐位、四点跪位或站立位做，运动侧不可负重。侧卧位可使骨盆自由活动，并容易增强躯干和下肢的活动。骨盆模式的治疗目的：训练骨盆的运动和稳定；促进躯干运动和稳定；训练功能性活动，如翻身；促进下肢的运动和稳定；通过间接的扩散治疗上部躯干和颈部。

（1）向前上提（1点钟方向）（图6-4-7）

1）抓握：治疗师站在患者身后，面向患者肩部。一只手的手指绕在髂嵴的前半部，另一只手重叠在上。

2）拉长的体位：将骨盆的髂嵴向后下拉，看到和感觉到从髂嵴到对侧肋弓的组织拉紧。

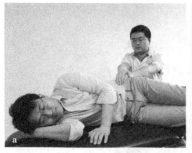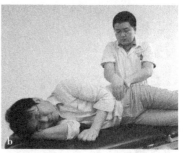

图6-4-7　骨盆向前上提

a. 起始位；b. 终止位

3）口令："向上提骨盆"、"上提"。

4）运动：骨盆向前上移动而不伴有前或后倾斜，使躯干这一侧前面缩短。

5）身体力学：开始时治疗师屈肘向下向后牵拉髂嵴，随着患者骨盆的运动，治疗师肘部伸直，并将重心从后足移到前足。

6）阻力：阻力方向沿着患者的身体曲线。开始时牵拉骨盆向后朝向治疗师、向下朝向治疗床。当骨盆运动到中间位置，阻力方向几乎直接向后。在运动终末时阻力朝向房顶。

7）结束姿势：骨盆向上、向前、朝向肩下部，而不增加骨盆的前后倾斜。

（2）向后下压（7点钟方向）（图6-4-8）

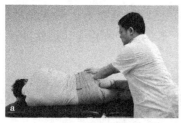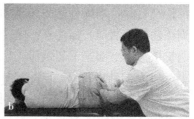

图6-4-8　骨盆向后下压

a. 起始位；b. 终止位

1）抓握：治疗师站在患者身后，面向患者肩部。一只手的掌根部放在坐骨结节上，另一只手重叠其上给予助力。双手手指指向对角线方向。

2）拉长的体位：向前上推坐骨结节使髂嵴向对侧肋弓靠近（向前上提）。

3）口令："向下坐在我的手上"、"向下"。

4）运动：骨盆向后下运动而不伴有倾斜。

5）身体力学：治疗师随着患者骨盆向下移动而屈肘，并将重心从前足移到后足。

6）阻力：加在坐骨结节上的阻力始终是向上的，同时沿对角线推。

7）结束姿势：骨盆向下向后运动而不增加骨盆的前倾或后倾。

（3）向前下压（5点钟方向）（图6-4-9）

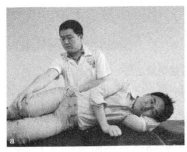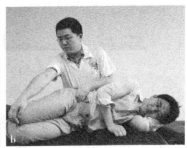

图6-4-9　骨盆向前下压
a. 起始位；b. 终止位

1）抓握：治疗师站在患者身后，面向患者呈大约屈曲25°的下面的腿的方向。一只手放在股骨远端（髌骨上），另一只手给予助力，或握在髂前下棘下方。

2）拉长的体位：轻柔将骨盆向上、向后朝向胸椎下段移动（向后上提）

3）口令："向前向下用力"。

4）运动：骨盆向前向下运动而不伴倾斜。

5）身体力学：开始时屈肘以使前臂保持与患者背部平行。随着运动将重心移到前足，并使肘伸直。

6）阻力：运动开始时，阻力朝向患者的胸椎下段。随着运动的继续，阻力线沿着身体的曲线。在模式的终末阻力沿着对角线向后朝向治疗师，并向上朝向房顶。

7）结束姿势：骨盆向前、向下，而不增加骨盆的前后倾斜。

（4）向后上提（11点钟方向）（图6-4-10）

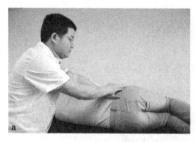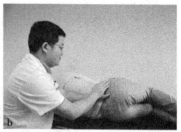

图6-4-10　骨盆向后上提
a. 起始位；b. 终止位

1）抓握：治疗师站在患者身后，面向患者呈大约屈曲25°的下面的腿的方向。一只手的掌根部放在髂嵴，在中线上和中线稍后。另一只手重叠其上，手指不接触。

2）拉长的体位：轻柔将骨盆向下向前推，直到看到和感到身体侧后方组织被拉紧。

3）口令："将您的骨盆向上、向后上提，慢慢用力"。

4）运动：骨盆向上向后运动而不伴倾斜。

5）身体力学：随着骨盆向上向后运动，治疗师将重心移到后足。同时屈曲并降低肘部使之朝向治疗床。

6）阻力：运动开始时，阻力使髂嵴后部略抬起朝向治疗床前方。在运动终末端阻力环绕身体呈一弧线并将髂嵴朝向上提举。

7）结束姿势：骨盆向上、向后，而不增加骨盆的前后倾斜。

3.上肢运动模式　上肢运动模式用于治疗因神经问题、肌肉障碍以及关节活动受限引起的功能障碍，也用于躯干的训练。对上肢强壮肌肉施加阻力可产生全身其他软弱肌肉的收缩。我们可以在上肢模式中使用所有的PNF技术，单个技术的选择或多个技术的组合将依据患者的状况和治疗目标而定。

上肢有两个对角线（图6-4-11）：①屈曲-外展-外旋和伸展-内收-内旋；②屈曲-内收-外旋和伸展-外展-内旋。

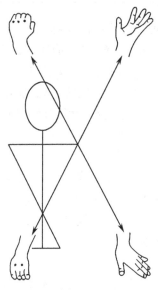

图6-4-11　上肢模式：对角线运动（左上肢）

本书中所展示的是患者仰卧位时左上肢的基本模式，所有描述参考这种排列。对右上肢的治疗，只是在指令中将"左"改为"右"。

（1）屈曲-外展-外旋：见表6-4-1。

表6-4-1　上肢"屈曲-外展-外旋"模式

关节	起始位	终止位
肩胛	前伸、下压	后缩、上提
肩	伸展、内收、内旋	屈曲、外展、外旋
肘	伸展	伸展
前臂	旋前	旋后
腕	尺侧屈曲	桡侧伸展
手指	屈曲	伸展
拇指	屈曲、内收	伸展、外展

1）抓握：①远端的手：治疗师的右手抓握患者的手背，手指放在桡侧（第一、二掌骨），治疗师的大拇指在尺侧缘加压力（第五掌骨）。治疗师的手掌不与患者接触。②近端的手：从患者上臂的下面，握住前臂靠近腕部的桡侧和尺侧部位。用蚓状肌抓握法可避免给患者掌面施加压力。③抓握的变化：为加强肩关节或肩胛的运动，在腕关节的运动结束后，用近端的手去抓握上臂或肩胛。

2）拉长的体位：置腕关节于尺侧屈曲及前臂旋前。当运动肩成伸展和内收时，保持腕和手的位置。轻柔的牵拉以拉长肩和肩胛，肱骨越过中线到右边，手掌面朝向右侧髂骨。牵引使肩胛向前下压。持续这个运动可使患者的躯干向右侧屈曲。

3）身体力学：靠近患者肩部，跨步站立，或在患者肩关节的上方站立，左脚在前，面向准备运动的对角线。开始时身体重心放在前面脚上，随着患者运动，重心转向后脚。

4）牵拉：治疗师的两手分别同时牵拉肩和手。

5）指令："举起手，抬上肢"，"抬"。

6）运动：当腕关节运动至桡侧伸展时，手指和拇指伸展。手向桡侧带动肩关节运动至屈曲伴外旋、外展。肩胛向后上提。

7）阻力：治疗师远端的手通过伸腕持续牵拉，同时用旋转阻力向桡侧偏。前臂旋后，肩关节外旋和外展的阻力来自腕关节的旋转阻力。牵拉力抵抗腕关节伸展和肩关节屈曲的运动。治疗师近端的手同时使用牵拉力和旋转阻力。

8）结束姿势：肱骨完全屈曲（至左耳侧约三指），手掌与冠状面呈45°。肩胛后上提，肘关节保持伸展。腕关节完全桡侧伸展，手指和拇指向桡侧伸展。

（2）伸展-内收-内旋：见表6-4-2。

表6-4-2 上肢"伸展-内收-内旋"模式

关节	起始位	终止位
肩胛	后缩、上提	前伸、下压
肩	屈曲、外展、外旋	伸展、内收、内旋
肘	伸展	伸展
前臂	旋后	旋前
腕	桡侧伸展	尺侧屈曲
手指	伸展	屈曲
拇指	伸展、外展	屈曲、内收

1）抓握：①远端的手：治疗师左手接触患者手的掌面，治疗师的手指在桡侧（第二掌骨），拇指压在尺侧缘（第五掌骨）。不要接触手背。②近端的手：治疗师右手自桡侧握住患者前臂接近腕关节处。治疗师的手指接触尺骨缘，大拇指在桡侧缘。

2）拉长的体位：置腕关节于桡侧伸展、前臂旋后。在活动肩成屈曲和外展时，保持腕和手的位置。轻柔牵拉肩和肩胛，手掌与冠状面呈 45°，牵引肩胛向后上提。继续牵拉使患者躯干从左到右向对角拉长。

3）身体力学：在患者肩关节的上方，左脚向前跨一步站立，面向对角线。随着患者的运动，治疗师的重心从后脚转移到前脚。

4）牵拉：治疗师的两只手分别同时牵拉肩和手。

5）指令："紧握我的手，向下推、横过"，"握紧，推"。

6）运动：当腕关节运动至尺侧屈曲位时，手指和拇指屈曲。手向桡侧带动肩关节运动至伸展伴内收、内旋。肩胛向前下压。

7）阻力：治疗师远端的手通过屈腕持续牵拉，同时用旋转阻力向尺侧偏。前臂旋前，肩关节内收和内旋的阻力来自腕关节的旋转阻力。牵拉力抵抗腕关节屈曲和肩关节伸展。治疗师近端的手同时使用牵拉力和旋转阻力。

8）结束姿势：肩胛向前下压。肩关节伸展、内收并内旋伴随肱骨越过中线至右侧。前臂旋前，腕关节和手指屈曲的同时掌面朝右髂骨。

（3）屈曲-内收-外旋：见表 6-4-3。

表 6-4-3　上肢"屈曲-内收-外旋"模式

关节	起始位	终止位
肩胛	后缩、下压	前伸、上提
肩	伸展、外展、外旋	屈曲、内收、内旋
肘	伸展	伸展
前臂	旋前	旋后
腕	尺侧伸展	桡侧屈曲
手指	伸展	屈曲
拇指	伸展、外展	屈曲、内收

1）抓握：①远端的手：治疗师右手接触患者手的掌面，治疗师的手指在尺侧（第五掌骨），拇指压在桡侧缘（第二掌骨）。不要接触手背。②近端的手：治疗师左手握住患者前臂接近腕关节处。手指接触桡侧缘，大拇指在尺侧缘。

2）拉长的体位：置腕关节于尺侧伸展、前臂旋前。在活动肩成伸展和内收时，保持腕和手的位置。轻柔牵拉肩和肩胛，手掌与冠状面呈45°，牵引肩胛向后下压。继续牵拉患者缩短的左侧躯干。

3）身体力学：在患者的肘关节旁跨步站立，面朝患者的脚。患者的屈曲、外旋运动使治疗师转身，斜对着患者的头。患者的运动推动治疗师的重心从后脚移到前脚。

4）牵拉：治疗师近端的手对肩关节和肩胛做快速牵拉伴旋转。同时治疗师远端的手对腕关节进行牵拉。

5）指令："紧握我的手，向上拉，越过你的鼻子"，"握紧，拉"。

6）运动：当腕关节运动至桡侧屈曲位时，手指和拇指屈曲。手向桡侧带动肩关节运动至屈曲展伴内收、外旋。肩胛向前上提。

7）阻力：治疗师远端的手通过屈腕持续牵拉，同时用旋转阻力向桡侧偏。前臂旋后，肩关节内收和外旋的阻力来自腕关节的旋转阻力。牵拉力抵抗腕关节屈曲和肩关节屈曲。治疗师近端的手同时使用牵拉力和旋转阻力。

8）结束姿势：肩胛向前上提。肩关节屈曲、内收并外旋伴随肱骨越过中线（在面部上方）。前臂旋后，腕关节和手指屈曲。

（4）伸展-外展-内旋：见表6-4-4。

1）抓握：①远端的手：治疗师的左手抓握患者的手背，手指放在尺侧（第五掌骨），治疗师的大拇指在桡侧缘加压力（第二掌骨），手掌不接触。②近端的手：治疗师的手对着内侧面，用蚓状肌抓握患者前臂桡、尺侧靠近腕关节的前臂。③抓握的变化：为加强肩关节或肩胛的运动，在肩关节开始伸展后，用近端的手去抓握上臂或肩胛。

表6-4-4　上肢"伸展-外展-内旋"模式

关节	起始位	终止位
肩胛	前伸、上提	后缩、下压
肩	屈曲、内收、外旋	伸展、外展、内旋
肘	伸展	伸展
前臂	旋后	旋前
腕	桡侧屈曲	尺侧伸展
手指	屈曲	伸展
拇指	屈曲、内收	伸展、外展

2）拉长的体位：置腕关节于桡侧屈曲，前臂旋后。保持腕和手的位置同时治疗师运动肩屈曲和内收。轻柔牵拉肩胛和肩部，肱骨越过患者鼻子，手掌朝向患者的右耳。

3）身体力学：面向患者的手，在对角线上跨步站立。开始时身体重心放在前面脚上，随着患者运动，重心转向后脚。当患者上肢接近终末范围时，治疗师的身体转向右侧，使手臂能运动并用远端抓握控制旋前。当患者的手臂接近关节活动末端时，治疗师身体转动以面向患者的脚。

4）牵拉：治疗师的两只手分别同时牵拉肩和手。

5）指令："手向后，你的上臂向下推到你侧面""推"

6）运动：当腕关节运动至尺侧伸展时，手指和拇指伸展。手向尺侧带动肩关节运动至伸展伴外展、内旋。肩胛向后下压。

7）阻力：治疗师远端的手通过伸腕持续牵拉，同时用旋转阻力向尺侧偏。前臂旋前，肩关节内旋和外展的阻力来自腕关节的旋转阻力。牵拉力抵抗腕关节和肩关节伸展的运动。治疗师近端的手同时使用牵拉力和旋转阻力。

8）结束姿势：肩胛完全向后下压。肱骨向左侧伸展，前臂旋前，手掌与冠状面呈45°。腕关节完全尺侧伸展，手指和拇指伸展及外展，与手掌成直角。

4. 下肢运动模式　下肢模式用于治疗因肌肉无力、不协调及关节活动受限引起的骨盆、腿及足的功能障碍。可以运用下肢的模式来治疗步行、起立和下楼梯等功能性的问题，也可用于躯干的训练。对强壮的下肢肌肉施加阻力可产生扩散到全身其他软弱的肌肉。我们可以在下肢模式中使用所有的 PNF 技术，单个技术的选择或多个技术的组合将依据患者的状况和治疗目标而定。

下肢也有两个对角线（图6-4-12）：①屈曲-外展-内旋和伸展-内收-外旋；②屈曲-内收-外旋和伸展-外展-内旋。

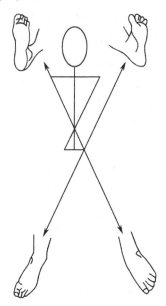

图6-4-12　下肢模式：对角线运动（左下肢）

本书中所展示的是患者仰卧位时左下肢的基本模式，所有描述参考这种排列。对右下肢的治疗，只是在指令中将"左"改为"右"。我们可以在不同的体位做下肢模式的训练：俯卧、仰卧、侧卧、四点跪、长腿坐，侧坐和站立。选择体位依赖于患者的能力，治疗目的和重力影响等。

（1）屈曲-外展-内旋：见表6-4-5。

表6-4-5　下肢"屈曲-外展-内旋"模式

关节	起始位	终止位
髋	伸展、内收、外旋	屈曲、外展、内旋
膝	伸展	伸展
踝	跖屈、内翻	背屈、外翻
脚趾	屈曲	伸展

1）抓握：①远端的手：治疗师的左手抓握患者的足背。手指在外侧缘，拇指在内侧施加压力。握住足的侧面，而不接触跖面。要避免阻碍脚趾运动，保持抓握在跖趾关节的近端。不要使劲握或捏足。②近端的手：治疗师的右手置于大腿的前外侧面接近膝关节处。手指在上面，大拇指在外侧面。

2）拉长的体位：当治疗师把足置于跖屈和内翻时，牵引整个肢体。把髋关节置于伸展（接触治疗床）及内收位时，继续牵引并保持外旋。拉长的腿与治疗床平行，不要把腿推向治疗床。大腿越过中线，躯干的左侧拉长。

3）身体力学：在患者的左髋关节旁跨步站立，右脚在后面。面向患者的足部，治疗师的身体与模式的运动线在一条线上。开始时重心在前脚上，让患者的左腿可能向后跨一步。继续面向运动线。

4）牵拉：治疗师的两只手同时做踝、足及髋的快速拉长和选择。

5）指令："脚背向上，抬腿向上、向外""向上抬"。

6）运动：当足和踝关节活动至背屈和外翻时，脚趾伸展。外翻促使髋关节内旋，这些运动几乎同时发生。第五跖骨引导髋关节活动至屈曲伴外展和内旋。继续这个运动使躯干屈曲伴左侧弯。

7）阻力：治疗师远端的手对外翻施加阻力，并通过背屈的足牵引。髋关节外展和内旋的阻力来自抗阻外翻的力。牵引抗阻背屈和髋关节屈曲。治疗师近端的手在股骨线上牵引，并有一个旋转力以抗阻内旋和外旋。维持牵引力将引导治疗师的阻力在恰当的弧上。

8）结束姿势：足背屈伴外翻。膝关节完全伸展，髋关节完全屈曲伴充分地外展和内旋，使膝关节和足跟与左肩关节的外侧缘接近在一条线上。

（2）伸展-内收-外旋：见表6-4-6。

表6-4-6　下肢"伸展-内收-外旋"模式

关节	起始位	终止位
髋	屈曲、外展、内旋	伸展、内收、外旋
膝	伸展	伸展
踝	背屈、外翻	跖屈、内翻
脚趾	伸展	屈曲

1）抓握：①远端的手：治疗师的左手握住患者足跖面。治疗师的拇指在脚趾底部以促进脚趾屈曲。小心不要固定足趾屈曲。其余手指握住患者足的内侧缘，用掌跟沿外侧缘施加压力。②近端的手：治疗师的右手置于大腿下面，从外侧面到内侧面握住后面。

2）拉长的体位：足活动至背屈和外翻时，牵拉整个下肢。当抬高腿至屈曲和外展时，持续牵拉并内旋。假如患者刚完成拮抗肌运动（屈曲-外展-内旋），即可从该模式末尾开始。

3）身体力学：在患者的左肩关节旁跨步站立，面向治疗床右下角。治疗师内侧的脚（靠近治疗床）在前面，重心在后脚。让患者的运动拉着治疗师向前，重心移到前脚上。当重心已经转移到前脚时，后脚向前跨一步继续将重心前移。

4）牵拉：治疗师近端的手通过快速牵引大腿而牵拉髋关节。当牵拉患者的足至背屈和外翻时，治疗师用远端手的前臂通过胫骨向上牵引。

5）指令："脚趾用力，推你的足向下，向下、向内侧蹬"，"推"。

6）运动：脚趾屈曲，足和踝关节跖屈和内翻。内翻引起髋关节外旋，这些运动同时发生。第五跖骨引导大腿活动至伸展与内收、持续外旋。继续这个运动直至躯干的左侧伸长。

7）阻力：治疗师远端的手对内翻施加阻力伴对足底的挤压。挤压抗阻跖屈和髋关节伸展。抗阻内翻也导致抗阻髋关节内收和外旋。治疗师近端的手朝向起始位抬高大腿。抬高可抗阻髋关节伸展和内收。治疗师的手应由外向内放置，抗阻外旋。

8）结束姿势：足跖屈伴内翻，脚趾屈曲。膝关节保持完全伸展。髋关节伸展（接触治疗床）同时保持外旋。大腿内收跨过中线到右侧。

（3）屈曲-内收-外旋：见表6-4-7。

表6-4-7 下肢"屈曲-内收-外旋"模式

关节	起始位	终止位
髋	伸展、外展、内旋	屈曲、内收、外旋
膝	伸展	伸展
踝	跖屈、外翻	背屈、内翻
脚趾	屈曲	伸展

1）抓握：①远端的手：治疗师的左手握住患者足部，手指在内侧缘，大拇趾在外侧缘施加压力。握住足的侧面，但在跖面不要有任何接触。要避免阻碍脚趾运动，治疗师保持抓握在跖趾关节的近端。不要紧握或捏足。②近端的手：治疗师的右手放在大腿的前内侧面，近膝关节。

2）拉长的体位：治疗师在足活动至跖屈与外翻时牵拉整个肢体。当把髋关节置于过伸与外展时，继续牵拉并持续内旋。躯干由右向左对角伸长。

3）身体力学：在患者旁边跨步站立，内侧脚（靠近治疗床）在前，外侧脚（远离治疗床）在后。面向患者的右肩关节，治疗师的身体与患者的运动力线一致。牵拉时，治疗师的重心由前脚转移到后脚上。当患者运动时，让阻力把治疗师的重心向前转移到前脚。如果患者的腿长，当你的重心进一步前移时，可能要跨一步。继续面向运动线。

4）牵拉：双手同时做髋关节、踝关节和足的快速拉长及旋转以引起反射。

5）指令："足向上，抬腿向上、向内"，"向上抬"。

6）运动：当足和踝关节活动至背屈和内翻时，脚趾伸展。内翻促使髋关节外旋，所以这些运动同时发生。大踇趾带动髋关节运动至屈曲伴内收和外旋。继续这个运动引起躯干向右侧屈。

7）阻力：治疗师远端的手牵拉背屈的足并抗阻内翻。髋关节内收和外旋的阻力来自阻抗内翻。牵引抗阻足背屈和髋关节屈曲。治疗师近端的手在股骨线上牵拉，并旋转以抗阻外旋和内收。维持牵引会引导阻力在恰当的弧上。

8）结束姿势：足处于背屈内翻位。膝关节完全伸展。膝关节完全屈曲伴充分的内收和外旋，使膝关节和足跟与右肩关节在一条对角线上。

（4）伸展-外展-内旋：见表6-4-8。

表6-4-8 下肢"伸展-外展-内旋"模式

关节	起始位	终止位
髋	屈曲、内收、外旋	伸展、外展、内旋
膝	伸展	伸展
踝	背屈、内翻	跖屈、外翻
脚趾	伸展	屈曲

1）抓握：①远端的手：治疗师的左手握住患者足的跖面，大拇趾在脚趾底部以促进脚趾屈曲，手指握住足的内侧缘，同时治疗师的手掌底立即沿着外侧缘施加压力。②近端的手：治疗师的右手握住大腿的后外侧。

2）拉长的体位：牵拉整个腿同时使足背屈与内翻。当治疗师抬患者腿至屈曲和内收时，继续牵引并保持内旋。

3）身体力学：跨步站立面向患者的右肩。治疗师的重心在前脚上。让患者推治疗师向后使重心到后脚上，然后向后跨一步，治疗师的重心继续向后转移。保持肘关节靠近身边，以便用身体和腿施加阻力。

4）牵拉：近端的手通过快速牵引以牵拉大腿。用远端手的前臂向上牵引胫骨，同时进一步牵拉患者的足至背屈与内翻。

5）指令："脚趾用力，足向下、向外推""推"。

6）运动：脚趾屈曲，足和踝关节跖屈与外翻。外翻引起髋关节内旋，这些运动同时发生。大腿向下活动至伸展与外展，保持内旋。继续此运动引起躯干伸展伴左侧弯。

7）阻力：治疗师远端的手对外翻施加阻力伴有对足底的挤压。挤压力抗阻跖屈和髋关节伸展。施加于髋关节外展与内旋的阻力来自抗阻外翻的力。治疗师近端的手向起始位抬大腿。上抬抗阻髋的伸展和外展，手的位置从侧面到后面，给内旋施加阻力。当髋关节达到完全伸展时，治疗师远端的手继续对足给予挤压，近端的手对大腿挤压。

8）结束姿势：足处于跖屈伴内翻位，脚趾屈曲。膝关节保持完全伸展，髋关节尽可能地过伸，同时持续外展与内旋。

【PNF 技术在偏瘫治疗中的应用】

一、偏瘫迟缓期

（一）应用模式进行被动活动

迟缓期的首要目标就是通过刺激偏瘫侧肢体，增加各种信息输入，促进大脑对肢体的支配与控制功能。而上、下肢的肌肉在各自两个对角线、四个方向的模式进行被动活动和牵伸，能最大程度的牵伸上、下肢的肌肉，能获得更多的本体感觉信息的输入。因此，对偏瘫迟缓期的患者进行被动活动时，可应用模式来进行被动活动和牵伸。

（二）肩胛模式与骨盆模式的应用

1. 翻身训练　迟缓期的患者上、下肢处于软瘫状态，但往往患者的肩胛和骨盆能进行一定程度的运动，因此可以应用肩胛模式和骨盆模式来训练患者翻身。

（1）程序

1）促进的模式

2）适当的抗阻

3）牵拉

4）患者的体位

（2）技术

1）节律性启动

2）起始位反复牵伸

3）全范围反复牵伸

4）重复

（3）模式

1）肩胛"前下"模式

2）骨盆"前上"模式

2. 促进上、下肢活动 上肢和下肢分别通过肩胛和骨盆连接在躯干上，上、下肢的运动模式中同时都有肩胛和骨盆模式。对于迟缓期的患者，通过肩胛和骨盆的运动模式能激活和促进上肢和下肢的运动与稳定。

（1）程序

1）适当的抗阻

2）视觉

3）牵拉

4）患者的体位

（2）技术

1）起始位反复牵伸

2）等张组合

（3）模式：肩胛、骨盆各运动模式。

（三）坐位平衡训练

偏瘫迟缓期的患者应尽早进行坐位平衡的训练，加强躯干肌肉力量，增强躯干稳定。

1. 程序

（1）挤压

（2）视觉

（3）手法接触

（4）适当的口令

2. 技术

（1）等张组合

（2）稳定反转

（3）动态反转

（4）节律性稳定

二、偏瘫痉挛期

偏瘫患者进入痉挛期后，肌张力开始升高，开始出现共同运动。此期应用 PNF 技术，结合特定的 PNF 运动模式，引导训练患者增强肌力和主动关节活动度，提高协调和控制能力，增强稳定和平衡。

（一）增强肌力和主动关节活动

1. 程序
（1）适当的抗阻；
（2）强调顺序；
（3）牵拉；
（4）牵引或挤压；
（5）患者的体位。

2. 技术
（1）起始位反复牵伸；
（2）全范围反复牵伸；
（3）等张组合；
（4）动态反转。

3. 组合
（1）弱肌模式全范围反复牵伸与拮抗肌动态反转组合；
（2）在活动度强点的节律性稳定继以弱肌模式的反复收缩。

（二）提高协调和控制能力

1. 程序
（1）促进的模式；
（2）手法接触；
（3）视觉；
（4）适当的言语提示，患者进步后，减少提示。

2. 技术
（1）节律性启动；

（2）等张组合；

（3）动态反转；

（4）稳定反转；

（5）重复。

3. 组合

（1）节律性启动，进阶到等张组合；

（2）节律开始后反转，进阶到拮抗肌反转；

（3）等张组合与稳定或动态反转结合的组合。

（三）增强稳定和平衡

1. 程序

（1）挤压；

（2）视觉；

（3）手法接触；

（4）适当的口令。

2. 技术

（1）稳定反转；

（2）等张组合；

（3）节律性稳定。

3. 组合

（1）拮抗肌动态反转渐进至稳定反转；

（2）动态反转（离心）渐进至稳定反转。

三、步态训练

（一）步态训练的程序

步态训练的重点在患者的躯干，通过在步态支撑期对骨盆的挤压，摆动期对骨盆的牵拉反射，促进下肢和躯干的肌肉。手的正确放置使治疗师能控制患者骨盆的位置，根据需要移动骨盆向前或向后倾斜。当促进了骨盆的运动和稳定后，腿的功能进一步提高。治疗师的手还可以放在肩上和头上，以便稳定或促进躯干旋转。

在对角线方向给平衡和运动施加阻力最为有效。治疗师通过站在选择的对角方向上控制阻力的方向。治疗师的体位也可以使治疗师利用体重来帮助增加阻力和挤压骨盆及下肢。

抗阻步态活动是正常步行的升级。体重转移时，大幅度的身体运动被抗阻。步行时，骨盆运动越大，迈步就越高。对大幅运动的阻力，可帮助患者增加肌力和功能性站立及行走所需要的技能。

（二）挤压和牵拉

挤压促进腿的伸肌收缩并促进躯干稳定。步行支撑期正确的挤压时机很重要。最初的挤压在足跟触地或刚触地之后以促进负重。挤压可以在支撑期任何时间反复以保持适当的负重。挤压时，把手掌放在髂前上棘上，手指指向后下方，也是用力的方向。保持患者的骨盆轻度后倾，挤压力的方向应通过坐骨结节朝向患者足跟。快速的应用挤压并在施加阻力时保持挤压。

牵拉反射促进腹肌和下肢屈肌收缩。牵拉的正确时机是当所有的体重离开该足时（足趾离地）。牵拉应使骨盆向下向后移动，不要使患者身体绕支撑足旋转。

（三）挤压和牵拉反射的应用

1. 站立 应用挤压促进平衡和负重（图 6-4-13）。立即给予阻力以引起肌肉收缩。阻力的方向决定了哪些肌肉被强化：

（1）阻力的方向指向对角线后方，促进并加强躯干前面和四肢肌肉。

（2）阻力的方向指向对角线前方，促进并加强躯干后面和四肢肌肉。

旋转阻力促进并加强所有的躯干和四肢肌肉，重点在它们的旋转成分上。

通过肩带的挤压和阻力，作用更多的是在躯干上部肌肉。把手放在肩带顶部给予挤压。在给予任何向下的压力之前，必须保证患者脊柱正确的排列位置。

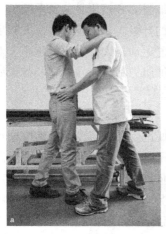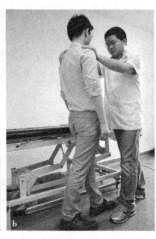

图 6-4-13　行负重和稳定训练

a. 在骨盆上；b. 在肩上

2. 步行　指的是患者向前步行，治疗师在患者的前面，阻力向后向下。同样的原则适用于患者向后或向侧方行走。当患者向后走时，治疗师站在患者后面，阻力向下向前。侧向的步行可增加患者的侧面平衡和稳定，治疗师站在患者侧面，阻力向下向侧面。

3. 摆动腿　牵拉和抗阻骨盆向上向前的运动，既促进骨盆运动也促进摆动屈髋（图 6-4-14）。也可以用"强调顺序"进一步促进屈髋。通过锁住骨盆做这个运动，直到髋开始屈曲，腿向前摆动。在正常步行中骨盆在摆动期初期的倾斜很小，但是躯干和腹肌必须有足够的张力控制正常的腿摆动。

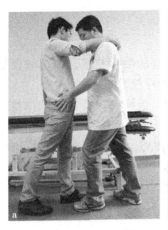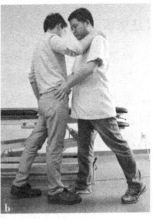

图6-4-14 牵拉和抗阻骨盆促进骨盆运动并摆动屈髋

a. 向后下抗阻骨盆；b. 挤压负重

4. 支撑腿 挤压组合抗阻骨盆向前运动，促进并加强伸肌（图6-4-15）。给予支持腿在足跟着地之后或足跟刚着地时，向下向后的挤压以增进承受体重。在支撑期任何时间再次挤压以保持适当的负重，加强本体感觉。

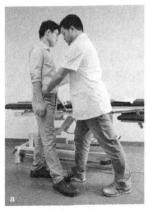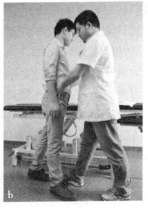

图6-4-15 挤压组合抗阻骨盆促进骨盆运动并加强伸髋

a. 支撑初期挤压负重；b. 支撑中期挤压负重

【注意事项】

1. 根据评定结果，选择适宜的治疗技术。治疗时根据患者的反馈，调节治疗量及调整治疗技术。

2. 患者取舒适安全的体位，治疗师保持正确的体位和身体力线进行操作。

3. 操作时，注意手的抓握技巧，言语提示须简洁、清晰，提供的最大阻力应适宜，牵拉力量不宜过大。

4. 避免患者过度疲劳。

（张　洲）

第五节　运动再学习技术

【概述】

运动再学习技术是在 20 世纪 80 年代由澳大利亚物理治疗教授 J. H. Carr 和 R. B. Shepherd 二人创立提出的一种运动疗法，她们认为神经生理学疗法的主要不足是结合患者的实际需要训练其日常生活的基本功能不够，分析运动问题不够，理论上仍只从神经生理学考虑，忽视了近年来运动科学、生物力学、行为科学、认知心理学等理论成果，同时在疗效上也不够理想。因此，她们提出将侧重点从易化技术转向运动再学习（motor relearning programme，MRP）（或运动控制模式）的观点。该方法主要以运动控制与运动学习、生物力学、运动科学、神经科学、行为科学等为理论基础，把中枢神经系统损伤后运动功能的康复训练视为一种重新学习或再训练的过程。训练时以作业或功能为导向，在强调患者主观参与和认知重要性的前提下，按照科学的运动学习方法对患者进行教育以恢复运动功能。认为康复应该是对患者有意义的、现实生活活动的再学习，而不只是易化或练习非特异性的活动。

MRP 的指导思想是强调早期活动、主动活动及功能性活动。康复训练及创造环境要在患者形成错误运动模式之前开始。

此法主要用于脑卒中患者，也可用于其他运动障碍的患者。MRP 目前已在许多国家推广应用。

【治疗原理】

MRP 的基本原理包括脑损伤后功能恢复的机制和学习运动技巧的几个基本要素。

（一）脑损伤后功能恢复

脑损伤后功能恢复主要依靠脑的可塑性和脑的功能重组理论，但重组的主要条件是需要反复练习，如缺少有关的练习，有可能发生继发性的神经萎缩或形成不正常的神经突触。

（二）上运动神经元损害综合征

她们认为与上运动神经元损害有关的失控特点除表现为阳性特征和阴性特征外，又根据近年临床研究的进展提出上运动神经元损害还具有一组适应特征。认为神经系统、肌肉和其他组织的适应性改变和适应性运动行为，很可能是构成此临床体征的基础，并提出了相应的临床干预措施，即康复不仅要早开始，同时要主动。早期主动活跃的康复，可使肌肉、骨骼和行为性的改变及阴性特征减少到最小的程度。缺乏活动或制动会导致软组织的适应减少和习惯性失用。康复训练要针对患者在功能性活动中学习运动控制和发展力量及耐力。

上运动神经元损害综合征表现：

1. 阴性特征　主要是指急性期的"休克"，肌肉无力，缺乏运动控制，肌肉激活缓慢，丧失灵巧性等。主要是由于对脊髓运动神经元的下行输入减少和运动激活的共济能力缺损，不能产生和安排肌肉的力量，这是上运动神经元主要的基本缺损。加上由于失神经支配，制动和失用造成的软组织的适应性改变，是功能残疾的主要原因，是重获有效功能的主要障碍。

2. 阳性特征 主要指所有夸大的正常现象或释放现象及增强的本体感觉和皮肤的反射（痉挛状态），如折刀现象、过高的腱反射和阵挛、Babinski 征等。阳性特征出现的原因是来自锥体外系而不是锥体系，并可能与继发的功能紊乱有关。Carr 等通过综合大量有关的实验和临床研究后指出：痉挛状态和张力过高不只是由于神经机制的原因，也与肌肉和肌腱的物理特性改变有关，即可由非中枢神经系统的因素如制动和失用引起。强制的制动可引起肌肉、肌腱和结缔组织物理特性的改变，包括肌小节的丧失、肌肉横桥连接的改变、水分丧失、胶原沉积和黏滞性改变等，因而造成肌肉挛缩、僵硬和张力过高。

此外，异常的运动模式也可能反映对运动行为的功能性适应，它由肌肉力弱（瘫痪）和肌力不平衡、肌肉长度改变和僵硬引起，而不单纯是异常运动的释放。痉挛状态常伴有肌肉的挛缩，而预防软组织的挛缩可减轻痉挛。

3. 适应特征 主要指身体容易产生适应性变化。它主要指肌肉和其他组织的生理学、物理学和功能的改变及适应性的运动行为。急性脑损伤后，肌肉和其他软组织的适应是指直接由于脑损伤造成的肌肉无力及随后继发的失用。制动可引起肌肉、肌腱、结缔组织特性的改变，因而造成肌肉萎缩、僵硬、张力过高。适应性行为是病损后患者根据神经系统的状态来做出反应，它尝试用不同于正常的运动模式或方法来达到目的。病损后运动模式是由以下因素造成的：

（1）病损的作用：病损是构成运动失控特性的基础。由于肌肉无力，患者在努力完成动作时便由较强壮的肌肉产生过度的力量。如在上肢，特别是那些双侧神经支配的肌肉，如肩带升肌。

（2）肌肉骨骼系统的状态：制动会导致肌肉和其他软组织相应长度的改变。肌肉可延展性的丧失，不只会影响肌肉通过的关节，而且将影响有关的身体节段，如足底肌肉挛缩不仅阻碍踝背屈，而且妨碍髋关节的伸展。

（3）完成动作的环境：如患者大部分时间消磨在轮椅上，由于下肢处在屈曲位，会引起腿部位长度的改变——髋和膝屈肌缩短及跖屈肌缩短。又如患者只用健手而不用患手推动轮椅，那么会完全丧失患肢的能力，而产生"习惯性弃用"。强迫使用患肢，可获得患肢较好的改善功能。

（三）限制不必要的肌肉运动

脑卒中后肌肉活动恢复时，可发生几种错误的倾向，并通过用力而加重，即可能活动了不应活动的肌肉；可能肌肉收缩过强以代偿控制不良；可能活动了健侧而非患侧，虽活动了应活动的肌肉，但肌肉间的动力学关系紊乱。因此，运动学习包括激活较多的运动单位和抑制不必要的肌肉活动两方面，最好按运动发生的先后顺序对完成动作的肌肉进行训练。运动学习过程中，要保持低水平用力，以免兴奋在中枢神经系统中扩散。

（四）反馈对运动控制的重要性

除了外部反馈（眼、耳、皮肤等）、内部反馈（本体感受器和迷路等）外，反馈还包括脑本身信息的发生。中枢神经系统在运动技能的获得与维持中有相当大的自主性与独立性，许多运动程序是遗传赋予的。动机、意志等在动作技巧的形成和改善中起主要作用，并通过意向性运动输出与运动方案的比较，对运动进行监测。有本体感觉和触觉缺陷不一定是脑卒中预后不良的指征，通过明确目标、视听反馈和指导，患者将学到有效的运动。运动训练本身有助于改善患者的感知觉，需同时强调在运动学习中利用视觉和语言反馈的重要性。

（五）调整重心

人体由形态不同的各部分组成，当身体各部分处在正确对应关系时，仅需极少的肌肉能量就能维持站立姿势的平衡。运动时人体姿势不断变化，其重心也不断改变，因此，需要体位调整才能维持身体的平衡，体位调整既有预备性又有进行性，并与运动种类和环境有密切关系。在运动开始前，预备性的肌肉活动就设定了肌肉的力学参数，从而在干扰发生前就建立了机体的运动学的联系，使干扰的影响减至最小。平衡不仅是一种对刺激的反应，还是一种与环境间的相互作用。人们为了完成任务，需要选择自己所需要的信息，而不是仅仅对刺激反应。视觉对平衡很重要，它给我们提供了与周围环境的相对位置的信息，在某些情况下，视觉信息的作用超过了本体感觉信息的作用。

要在完成运动中动态地去掌握平衡并使患者重新具有主动性的信息搜集能力，训练中要注意：在正常支持面上纠正身体各部分的对线，当患者通过体位转换来学习体位调整时，要监测其对线关系。平衡具有特殊性，只有通过某种体位的训练才能恢复该体位下的平衡控制。

（六）训练要点

1. 目标明确，难度合理，及时调整难易度，逐步增加复杂性。

2. 练习与日常生活功能相联系的特殊作业，模仿真正的生活条件，练习要有正确的顺序。

3. 开放性技术和闭合性技术相结合。前者指适应环境变化而完成运动；后者指在没有环境变化时完成运动。为增加患者的灵活性，需要用开放性技术在不同环境条件下进行作业训练。

4. 整体训练和分解训练相结合。

5. 指令明确简练。学习技巧分认知期、联想期和自主期三个阶段，不同阶段要给予不同指令。在学习早期，口头和视觉指令是主要的，而间断应用触觉指令可以加强视觉指令。

6. 避免错误的训练，否则纠正很困难；同时要注意，健侧代偿会导致患侧的失用。

7. 患者要主动参与，注意力要集中。鼓励患者采取积极的态度，了解自己的主要问题以及解决问题的对策。想象练习或复述作业有助于学习，在患者重获肌肉收缩能力以前就可以使用。

8. 训练安排。训练应是持续的，在治疗人员直接训练的其余时间，制订一个训练计划很重要。患者可自我检测执行情况，运动类别、时间和次数要依据患者技术水平和目标而定。中等负荷对发展肌力和心肺耐力是必要的。应用录像和图片演示有助于训练。

9. 患者出现疲劳时，要考虑可能的原因，如服用过量镇静剂或肺活量降低。训练后正常程度的疲劳，可通过适当休息或让其从事另一种动作训练来消除。

（七）创造恢复和学习的环境

丰富的环境是运动学习所必需的，它可以刺激大脑的可塑性和重组，可确保训练从特定的康复环境转移并融入日常生活。良好的恢复和学习环境因素为：

1. 入院和转诊　尽早住院和及时介入康复治疗。

2. 脑卒中单元　脑卒中患者应住脑卒中单元（stroke units，康复病房），其特点是能正确认识和处理脑卒中患者的特殊情况，将工作人员的技能和兴趣集于一体，保证患者的康复和护理质量。

3. 制订康复治疗计划　包括一般计划（鼓励参与日常和社交活动）和为解决特殊问题而制订的专门计划，患者应积极参与制订自己的生活计划。

4. 坚持练习　运动学习要有量的积累，应在治疗时间之外的其余时间进一步学习。训练要多样化，不要局限于治疗师一对一的训练，还可以采取小组训练、学习班训练、个人独立训练等方式以增加练习的机会。

5. 动力 必须有计划地激发患者的动力。治疗师对患者的操作要进行评定或录像，以便让患者看到自己的进步。若患者表现消沉，应找出原因。

6. 智力的刺激 脑卒中后很多患者常感到反应迟钝和注意力难于集中。MRP 强调认知的重要性，要求患者主动参与，使之得到认知的刺激。早期的直立位（坐或站）可以激发智力。但是，很多患者仍需心理治疗，以帮助其组织思维活动和治疗认知感知能力障碍。不要轻易认为抑郁、情绪不稳和思维混乱是永久性的认知障碍。

7. 教育计划 对患者及其家属的教育计划应包括讲课和讨论。使其了解脑卒中对身体和精神的影响、脑的适应能力、康复方法、出院计划和家庭及社区对康复的参与等。

8. 良好的训练氛围 包括宽敞的训练空间、训练器械及训练方法的多样性等。

9. 出院计划 出院准备包括患者的室内外改造，了解其生活的需要，出院后能力的保持与进步等，给予合理的建议及采取必要的措施。

【适应证与禁忌证】

1. 适应证 脑卒中、脑瘫及其他有运动功能障碍的患者。
2. 禁忌证 脑卒中后生命体征不稳定者等。

【仪器设备】

治疗床、治疗凳、治疗桌、平衡杠、弹力带及常用生活用品等。

【操作程序】

运动再学习方法由七部分组成，包含了日常生活中的基本的运动功能。即上肢功能、从仰卧到床边坐起、坐位平衡、站起与坐下、站立平衡、行走功能、口面部功能（本书口面部功能不在此赘述）。

各部分顺序安排无关紧要，彼此间无连贯意义。治疗师宜根据患者存在的具体问题选择最适合患者的部分开始训练。

运动功能训练每一部分又分为七个步骤：①分析：以基本运动成分作为一个分析模式或框架，从行为学、运动学、动力学、神经学、肌肉学等方面观察、比较、分析，找出缺失的运动成分及存在的问题。运动再学习所指的"成分"原意是指看得见的关节移动（如伸肘），而每项作业所列的"基本成分"实际上就是这些移动。"成分"可以为一组肌肉（如股四头肌）或者在一个特定的协同运动中肌肉间的一种空间时间关系。②软组织牵伸：保持软组织的长度，防止挛缩畸形及肌张力增高。牵伸包括持续牵伸和短暂牵伸，早期就要开始牵伸，训练前、训练中随时运用，贯穿训练的始终。③诱发肌肉活动（分解练习丧失的运动成分）：运用电刺激、想象性训练、主动控制训练诱发肌肉收缩。针对患者丧失的运动成分，通过简洁的解释和指令，反复多次的练习，并配合语言、视觉反馈及手法指导，重新恢复已丧失的运动功能。④练习作业（整体练习或功能性训练）：把所掌握的运动成分与正常功能活动结合起来，在不同的环境不断纠正异常，使其逐渐正常。⑤力量训练：对已有部分功能的肌肉进行肌力训练。⑥优化运动技巧：在不同的环境和任务下增加技巧、难度、灵活性、复杂性。⑦训练的转移：在开放性环境及真实的生活环境中练习已经掌握的运动功能，使其不断熟练。

一、上肢功能训练

（一）正常功能及基本运动成分

上肢功能基本上包括两组活动：够物和操作（抓握、松开、操作）。肩臂的主要功能是使手在操作时放在适当的位置，手的主要功能是为了一定目的去抓握、放开及操作物体。

1. 上肢（肩臂和手）的正常功能

（1）伸到各个不同方向，将物体从一处移到他处。

（2）手臂在身体不同位置上抓住和放开不同物体。

（3）在手内转动物体。

（4）为特定目的使用各种工具。

（5）双手同时操作。

尽管上肢的功能是复杂的，但它有基本的运动成分。当然，这些部分单独活动是不能完成复杂的运动作业的，患者首先要激活这些基本成分，然后在具体作业所需的特定协同运动中和其他肌肉关节活动进行组合。

2. 肩臂的基本成分

（1）肩关节外展。

（2）肩关节前屈。

（3）肩关节后伸。

（4）肘关节屈曲和伸展。

这些成分经常伴随着适当的肩带运动和盂肱关节的旋转。要注意当臂外展30°后，盂肱关节与肩胛关节运动的比例是5:4，而在30°以前其比例大约为6:1。

3. 手的基本成分

（1）桡侧偏移伴伸腕。

（2）握住物体，伸腕和屈腕。

（3）拇指腕掌关节的掌外展和旋转（对掌）。

（4）各指向拇指的屈曲结合旋转（对指）。

（5）在指间关节微屈时各掌指关节屈曲和伸展。

（6）手握物体，前臂旋后和旋前。

（二）分析患者的上肢功能

以上肢基本运动成分作为一个分析模式或框架，从行为学、运动学、动力学、神经学、肌肉学等方面观察、比较、分析，与患者的运动表现对比，找出缺失的运动成分及存在的问题。

（三）软组织牵伸

上肢易挛缩、肌张力增高的肌肉及常用牵伸方法：

短暂被动牵伸：20秒，重复4~5次。

持续被动牵伸：20~30分钟，每日2~3次。

1. 将手置于墙上、桌面上或坐在床上进行徒手短暂或持续牵伸（指长屈肌、腕屈肌、拇内收肌），见图6-5-1，图6-5-2。

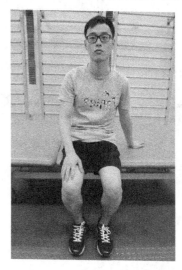

图 6-5-1　坐在床上牵伸

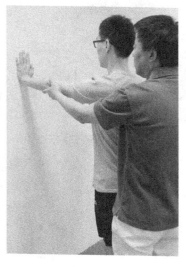

图 6-5-2　手置于墙上牵伸

2. 前臂置于桌面上，压住拇指腕掌关节处掌侧，短暂或持续牵伸（前臂旋前肌），见图6-5-3。

3. 仰卧位，双手置于头后（图6-5-4）；坐位，上肢置于桌上（图6-5-5），短暂或持续牵伸（盂肱关节内收、内旋肌）。

4. 特制夹板：持续牵伸拇内收肌、指蹼、前臂旋前肌（图6-5-6）。

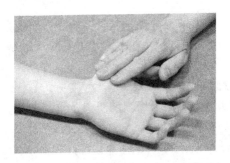

图 6-5-3　压住拇指腕掌关节处牵伸旋前圆肌

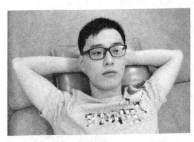

图 6-5-4　双手置于头后牵伸

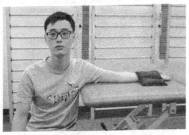

图 6-5-5　上肢置于桌上牵伸

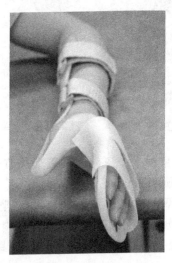

图 6-5-6　特制夹板持续牵伸

应教会患者及家属各种牵伸方法，作为治疗的常规。

（四）诱发肌肉收缩（分解练习丧失的运动成分）

上肢的运动必须在脑卒中早期进行训练。手的运动不能等到肩关节有一些功能恢复时才开始进行。功能恢复不是必须按从近端到远端的顺序发生的，不要试图在重获手的控制前必须先控制肩关节。肌肉常容易在特定长度下用离心收缩而不是用向心收缩的方式开始被激活。无论坐位或卧位，患者很难在其上肢放在身体侧位的情况下激活肩周的肌肉，因为举上肢所需的肌肉处于不利的力学位置。另一个要考虑的重要因素是肌肉正常发挥功能的方法。单个肌肉或部分肌肉是依据其正在进行的作业而和其他肌肉起协同作用的。如果一块肌肉不能按它原动肌的功能来收缩，可能作为协同肌而收缩。

1. 诱发上肢前伸的肌肉活动（前锯肌），见图6-5-7。

患者仰卧位，治疗师举起其上肢并支持在前屈位，让患者尝试朝上向天花板伸。

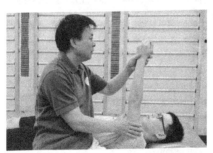

图6-5-7　诱发上肢前伸的肌肉活动（前锯肌）

指令：

（1）"向上朝天花板伸。"

（2）"想着用你的肩关节。"

（3）"现在让你的肩关节慢慢回到床上。"

此动作如有困难可先在健侧卧位进行。

2. 患者仰卧位，治疗师支持患者的盂肱关节，诱发肱三头肌的离心、向心收缩（图6-5-8）。

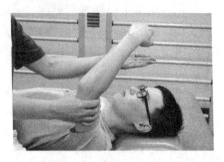

图6-5-8 诱发肱三头肌的收缩

指令：

（1）"将你的手向头部慢慢落下。"

（2）"再用力抬起来，离开头部。"

3. 患者仰卧位，治疗师将患者的手放在额头上，诱发肩内收肌（胸大肌）的向心、离心收缩（图6-5-9）。

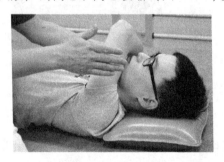

图6-5-9 诱发肩内收肌（胸大肌）的收缩

指令：

（1）"将你的肘关节慢慢放到外侧的枕头上。"

（2）"用力将手再触摸额头。"

4. 患者仰卧位，上肢置于体侧，治疗师一只手支持患者的肘关节，一只手握住腕关节，诱发肩前屈肌（三角肌前部）的向心、离心收缩（图6-5-10）。

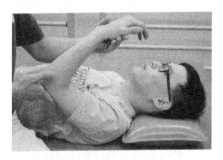

图6-5-10 诱发肩前屈肌（三角肌前部）的收缩

指令：

（1）"用力将你的手向头部移动。"

（2）"慢慢落到我的腿上。"

一旦患者能控制一些肌肉活动，如三角肌、胸肌和肱三头肌时，应进一步做下面的活动。

5. 患者练习保持上肢于前屈位，并控制在各个方向和不断增加的范围内活动。治疗师引导患者需要活动的轨迹（图6-5-11）。

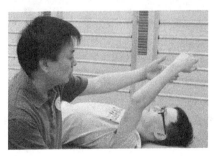

图6-5-11 在各个方向和不断增加的范围内活动

（1）指令

1）"向上伸手，肘关节保持伸展。"

2）"看你能否随我的手活动。"

（2）要点

1）离心收缩与向心收缩训练相结合。

2）活动范围由小到大。

3）活动时避免肩内旋及前臂旋前。

4）肩胛骨要一起活动。

5）如果肩出现疼痛，用很小的力量牵伸一下，避免关节面之间夹住软组织。

6）在肩外旋情况下前屈或外展肩关节。

6. 患者坐位，练习肩向前伸及肩的前屈

患者应在所能控制的范围内活动，并逐渐增加活动范围。当患者能控制其肩关节前伸大于 90°时，应于 90°以下在较小的运动范围内练习前伸，直至能在坐位和站位将手臂从侧位屈曲前伸和外展前伸（图 6-5-12）。

（1）指令："向前伸触及这个（物体），不要让你的手臂落下来。"

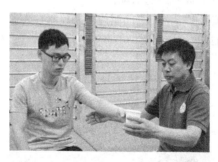

图 6-5-12　坐位练习肩向前伸及肩的前屈活动

（2）要点

1）避免肩带过度上抬代偿肩屈曲或外展不足。

2）训练应包括前臂中立位及旋后位的够物活动而不仅是旋前。

3）训练时给予目标。

7. 诱发训练伸腕 用腕关节桡侧偏移引发腕伸肌的活动通常是较为有效的。上肢放在桌上，前臂中立位，手握纸杯，手伸出桌子的边缘（图6-5-13）。

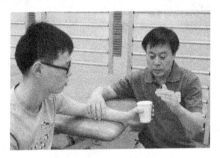

图6-5-13 诱发训练伸腕（手伸出桌子的边缘）

（1）指令

1）"将杯子端起来。"

2）"把它慢慢放低。"

一旦引发一些伸肌活动，就做下一动作：前臂处于中立位，患者练习拿起杯子、伸腕、放下、屈腕、再放下（图6-5-14）。患者应尽量握住杯子。

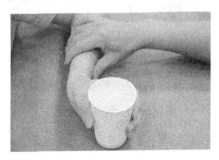

图6-5-14 诱发训练伸腕（伸腕、放下，屈腕、再放下）

患者也可练习向后移动手以触碰一个物体，并尽可能快地增加其移动的距离；也可以让他沿着桌面用手背推动物体（图6-5-15），这其中包括腕和臂的运动。

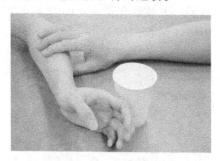

图6-5-15　诱发训练伸腕（沿着桌面用手背推动物体）

（2）要点

1）用桡偏，不能屈肘。

2）不鼓励前臂旋前倾向。

8. 训练前臂旋后　患者坐位，手握圆筒状物体，试着前臂旋后以使该物体的顶部接触桌面（图6-5-16）。

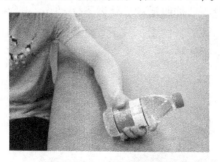

图6-5-16　训练前臂旋后

（1）指令："让瓶顶接触桌面。"

（2）要点：除非作业需要，否则不允许前臂抬起离开桌面。

9. 训练拇外展和旋转（对掌）　坐位，治疗师握其前臂使之处于中立位及伸腕，患者试着抓住和放开杯子。鼓励患者在掌指关节拇外展时其余手指伸展（图6-5-17）。

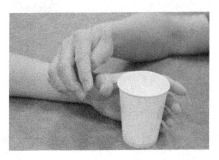

图6-5-17　训练拇外展和旋转（对掌）

（1）指令

1）"张开你的手去拿这个东西。我会帮你的。"

2）"现在放开手。"

（2）要点

1）不能屈腕或前臂旋前。

2）当其拇指稍能活动时，要求他在放开物体时确保拇指外展，而不是伸展腕掌关节使拇指向物体上方滑动。

3）确保拇指姿势正确，即用拇指的指腹去抓握物体而不是用拇指内侧缘去抓物体。

另一相似的活动是向侧方移动拇指去触碰物体或让患者尝试外展拇指腕掌关节去推开一个轻的物体。

10. 训练手的桡侧和尺侧相对（对指）　患者前臂旋后，练习拇指和其他手指相碰（图6-5-18），特别是第四、五指，治疗师示范如何将手掌握成杯状。

（1）指令

1）"用你的小指尖碰拇指，确保你的拇指和小指都在动。"

2）"让你的手成为杯状。"

（2）要点

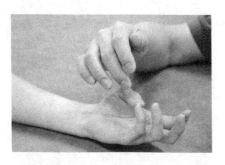

图 6-5-18 训练手的桡侧和尺侧相对（对指）

1）确保腕掌关节活动而不只是掌指关节活动。

2）拇指尖和其他指尖要碰上。

（五）练习作业（整体练习或功能性训练）

将上肢够取与平衡结合起来。

1. 坐在凳子上向前、侧、后方拾起物体并把它转移到另一地方，再拾起来，放在另一个更远的地方。

2. 坐位，训练双手拾起大的物体。

3. 站立位，训练指向一个目标的不同部分（在墙壁的纸上画画）。

4. 站立位，向下拾起物体，放在凳子上或地上（不同的距离）。

5. 站立位，向上够取不同高度的物体。

（六）肌力训练

所有重获产生肌力能力的患者都可能获利于肌力训练，特别是在上肢前屈 90°或 90°以上体位进行活动时使用的肌肉，以及参与抓握、握持物体的肌肉。

训练方法：

1. 根据能力逐渐增加量和强度（阻力大小和重复次数），渐进抗阻法。

2. 力量训练增加肌力而不会增加痉挛。

3. 不同颜色的弹力带、握力器等。

4. 手抓重物操作练习。

（七）优化运动技巧的练习

1. 每一个指尖按顺序尽可能与拇指对指（尽量快）。

2. 用每个手指敲打桌面。

3. 手掌握住豆子并倒入盘中。

4. 将硬币从桌上拨到另一只手的手掌中（换手做）。

5. 用拇指和其他手指拿起物体并放在不同地方。

6. 拿起铅笔把它放在桌上逆时针、顺时针转动，设立目标线。

7. 堆砌麻将牌。

8. 从桌子的一侧拿起大的物体并放到另一侧（不同重量、不同距离）。

9. 拿起一玻璃杯水并喝水。

10. 敲击键盘。

11. 画画、写字。

12. 追踪圆圈轨迹，但不能碰到线（准确性）。

13. 木钉板插孔、拼板游戏、玩纸牌、翻书。

14. 转门把手。

15. 拍球、接球。

16. 拿着装满水的玻璃杯行走。

以上作业要点：

1. 指腹相对而不是侧面。

2. 腕关节伸展。

3. 对指活动在腕掌关节。

4. 双手练习。

一旦患者有能力用患肢控制简单的活动，就应该开始双手训练，双手练习活动能重获双上肢和手间的时间顺序协调能力，可以改善使用健手时的笨拙不灵活（因脑损伤影响同侧通路）。

（八）训练的转移

将学习掌握的运动功能转移到日常生活中。

二、从仰卧到床边坐起的训练

（一）正常功能及基本成分

脑卒中后早期的患者，从仰卧到坐位时有效的方法是先转向健侧，然后坐起，这样可避免患者从仰卧位坐起时对健臂的过度使用；这也是他人利用患者的肩和骨盆作杠杆，用最少的帮助使患者坐起的方法。治疗师不应拉起患者的身体以达到坐位，而应让患者再学习此动作的基本成分，参与坐起，避免过度使用健侧。

1. 转向健侧位时的基本成分

（1）颈的旋转和屈曲。

（2）患髋和膝屈曲。

（3）患肩关节屈曲和肩带前伸。

（4）躯干旋转。

2. 从侧卧坐起时的基本成分（图 6-5-19）

（1）颈侧屈。

（2）躯干侧屈（当进行上两个动作时，外展下面的臂）。

（3）提起双腿并向床边放下。

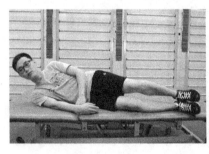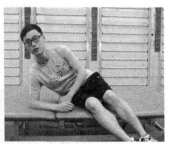

图 6-5-19　从侧卧坐起时的基本成分

（二）分析从仰卧到床边坐起功能

以仰卧到床边坐起基本运动成分作为一个分析模式或框架，从行为学、运动学、动力学、神经学、肌肉学等方面观察、比较、分析，与患者的运动表现对比，找出缺失的运动成分及存在的问题。

（三）诱发肌肉收缩（分解练习丧失的运动成分）

训练颈侧屈：治疗师帮助患者从枕头上向侧方抬头，当患者让其头部降回枕头上时，注意离心收缩其侧屈的肌群。然后，患者练习侧抬头（图 6-5-20）。

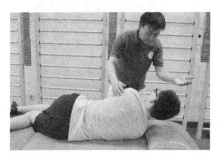

图 6-5-20　训练颈侧屈

（1）指令

1）"把头从枕头上向侧方抬起。"

2）"慢慢放到枕头上。"

（2）要点：颈部不能旋转或前屈。

（四）练习作业（整体练习或功能性训练）

1. 练习从侧卧坐起　开始可帮助患者从侧卧坐起，当治疗师帮助患者坐起时，嘱患者侧屈头，治疗师将一只手放在他的肩下，另一只手下推其骨盆。治疗师可能要帮助将其腿移过床边，逐渐过渡到患者能独立坐起（图 6-5-21）。

（1）指令

1）"向侧方抬起你的头。"

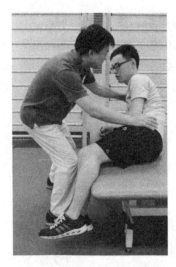

图6-5-21　练习从侧卧坐起

2）"现在坐起来，我会帮助你的。"

（2）要点

1）不要拉患者的手臂。

2）提醒患者侧抬头。

3）在开始做这个动作以前，可能需要先将患者双腿移过床边。

4）不要让患者重心后移。

5）患者用健臂作为杠杆。

2. 帮助患者躺下

（1）指令

1）"将你的身体向你的手臂处下移。"

2）"慢慢放下你的头。"

（2）要点

1）不要拉患者的手臂。

2）提醒患者控制头的位置。

3）不要让患者身体重心后移。

(五) 肌力训练及优化运动技巧

主动、反复多次的练习，逐渐减少帮助，直到能独立完成以增加肌力及熟练程度。

(六) 训练的转移

将学习掌握的运动功能转移到日常生活中。

三、坐位平衡训练

(一) 正常功能及基本成分

主动的坐位平衡要求身体对线，在每项作业时配合身体重心的转移，而做出正确的准备和不断进行姿势的调整。坐位平衡是指一种坐的能力，它包括坐时没有过度的肌肉活动、坐位移动、进行各种运动作业，以及在坐位时的移出移入。当身体某一部分移动时，重心的位置发生改变，这就需要身体的其他部分运动以平衡身体。重心的轻微移动（甚至头、躯干和肢体轻微的活动）也包含一些准备性的和不断进行的肌肉活动。一般来说，只有当重心移动得太远以至失去平衡时才用臂或手作为保护性的支撑。

1. 直立坐位时坐位对线基本点和坐位平衡基本成分

(1) 双脚和双膝分开 10cm。

(2) 体重平均分配。

(3) 屈双膝的同时伸展躯干（双肩在双髋正上方）。

(4) 头平衡在水平的双肩之上。

2. 要达到的能力

(1) 准备姿势的调整。

(2) 针对具体的运动或正在进行的运动作业进行不断的姿势调整。

(二) 分析患者坐位平衡功能

以坐位对线基本点和坐位平衡基本成分作为一个分析模式或框架，从行为学、运动学、动力学、神经学、肌肉学等方面观察、比较、分析，与患者的运动表现对比，找出缺失的运动成分及存在的问题。

（三）软组织牵伸

下肢易挛缩、肌张力增高的肌肉及常用牵伸方法：

1. 持续或短暂牵伸比目鱼肌（图6-5-22）

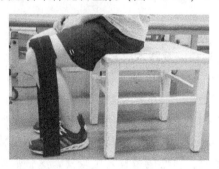

图6-5-22　牵伸比目鱼肌

2. 持续或短暂牵伸腓肠肌（图6-5-23）

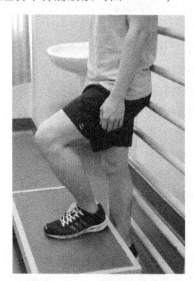

图6-5-23　牵伸腓肠肌

3. 持续或短暂牵伸屈髋肌（图6-5-24）

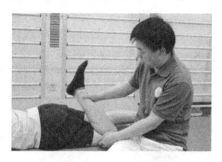

图6-5-24　牵伸屈髋肌

（四）分解练习和整体练习坐位平衡功能

在头几次训练中，如果患者的坐位平衡差，他应坐在一个坚固的矮床上，双脚着地。

1. 头和躯干的运动

（1）治疗师帮助患者向侧方用患侧前臂支撑自己在两三个枕头上，练习坐直（图6-5-25）。

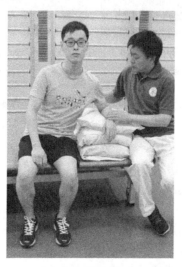

图6-5-25　患侧前臂支撑，练习坐直

指令：①"向健侧侧头和身体。"②"现在用力坐直，我会帮助你的。"

（2）治疗师指导患者如何控制身体向后倒（图6-5-26）。

指令："屈头、身体用力向前坐直。"

（3）治疗师指导患者如何控制身体向前倒（图6-5-27）。

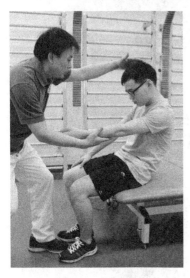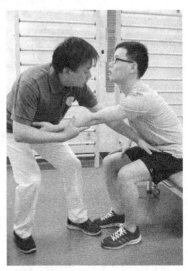

图 6-5-26　患者如何控制
身体向后倒

图 6-5-27　患者如何控制
身体向前倒

指令："双脚用力踩地、抬头、身体向后坐直。"

（4）坐位，双手放在大腿上，患者转头和躯干，越过肩向后看，回到中立位，再做另一侧（图6-5-28）。

1）指令：①"转头向后看。"②"转动你的身体和头。"③"不要向后靠。"

2）要点：①确定患者旋转头和躯干，躯干直立，保持屈髋。②提供视觉目标，增加转动距离。③必要时固定患足，避免髋外展和外旋。④患手勿支撑，足不移动。

（5）头向上看天花板并回到直立位。

1）指令：①"抬头向上看。"②"保持身体前倾。"

2）要点：①给予目标。②躯干直立向前（防止后倒）。

2. 够物动作

（1）坐位，患手向前伸去触碰一个物体（图6-5-29），然后向下朝地板方向和向两侧伸手够物，每次都回到直坐位。

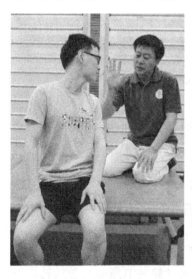

图6-5-28　患者转头和
躯干，向后看

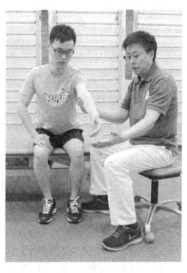

图6-5-29　患手向前伸去
触碰一个物体

（1）指令：①"向前伸手触摸……"②"看这个物体。"③"现在，再坐直……"

2）要点：①够物距离应比手臂长，包括了整个身体运动，尽量接近稳定极限。②向患侧够时，患足负重。③向前方够物时，患者屈髋而非屈躯干。④向各方够物时，必要时治疗师支撑患肢而不是拉拽。⑤防止健侧上肢不必要的运动。⑥患者如不断倒向患侧，治疗师应不断鼓励患者向患侧伸展，接着再回到中立位而不是被动推向健侧。

（2）健手越过中线交叉够物以促使患足负重。

如患者有能力抓握，向前方和侧方用患手或双手拾起地上的物体。

（五）力量训练及优化运动技巧

1. 增加移动距离。

2. 改变速度。

3. 增加移动方向。

4. 减少腿的支撑。

5. 增加物体的重量、体积使双上肢参与。

6. 增加外在时间限制，如接球或拍球。

（六）训练的转移

将学习掌握的坐位平衡功能转移到日常生活中。

四、站起与坐下功能训练

（一）正常功能及基本成分

为了易于描述，从坐到站分为伸展前期和伸展期两个过程，以臀部离开座位为界，组成了身体以髋关节为轴，从水平移动变为垂直运动的连续过程，中间没有停顿。在伸展前期，躯干（脊柱和骨盆为一整体）通过髋关节屈曲向前旋转以及踝关节的背屈引起小腿转动，使身体在脚的上方向前移动。即躯干节段和小腿节段共同组成一个功能整体带动身体前移。伸展期垂直方向的运动是通过髋、膝和踝的特定伸展顺序而产生的。伸膝（臀部离开座位时）在伸髋和伸踝之前。伸肌的主要力量发生在臀部离开座位时。

足的位置：踝背屈 15°（小腿与地面夹角呈 75°）时的位置，是易于站起的最有效的生物力学因素。

躯干转动的时机和角度：从直立位开始，躯干前屈 40°，以适当的速度，中间没有停顿完成从伸展前期（水平面）到伸展（垂直面）的转换。

站起的速度：加快屈髋前移速度，对下肢伸展肌力起促进作用，易于站起。缓慢屈髋前移速度，影响下肢力量，不易站起。

坐下时在力学上与站起不同，是伸肌的离心收缩，同时上半身保持前倾位，缺少站起时的推动力。时间更长，缺乏视觉，需特异训练。

基本成分：

1. 站起

（1）足向后放置。

（2）通过髋部屈曲伴颈和脊柱的伸展使躯干前倾。

（3）双膝向前运动。

（4）伸展髋部和膝部，完成最后站姿。

2. 坐下

（1）通过髋部屈曲伴随颈和脊柱伸展使躯干前倾。

（2）双膝向前运动。

（3）膝屈曲。

（二）分析患者的站起和坐下功能

以站起与坐下的基本运动成分作为一个分析模式或框架，从行为学、运动学、动力学、神经学、肌肉学等方面观察、比较、分析，与患者的运动表现对比，找出缺失的运动成分及存在的问题。

（三）软组织牵伸

下肢牵伸方法见坐位平衡部分。

（四）分解练习丧失的成分

1. 足后置练习（图 6-5-30）。

坐位，双足平放地面上前后滑动（光滑地面或轮滑鞋）。

要点：

1）有自主收缩后加快速度。

2）融入到站起的训练中。

3）此位置电刺激足背屈，有助于此动作训练。

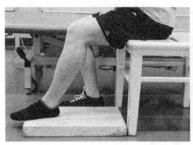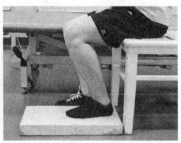

图 6-5-30 足后置练习

2. 有支撑下情况下，训练躯干在髋关节处前后移动。

患者坐位，双上肢放在接近肩高度的桌子上，躯干、头直立，通过双手向前滑使身体前移（图6-5-31），然后回到直立位（目视前方目标），桌子要有足够的宽度。

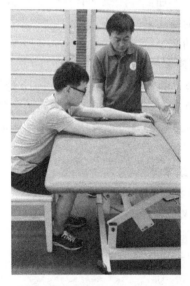

图 6-5-31 有支撑下，躯干在
髋关节处前后移动

要点：

1）必要时帮助移动上肢。

2）帮助患者向下踩。

3）鼓励双足负重并提高速度。

4）必要时抬起臀部、站起。

3. 无支撑下训练躯干在髋部前倾（伴随膝向前运动）。

坐位，双脚平放地面，患者通过屈曲髋部伴颈和躯干伸展练习躯干前倾，双膝前移（图6-5-32）。

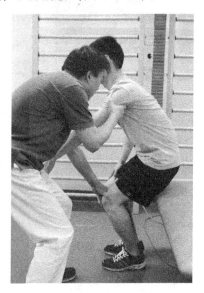

图6-5-32 无支撑下，躯干在髋部前倾（伴随膝向前运动）

（1）指令

1）"将上半身前倾并通过双脚向下和向后蹬。"

2）"通过患脚用力下蹬。"

3）"向前看。"

（2）要点

1）治疗师不要站得太靠近患者，否则会妨碍其肩和膝的前移。

2）必要时手法促进患侧负重。

（五）整体练习站起和坐下

1. 练习站起　患者双肩和双膝向前，当患者的膝前移时，治疗师通过从膝沿着胫骨下推，促进患侧负重（图6-5-33）。

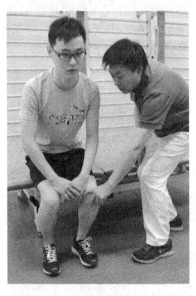

图6-5-33　练习站起

（1）指令

1）"挺直身体向前倾。"

2）"用力伸膝伸髋站直。"

（2）要点

1）不鼓励健手握患手（不能增加患侧负重和对称性）。

2）在前方2~3m眼平视高度设一目标，嘱患者目视前方目标有助于头的位置和纵向感觉，并能良好地对线身体。

3）最后站立位髋、膝伸直接近0°时，治疗师避免辅助伸膝（推动），见图6-5-34。

2. 练习坐下　在运动开始时，治疗师可能需要帮助患者前移双肩和双膝。当患者通过膝部下降坐下时，治疗师使其患腿负重（图6-5-35）。

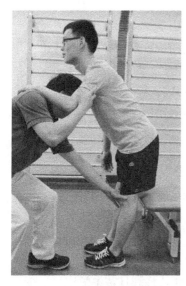

图6-5-34　膝伸直接近0°时，　图6-5-35　练习坐下
治疗师避免辅助伸膝（推动）

（1）指令

1）"向下、向后移动臀部坐下。"

2）"将你的双膝向前移。"

（2）要点

1）身体下降时上半身在髋关节处前屈。

2）保持中心在双脚上方，接近座位时身体后仰到位子上。

3）通过膝前移启动屈膝。

（六）肌力训练

功能性肌力训练指动作本身的反复练习。

1. 降低坐位的高度。

2. 增加重复的次数。

3. 将患脚置于健脚后方反复站起坐下。

4. 加快速度。

5. 屈臂时站起坐下。

6. 相似此动作的训练（踏上踏板、足跟抬起落下）。

（七）优化运动技巧

1. 停在其运动范围的不同位置。

2. 变换高度。

3. 变化方向。

4. 改变速度。

5. 端着一杯水站起。

6. 手拿大小不同、重量不同的物体站起。

7. 端着托盘站起。

8. 在不平或柔软的支撑面上站起。

（八）训练的转移

将学习掌握的站起与坐下功能转移到日常生活中。

五、站立平衡训练

（一）正常功能及基本成分

主动灵活的站立能力要求人在静态站立时具有合适的身体对线，并适合进行各项活动；同时，当重心发生偏移时能做出正确的预备姿势和不断地调整姿势。

站立位对线的基本要素和站立平衡的基本成分如下：

1. 双足分开 10cm。

2. 双髋位于双踝前方。

3. 双肩位于双髋正上方。

4. 头平衡于水平的双肩上。

应具备预备姿势和不断进行的姿势调整能力。

（二）分析患者的站立平衡功能

以站立位对线的基本要素和站立平衡的基本成分作为一个分析模式或框架，从行为学、运动学、动力学、神经学、肌肉学等方面观察、比较、分析，与患者的运动表现对比，找出缺失的运动成分及存在的问题。

（三）软组织牵伸

下肢易挛缩的肌肉及常用牵伸方法见坐位平衡部分。

（四）诱发肌肉收缩（分解练习丧失的成分）

1. 髋关节对线训练

（1）仰卧位，患腿放在床边，患者练习小范围的髋关节伸展运动（图6-5-36）。

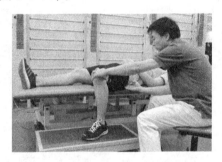

图6-5-36　仰卧位，患者练习小范围的髋关节伸展运动

1）指令：①"足跟慢慢踩地，同时将髋关节稍稍抬起。"②"不要将髋关节抬得太高。"

2）要点：①确保下肢对线正确，即髋关节没有过分外展或内旋，膝关节应该呈直角或略小于直角。②防止足跖屈。③确保健侧不动或不要绷紧。④通过膝部向下压，让他了解运动的意图。

（2）练习双足负重站立并伸展髋关节（图6-5-37）。

指令：

1）"双脚向下踩，同时站直。"

2）"将你的两个髋关节移向我，向前移到你的双脚前。"

3）"让你的患腿负重。"

必要时用布夹板或伸膝矫形器固定膝关节，预防膝关节屈曲，有助于患者站立和学习必要的姿势调整。

2. 诱发股四头肌的收缩

（1）患者取仰卧位或长坐位，治疗师嘱患者用力伸直膝关节，绷紧大腿，尽可能长时间地坚持股四头肌收缩（等长收缩），见图6-5-38。

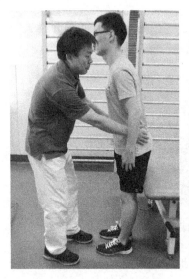

图6-5-37 站立位，练习伸展髋关节

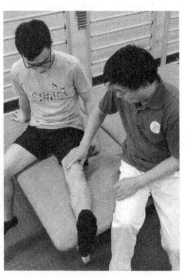

图6-5-38 练习股四头肌等长收缩

（2）坐位，治疗师扶住患者水平伸直悬空的膝关节，使患腿避免往下落；治疗师让放下时，应缓慢下落，然后嘱患者主动用力尽量将小腿抬起。视觉或听觉显示的肌电生物反馈将提供动力，有助于动作的诱发。

（3）坐位（腘绳肌紧张则仰卧位），伸直膝关节，当患者通过 0°～15° 范围练习控制股四头肌离心和向心收缩及试图保持膝关节伸直（等长收缩）时，治疗师从患者足跟部向其膝部给以强有力的压力。通过根部的压力必须尽可能大以使股四头肌必须收缩来防止屈膝（图 6-5-39）。

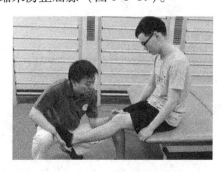

图 6-5-39　通过 0°～15° 范围练习控制股四头肌离心和向心收缩及试图保持膝关节伸直（等长收缩）

（五）整体练习站立平衡功能（训练重心偏移时的姿势调整）

1. 站立位，双足分开 10cm，抬头向天花板看再回直立位（图 6-5-40）。

（1）指令

1）"抬头看天花板，你不会跌倒的。"

2）"将你的髋关节向前移。"

3）"当你向上看时，踝关节向前移"。

（2）要点

1）向上看时，提醒伸髋及踝背屈。

2）不能移动足，患足负重。

2. 站立位，双足分开 10cm，转动头和躯干向后看，回到中立位（图 6-5-41）。向另一侧重复。

（1）指令

1）"转身向后看，转动你的身体和头部。"

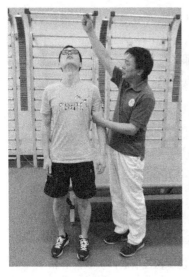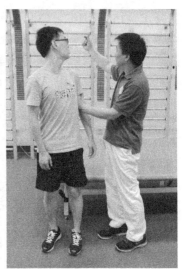

图 6-5-40 训练抬头向天花板看
再回直立位

图 6-5-41 训练转动头和
躯干向后看，回到中立位

2）"不要移动双脚。"

（2）要点

1）确保对线，髋伸展。

2）不允许足移动，必要时治疗师固定患足负重。

3）提供视觉目标。

3. 站立位，向前方、侧方、后方伸手从桌子上触摸或拿取物品（图 6-5-42）。

（1）指令

1）"看你是否能摸到这个，加油，再向前一点。"

2）"不要移动你的脚。"

3）"当你向右伸手时，左脚向下踩。"

（2）要点

1）注意要能在踝关节水平移动身体。

2）单手或双手进行。

3）目标和任务的变化。

4）够取距离应超过手臂的长度，并伸展到稳定极限再回来。

5）确定身体的运动发生在髋和踝，而不只是躯干。

6）鼓励患者放松，避免抓住患者。

7）变化支撑面以增加难度（双足并拢，双脚前后站立，足跟足尖相对）。

4. 患者用健腿向前迈一步，然后向后迈一步（图6-5-43）。

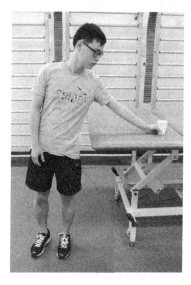 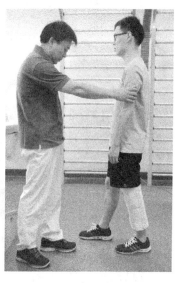

图6-5-42　向前方伸手从　　　图6-5-43　健腿向前、
桌子上触摸或拿取物品　　　　向后迈一步

（1）指令

1）"保持重心在患腿上。"

2）"用你的另一只脚向前迈一步。"

3）"伸展你的患侧髋关节。"

4）"现在向后迈步。"

（2）要点

1）保证站立侧的髋膝伸展，初期可用吊带或夹板。

2）要给予抬腿前方具体目标（如台阶、标记）而不是只迈步的抽象指令。

5. 侧方迈步　手扶墙或栏杆向侧方迈步，以使伸髋时体重向两侧转移（图6-5-44）。

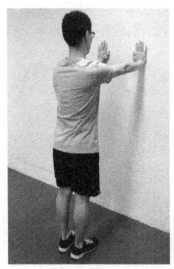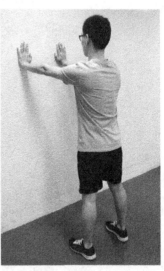

图6-5-44　侧方迈步

要点：

1）伸髋。

2）地上画一直线，引导向侧方外展、内收。

6. 拾起物体　站立位，身体由高到低，朝前方、侧方、后方拾起物体（图6-5-45）。

要点：

1）确定髋、膝、踝的角度位移。

2）物体从高处到低处。

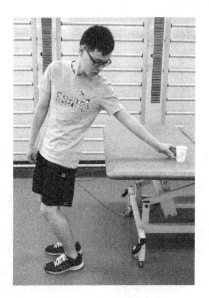

图 6-5-45　拾起物体

3）改变支撑面提高技巧性（高低、前后、宽窄）。

（六）肌力训练

1. 从前面、侧面迈上、迈下合适高度的踏板（必要时悬吊减重下进行）。

2. 股四头肌训练器。

3. 足跟抬起与落下（图 6-5-46）。

（七）优化运动技巧

1. 够物和拾物练习

（1）环境方面

1）改变支撑面（宽窄、前后、高低）、单脚站立。

2）物体距离的改变。

（2）任务方面

1）物体的重量、体积的变化，双手进行等。

2）不同的速度。

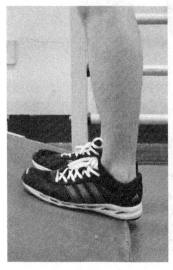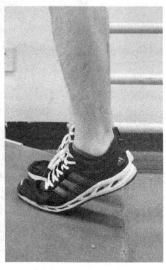

图6-5-46 足跟抬起与落下的练习

3）不可预料的事情发生。

2. 迈步训练

（1）体重向两侧转移（前后、左右）。

（2）迈上高的台阶。

（3）迈到地面的标记处。

（4）患足放在球上。

3. 增加需要快速反应时间的活动 接球、拍球、抛球。

4. 将复杂性和非必然性引入环境中

（1）跨过不同大小的障碍物。

（2）复杂的地形和道路。

（八）训练的转移

将学习掌握的站立平衡功能转移到日常生活中。

六、行走功能训练

（一）正常功能及基本成分

正常成人的行走是用尽可能少的能量消耗使重心在空间移动，这种运动需要很少的肌肉活动，并且呈节奏性和对称性。动物实验显示，步行运动的根源不是反射，它是由脊髓神经元发生的，受脊髓以上的大脑结构下行控制调节，产生节奏性的输出，而不需要感觉的反馈。尽管感觉输入不是运动模式的基础，但它对调节步行以适应环境的变化是重要的，它可以根据环境变化提出的要求来调节运动方案。行走时有一个短暂的双足支撑阶段，为描述方便，把行走分为站立期（支撑期）和摆动期。

1. 运动学特征　临床可直接观察的运动学特征指运动学指标（肢体角度及肢体轨迹等，见基本成分）和时空参数（步频、迈步长、跨步长、步速、步宽等）。

2. 动力学特征　可通过运动学及时空参数找出潜在的线索，行走时主要肌肉力量的产生有两处，发生在踝关节离地时（约80%，足尖蹬离时小腿三头肌的收缩）和产生在站立末期和摆动早期的屈髋力量。这两个主要力的暴发为前行提供了必要的前驱动力。

行走中不同的环境（平地、斜坡、障碍、上下楼梯等）下生物力学特征不同。

3. 正常步态的基本成分

（1）站立期

1）踝关节：①背屈脚跟着地；②然后跖屈使足放平；③当身体重心向前越过脚面之后再度背屈；④摆动前再次跖屈准备将足推离地面（足蹬离）。

2）膝关节：①足跟着地时屈曲15°（以缓冲吸收身体的重量和动量）；②在站立中期伸展；③然后屈曲。

3）髋关节：①保持伸展（髋和踝发生角度位移）以带动身体重心向前越过脚面（10°～15°）；②同时伴随踝背屈。

4）骨盆：向两侧水平移动（总共约4cm），包括站立侧的髋内收。

（2）摆动期

1）髋关节：屈曲（拉离）将下肢前提。

2）膝关节：屈曲以缩短下肢（从摆动前的35°～40°增加到60°）。

3）骨盆：足趾离地时向摆动侧下降倾斜（大约5°），围绕纵轴旋转（每侧大约4°，不用特异训练）。

4）膝与踝关节：膝关节伸展伴随踝关节背屈以便脚跟着地。

以上成分是行走的主要决定因素或生物力学的要求。

（二）分析行走功能

以正常步态的基本成分作为一个分析模式或框架，从行为、运动学、动力学、神经、肌肉方面观察、比较、分析，与患者的运动表现对比，找出缺失的运动成分及存在的问题。

（三）软组织牵伸

腓肠肌、比目鱼肌和股直肌、屈髋肌的延展性非常重要。相应牵伸方法见坐位平衡部分。

（四）诱发肌肉收缩（分解练习丧失的成分）

1. 站立期

（1）整个站立期训练伸髋

1）见站立平衡部分中，引出髋伸肌群活动的方法。

2）站立，髋对线正确，用健腿向前迈步，然后向后迈步。向前迈步时要确保伸展患侧髋关节，不要太慢或迈步太大，要使患者知道当移动他的健腿时要用患腿站立，随之转移身体重心于健腿，以便他能开始行走。

指令：①"将你的身体重心放在患腿上。"②"用你的健腿向前迈步，你要在你的患侧踝关节处向前移。"

（2）训练站立期的膝控制

1）诱发股四头肌收缩（见站立平衡部分）。

2）站立位，健腿向前迈一小步，当能维持患膝伸展时分别练习移动其体重于健腿上及患腿上。然后患侧下肢稍负重，练习膝关节 0～15°的屈伸控制。再练习健腿向前及向后迈步，控制膝关节（图 6-5-47）。

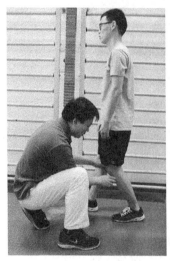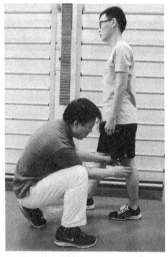

图 6-5-47　练习膝关节 0～15°间的屈伸控制及健腿向前和向后迈步

（3）训练骨盆水平位侧移

1）患者站立位，髋在踝前，练习将重心从一脚移到另一脚。治疗师用手指示其骨盆移动 2cm（图 6-5-48）。

指令：①"移动你的重心到你的右脚上。"②"现在移回左脚上。"③"左脚踩地向右推。"

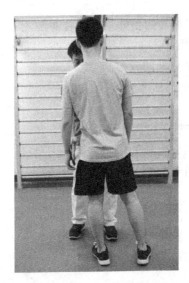

图 6-5-48　训练控制骨盆水平位侧移 2cm

要点：①确保髋和膝关节伸展。②患者骨盆不能过度侧移。

2）患者站立：髋在踝前，健腿向前迈一小步时，治疗师用手控制其移动范围在 2cm 内。

3）练习侧行

指令：①"让我们向侧方行走，用右腿站立，用左腿向侧方迈步。"②"用你的左腿站立，现在双脚靠拢。"

要点：①确保肩部水平位。②髋必须保持在踝前。防止患者斜移，应沿着一条直线侧行。③患者的骨盆不要过度侧移。

2. 摆动期

（1）诱发腘绳肌收缩

1）患者俯卧位，以引出膝屈肌群的活动（图 6-5-49）。治疗师控制其膝在屈曲 90°以内。患者练习通过小范围的运动（离心的和向心的）控制膝屈肌群，并维持膝在不同范围处的位置，用数数来维持肌肉活动。

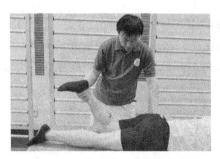

图6-5-49　俯卧位诱发腘绳肌收缩

指令：①"把你的膝关节放在这、屈一点，现在让它慢慢低一点。"②"再屈起来，不要太快、要慢慢地、平滑地运动。"

要点：①患者运动控制差，治疗师可帮助患者承担腿的一些重量。②不要屈髋。

2）患者站立，练习控制离心和向心的膝关节屈曲运动（图6-5-50）。治疗师通常先被动将患者的膝关节屈曲小于90°，令其保持、慢慢落下（膝屈肌群的离心收缩），然后从地面上再提起（向心收缩）。

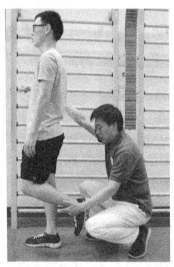

图6-5-50　站立位练习控制膝关节屈曲运动

指令：①"屈膝，不要屈髋关节。"②"足趾慢慢放到地面。"③"现在提起你的足趾离开地面。"

要点：①随时降低股四头肌张力，绷紧的股四头肌会引起伸膝导致膝屈肌群收缩困难。②骨盆要放松。③扶住患者对侧上肢，确保其重心通过支撑足保持平衡。

3）患者用患脚向前迈，治疗师帮助他控制开始部分的屈膝。

指令：①"把你的膝屈起来。"②"向前迈，足跟先着地。"

要点：当患者向前迈步时确保其支撑腿的髋关节伸展。

4）患者练习向后走，治疗师指导其屈膝及足背屈。

指令：①"向后走。"②"屈膝，向后迈步，将你的足趾放在地上。"

要点：①患者不能在髋部将躯干斜向前以代替伸髋。②患者应两腿交互有节奏地向后走。

（2）训练在足跟着地时伸膝和足背屈：患者用健腿站立，治疗师将患腿移动置于伸膝和足背屈位。患者前移其重心于患肢足跟部。

（1）指令："把你的脚伸给我，身体不要发僵。现在向前移动重心，将脚跟放下。"

（2）要点：不允许患者屈曲对侧膝关节。如果不通过伸髋来前移重心的话，他会屈曲对侧膝关节。

（五）行走训练（整体练习）

1. 在配有保护吊带的活动平板上行走，部分减重。

2. 在配有保护吊带的活动平板上行走，无减重。

3. 在配有保护吊带的架子的地面上行走（部分减重—无减重）。

4. 在地面上帮助行走（图6-5-51）。

练习行走的个别成分后，应接着练习整体行走，使患者将这些成分按适当顺序结合起来。患者首先用健腿练习。治疗师站在他后面，在双上臂处稳定之。当患者在行走时感到失去平衡时，应停步并重新调整自己的对线。

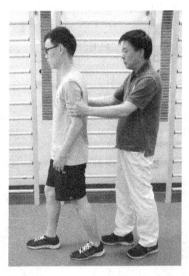

图 6-5-51　练习在地面上帮助行走

（1）指令

1）"现在准备行走。不要怕，我会帮助你的。"

2）"首先用健脚迈步。"

3）"左—右。"

4）"迈步—迈步。"

（2）要点

1）不要扶持患者太多。

2）当患者用右脚向前走时，治疗师也同样用右腿，以免不协调。

3）观察分析对线情况，找出问题及解决方法。

（六）力量训练

1. 上下台阶的练习

（1）患者用健腿迈上及迈下一个 8cm 高的台阶（图 6-5-52）。

1）指令：①"将你的健脚放在台阶上。"②"保持你的患侧髋关节伸直。"③"将你的健脚放下来。"

2）要点：迈上时保证其重心不后移，即患髋始终伸展。不允许患膝屈曲或过伸。

（2）患脚放在台阶上，健脚迈上台阶，再迈下来。进一步到能迈过去。

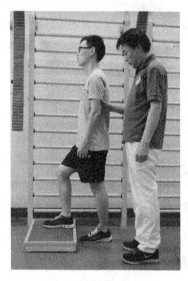
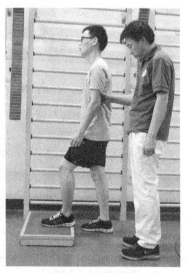

图6-5-52　健腿迈上及　　　　图6-5-53　患脚放在台阶上，
　　　　迈下台阶　　　　　　　　　　健脚迈上、迈下台阶

1）指令：①"将你的患脚放在台阶上。"②"前移你的患膝。"③"把健腿迈上去。"④"患腿用力伸直。"

2）要点：①患膝关节不要过早伸展，既膝关节已很好地位于踝关节前才能伸展。②确保患者不是用健腿推自己上去，而是用患腿提起体重。③当用健腿迈上台阶时，患者必须完全伸展其患膝站直。

与此相似的作业是侧向上台阶、向前下台阶。

2. 足跟提起与落下练习。

3. 利用器械的力量训练。

（七）优化运动技巧

不同的环境、不同的任务条件下行走。

1. 到有人群和物体移动的公共环境中行走。

2. 跨过不同高度的物体。

3. 行走时同时做其他活动，如和别人说话。

4. 拿着东西行走等。

5. 改变行走速度。

6. 在繁忙的走廊中行走。

7. 出入电梯。

8. 在训练平台上练习行走等。

（八）训练的转移

将掌握的行走功能训练转移到日常生活中去。

（干汝起）

第六节　偏瘫综合运动训练技术

【概述】

　　偏瘫综合运动训练技术是运用特定的运动方式恢复患者运动功能的治疗方法，通过科学、合理的运动功能康复方法，辅助患者进行躯干、上肢及下肢运动训练，有效地预防肌肉萎缩和神经功能退化。其机制是经过反复持久的外周康复训练，反向刺激脑神经细胞的再生或大脑功能重塑，形成条件反射，促进患者脑功能区可塑性形成及功能区重组，使患者从被动训练转变到主动训练，最终逐渐恢复各项功能。

　　正常运动功能的维持不仅需要骨骼肌肉系统、神经系统和心肺血管系统各自执行适当的功能，还需要三大系统之间相互配合。骨骼肌肉系统保持正常的关节活动度和肌力；神经系统保证对骨骼肌肉的正常神经支配；心肺血管系统为运动提供所需的能量。对于每一个运动功能障碍的偏瘫患者，在进行运动功能康复训练之前进行全面的评定是制订训练计划、疗效判定所不可缺少的。脑血管病患者由于脑部受到损伤或破坏，因受损的部位、范围不同，所产生的神经功能缺损也不同，其中最常见的是运动功能障碍，偏瘫患者运动康复的重点就是改善患者的运动控制能力。

【治疗原理】

偏瘫综合运动训练技术是以神经发育治疗技术为基础，遵循 ICF 的构架，以任务为导向，以活动促进功能，强调运动的整体性和协调性的一种综合性训练方法。

随着神经生理学、运动控制与运动学习等领域的研究不断进展，神经发育治疗技术和运动再学习也在不断地完善和改进，以适应当前社会发展的需要。为了合理的运用各种治疗技术，更好地为患者服务，偏瘫综合训练的运动设计应遵循以下基本原理。

1. 与患者、家属、陪护共同明确参与受限内容，分析克服参与受限所需的功能活动。通过运动分析发现与任务导向和姿势控制相关的潜在的功能障碍，再设定近期康复治疗目标。所有的功能训练都应基于活动与参与的需要。

2. 人类行为受个人、环境和任务的影响。学习运动技能时，个人应集中注意力在任务上，而不是任务的运动成分，患者应体会用最少的力量，协调并随意的完成任务的运动感觉。治疗不仅需要考虑运动方面的问题，也要考虑到患者的感觉、知觉，以及适应环境的动作；治疗涉及多个知识领域，需要多角度、多方位的治疗手段。

3. 神经生理功能障碍是中枢神经损伤的结果，是引起运动障碍的首要原因。引起功能障碍的原因可能是滥用治疗方法、不合适的代偿策略或者是错误的保护性紧张模式，使患侧和全身引出大量的异常运动模式，加快患侧的损伤。中枢损伤以后，应积极地做好二级预防，尽可能避免功能障碍的发生和发展。

4. 神经可塑性是功能恢复的重要元素，神经可塑性包括大脑皮层功能重组、轴突长芽、突触再生、增强突触传递效率和提高脑内神经营养因子水平。特殊的感觉输入、重复运动和姿势控制能加强突触链，增强其功能连接。

5. 运动学习是运动的获得与调整，它需要有意向的执行一个任务、练习和反馈（内在和外在）。抗重力的能力是人类进化所得，许多抗重力的转移不需要大脑皮层过度参与。

因此动作的设计应以参与日常生活的基本动作为基础，简化动作的难度；以正确的平衡反应和平衡对策来增强平衡能力；让患者充分体会在基本活动中省力、随意、不需要过度控制的运动感觉；充分考虑患者的周围环境，让患者感知自己所处环境安全，进而敢去控制、愿意去控制；充分考虑人体是一个整体，整体的平衡与稳定是患者使用患侧参与控制的前提；任何肢体的移动都需要全身做出适应性的调整。

【仪器设备】

可升降的 PT 床、治疗台、PT 凳、靠背木椅、直径为 85～95cm 的 Bobath 球、不同充气程度的篮球、网球、平衡木、平衡杠、治疗用楼梯等物品。

【适应证与禁忌证】

1. 适应证

（1）不能主动活动者，如昏迷、完全卧床等。

（2）力学因素所致的软组织挛缩与粘连、疼痛。

（3）神经性疾患所致的运动功能障碍，包括：肌力下降和肌肉萎缩、关节活动度减小和受限、步态异常等。

（4）中枢神经系统损伤后的肌张力增高、组织缩短等。

（5）中枢性神经系统损伤后深感觉的异常。

（6）各种原因所致的心肺功能下降。

2. 禁忌证

（1）严重认知损害、精神疾病发作期间或严重神经症。

（2）全身情况较差、病情不稳定者。

（3）各种原因所致的关节不稳定。

（4）未完全愈合的骨折、脱位。

（5）骨关节结核和肿瘤等。

（6）关节活动或肌肉延展时有剧痛、血肿。

（7）合并心血管疾患不稳定期。

（8）脑出血和蛛网膜下腔出血的患者不要过早坐起和用力活动。

【操作程序】

一、卧床期训练

（一）躯干功能训练

1. 躯干的屈曲和旋转训练

（1）作用：当躯干屈曲和旋转运动时，可以抑制躯干及上肢的痉挛。

（2）方法

1）上部躯干的屈曲和旋转训练：患者仰卧位，治疗师站在患者健侧，面向躯干将患者前臂放在自己肩上，治疗师一只手放在患者的患侧肩胛上，另一只手固定上肢远端，使肘关节伸直，嘱患者抬头看健侧外下方，用患手推治疗师的手，治疗师通过自己体重侧移向前及向对侧髋关节方向牵拉患者的患侧胸廓，逐渐使上部躯干旋转（图6-6-1）。

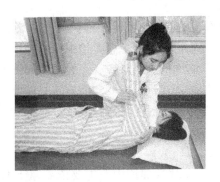

图6-6-1 上部躯干的屈曲和旋转训练

2）下部躯干的屈曲和旋转训练：患者仰卧位，治疗师站在患者患侧，辅助患者双下肢屈曲（髋、膝关节均屈曲80°），嘱患者放松，治疗师将一只手放在患者的骶尾处，用上臂或身体支撑患者屈曲的双下肢，然后侧移身体使患者腰椎屈曲；治疗师的另一只手放在患者的胸廓上，当治疗师将患者骨盆向前拉时应保持患者髋关节屈曲角度不变（图6-6-2）。患者双脚平放在床上，髋关节、膝关节保持屈曲位，要求患者胸部保持不动，治疗师帮助患者将患腿搭在健腿上进行有节律的内收和外展，然后双腿再交换位置（图6-6-3）。

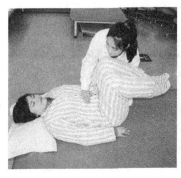

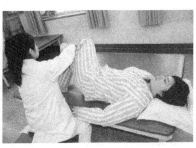

图6-6-2 下部躯干的屈曲训练　　图6-6-3 下部躯干的旋转训练

（3）注意事项：在给患者进行被动屈曲旋转时，治疗师应感到无阻力为止，然后要求患者抬头，用一只手辅助患者头部运动到下颌与胸廓的中线对齐，患者的头部尽力侧屈并主动保持其位置。治疗师在进行患侧向前旋转时需要防止患侧手向下滑落。进行躯干活动时若无特殊要求，双上肢应平放在身体两侧。

2. 翻身训练

（1）作用：在翻身训练中，主要依靠躯干肌带动骨盆进行旋转运动。该训练可有效地锻炼腹外斜肌、腹内斜肌及腹横肌等肌肉的肌力。

（2）方法：

1）向健侧翻身训练：患者仰卧位，患者用健足从患侧腘窝处插入并沿患侧小腿伸展，将患足置于健足上方，然后Bobath 握手进行上举后向左、右两侧摆动，治疗师位于患者健侧，双手可辅助患者促进骨盆的旋转，患者利用头的屈曲、旋转带动躯干的旋转向健侧翻身（图 6-6-4）。

2）向患侧翻身训练：患者仰卧位，治疗师跪在患者的患侧，将患臂抱在腋下，用手从下面支撑患肩以保护肩关节，然后要求患者抬头将健侧下肢抬起来向患侧放。要求患者把头抬起来并保持住直到完全把身体转向患侧卧位（图 6-6-5）。

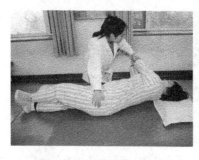

图 6-6-4　向健侧翻身训练

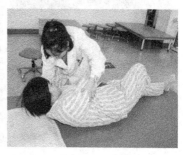

图 6-6-5　向患侧翻身训练

（3）注意事项：当回到仰卧位时要注意患侧肢体始终平放在床上，以此来观察患者是否过度用力造成患侧肌张力增高。

3. 桥式训练

（1）作用：桥式训练不仅可促进下肢的分离运动，还可增强躯干肌，尤其是腰背肌肌力。

（2）方法

1）双桥训练：患者仰卧位，治疗师帮助患者将两腿屈曲，双足平踏在床上，治疗师嘱患者双足跟用力踩床，使臀部抬离床面并维持，如患髋外展、外旋肌力弱不能支撑时，治疗师可帮助稳定患膝（图6-6-6）。

2）单桥训练：患者仰卧位，当患者能完成双桥运动后，可嘱患者伸展健腿，由患腿负重，完成屈膝、伸髋、抬臀的动作；也可以嘱患者患侧腿屈髋屈膝，将健侧腿搭在患侧膝关节上，完成伸髋、抬臀的动作（图6-6-7）。

（3）注意事项：当腰背肌收缩不充分时，身体向偏瘫侧倾斜，此时治疗师可用手拍打患侧腰背肌，使其收缩、上抬臀部。注意患者在抬起臀部时应避免通过伸展髋关节、弓背、头用力顶枕头完成。

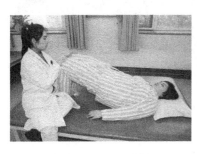 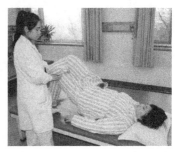

图6-6-6　双桥训练　　　　　图6-6-7　单桥训练

4. 躯干前后摆动训练

（1）作用：躯干前后摆动训练可以帮助患者躯干功能的

恢复，有利于躯干前倾活动，预防或缓解下肢肌张力升高。

（2）方法：患者仰卧位，屈髋屈膝，治疗师指导并辅助患者用健手协助患手完成双手抱膝，治疗师站在患者患侧，一只手放于患者后背，患者利用躯干和骨盆的运动使身体前后摆动，治疗师根据患者的功能情况给予帮助（图6-6-8）。

（3）注意事项：在训练过程中，治疗师注意保护患者患侧上肢及手，防止双手分开患侧上肢突然掉落，导致患侧上肢出现拉伤。

5. 左右摆髋训练

（1）作用：通过患者的左右摆髋训练，能够提高患者下腰部及髋部的控制能力。

（2）方法：患者仰卧位，屈髋屈膝，双足平踏在床上，双膝靠拢，治疗师嘱患者控制双膝进行左右摆动髋部，如患者双膝控制能力差，治疗师需要帮助稳定双膝（图6-6-9）。

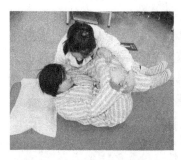 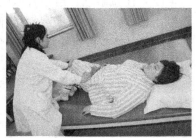

图6-6-8　躯干前后摆动训练　　　图6-6-9　左右摆髋训练

（3）注意事项：如果患者早期双膝控制不佳，在摆髋过程中治疗师需要辅助患侧下肢，防止在摆动过程中拉伤患侧髋关节。

6. 床上平移训练

（1）作用：通过床上平移训练，可以提高患者移动能力，促进患者由仰卧位到坐位的转移。

（2）方法：患者仰卧位，嘱患者将健侧足置于患侧足下方，Bobath 握手并上举，利用健侧下肢将患侧下肢抬起向一侧移动，再将臀部抬起向同侧移动，再将上身躯干向同方向移动（图6-6-10）。

（3）注意事项：如果患者向患侧移动过程中有困难，治疗师一只手辅助抬起患侧肩胛骨，另一只手帮助患侧髋部移动。

7. 仰卧位翻身坐起训练

（1）作用：此方法可以训练患者患侧腰肌伸展的力量，预防患侧躯干肌痉挛。

（2）方法：患者仰卧位，治疗师站在患者患侧，嘱患者Bobath 握手，双腿蜷起，向患侧翻身，用健侧下肢勾住患侧下肢，将腿移向床边，最后用健手放置患侧腋下支撑，双腿向下用力，慢慢起床（图6-6-11）。

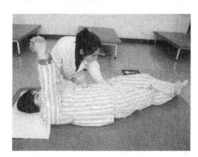
图 6-6-10　床上平移训练

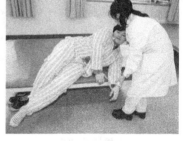
图 6-6-11　仰卧位翻身坐起训练

（3）注意事项：根据实际情况，可以利用绳梯等自助具固定在床头，用健手抓握，用力将身体拉起。

（二）上肢功能训练

1. 肢体被动活动　脑卒中患者卧床时期的康复治疗并非消极的进行被动训练，而是应积极地以预防继发性损害为主，并逐步帮助患者进行主动训练，争取早日下床进行训练。早期的床上活动是脑卒中康复的最重要内容。

（1）作用：维持上肢正常关节活动度，刺激患者上肢的运动感觉，减缓肌肉萎缩，增加感觉输入，预防挛缩、压疮及深静脉血栓形成；另一方面，也是为即将要开始的主动功能训练做准备。

（2）方法：项目包括上肢屈肌牵伸（胸大肌、胸小肌、肱二头肌和腕掌屈肌等）和关节的被动活动（肩胛骨的活动，肩关节屈曲与伸展、外展与内收、内旋与外旋，肘关节屈伸和旋转，腕关节屈伸，手指的屈伸等）。

1）治疗师手对患者手部正确的握持动作（图6-6-12）。

2）肩胛骨的活动：患者健侧卧位，治疗师一只手于肘关节处握住患侧上肢，使肩关节外展外旋，另一只手呈弓状固定肩胛骨，向上方、下方、内侧和外侧活动肩胛骨（图6-6-13）。

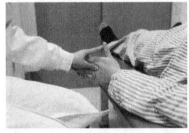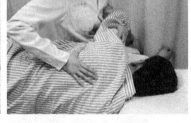

图6-6-12　治疗师对患者手部
　　　　　　正确握住动作

图6-6-13　肩胛骨的活动

3）肩关节屈曲与伸展训练：患者仰卧位，治疗师一只手掌心向上，握住患侧上肢的上臂或肘部，另一只手握住手部，使患者的肘关节腕关节同时处于伸展位，缓慢的上抬患侧手直至患侧手能紧贴耳朵，然后返回（图6-6-14）。患者健侧卧位，治疗师站在患者身后，手法同前，将患侧手向后伸展（图6-6-15）。

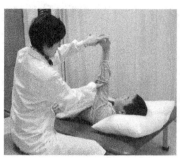 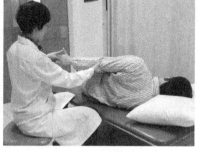

图6-6-14 肩关节屈曲训练　　　图6-6-15 肩关节伸展训练

4）肩关节外展与内收训练：患者仰卧位，治疗师一只手固定患侧肘关节，另一只手固定患侧手，将肘关节腕关节同时处于伸展位，缓慢地将患侧上肢向外侧伸展至与其躯干垂直，然后缓慢返回，并活动至胸前（图6-6-16）。

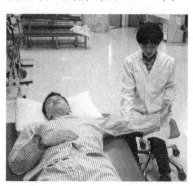

图6-6-16 肩关节外展训练

5）肩关节外旋与内旋训练：患者仰卧位，肩关节呈外展90°，肘关节屈曲与床面成直角，治疗师一只手固定患侧肘关节，另一只手固定患侧手，向上活动上臂，使肩关节外旋（图6-6-17）；完毕向相反方向活动，使肩关节内旋，内外旋转角度应小于正常活动范围，防止关节损伤（图6-6-18）。

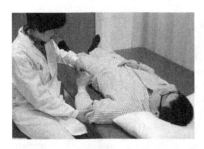 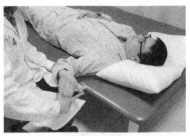

图 6-6-17　肩关节外旋训练　　　　图 6-6-18　肩关节内旋训练

6）肘关节屈伸与旋转训练：患者仰卧位，治疗师一只手固定患侧肘关节，另一只手固定患侧手，将患者肘、腕关节同时处于伸展位，缓慢地将患侧肘关节屈曲和内外旋转至最大活动度，然后缓慢回到原始位置（图 6-6-19，图 6-6-20）。

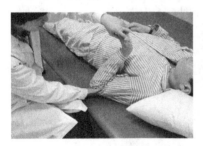 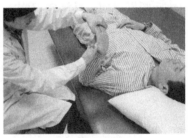

图 6-6-19　肘关节屈曲训练　　　　图 6-6-20　肘关节旋转训练

7）腕关节屈伸、尺侧桡侧偏训练：患者仰卧位，治疗师一只手固定患侧前臂远端，另一只手固定患侧手掌，治疗师缓慢地将患侧腕关节屈伸和尺侧桡侧偏至最大活动度，然后缓慢回到原始位置（图 6-6-21，图 6-6-22）。

8）手指屈伸训练：患者仰卧位，治疗师一只手固定患侧前臂远端，另一只手固定患侧手指，缓慢的分别将患侧五个手指屈伸活动至最大活动度，然后缓慢回到原始位置，需特别注意大拇指的外展活动（图 6-6-23）。

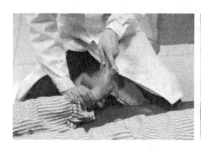

图6-6-21 腕关节屈伸训练

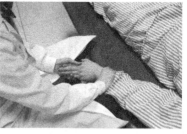

图6-6-22 腕关节尺侧偏训练

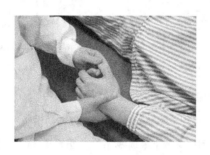

图6-6-23 手指屈伸训练

（3）注意事项：使用正确的患侧肢体的持握方法，避免刺激患者掌心，防止抓握反应的出现；在正常的关节活动范围内进行，动作要轻柔，避免过度牵拉患侧关节；每个关节的每个活动方向活动3~5次；肩关节的前屈和外展活动至90°左右即可，并且注意盂肱节律，防止医源性肩痛和肩关节半脱位的发生；不断地与患者对话，询问患侧是否疼痛，若患者出现不可忍受的疼痛，应及时停止治疗；同时，嘱患者头转向患侧，通过视觉反馈和治疗师言语刺激，有助于患者的主动参与；四肢关节应由被动运动、主动－辅助运动逐渐过渡到主动运动，活动顺序为近端关节至远端关节，频率为每天2~3次。

2. 床上自我辅助训练

（1）作用：早期主动训练，有利于增加患者训练的信心，提高主观能动性，尽早进行主动的康复；对于患侧关键点大拇指的控制，有利于诱发关节活动和预防痉挛的发生；保护肩关节，并维持其正常活动。

（2）方法：患者双手交叉，患侧拇指置于健侧拇指之上（Bobath 握手），在健侧的辅助下进行双侧肩关节上举的训练，拇指碰鼻的屈曲肘关节训练，触碰床两侧训练等（图6-6-24 ~ 图6-6-26）。

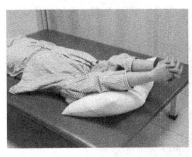 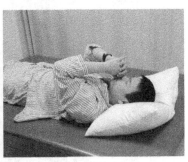

图6-6-24　双侧肩关节上举训练　　　图6-6-25　拇指碰鼻训练

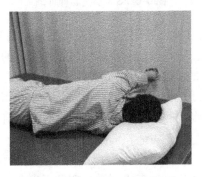

图6-6-26　触碰床两侧训练

（3）注意事项：躯干及双上肢应取对称姿势，在活动过程中，双手交叉后应始终处于身体中线。

3. 上肢随意控制能力训练

（1）作用：诱发患侧肢体的主动活动，增强本体感觉，为后期的肢体主动训练做准备。

（2）方法

1）辅助下肩关节控制训练：患者仰卧位，治疗师一只手固定患侧肘关节，另一只手置于肢体运动轨迹上，引导患者控制患肢并放置在某空间位置并保持稳定，并逐渐做肩关节向前方及侧方等各方向的主动训练。

2）辅助下肘关节和手部控制训练：患者仰卧位，患侧肘关节屈曲，治疗师置于患侧，一只手固定患侧上臂远端，另一只手置于肘关节伸直的运动轨迹上，引导患者进行肘关节的屈伸控制、腕关节背伸及手部的抓握控制训练（图6-6-27，图6-6-28）。

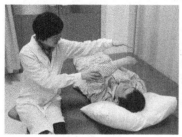 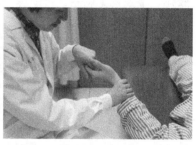

图6-6-27　肘关节屈伸训练　　　图6-6-28　腕背伸及手抓握训练

（3）注意事项：以上是上肢的助动性被动训练，在患肢无主动运动的时候，均是健侧肢体帮助训练，嘱咐患者在治疗师进行操作的同时，努力进行主动运动，如患肢有主动运动出现，则应鼓励双侧肢体同时用力完成，逐步减少辅助的力量。

4.上肢任务导向训练

（1）作用：通过感觉和运动功能的作业训练，结合神经生理学方法、治疗性锻炼改善躯体的活动能力，如增加关节活动度，增强肌肉力量、耐力，改善上肢运动的协调性和控制能力。

脑卒中后偏瘫患者在逐步康复的过程中，随着肌力的增加，异常肌张力的抑制，应开始分离训练和协调运动，减少共同运动对肢体功能的影响。在肢体的随意运动训练中，任务目标训练是一种常用的方法。

（2）方法：患者仰卧位，双手自然放置于体侧，治疗师将左手悬于患侧手上方，言语引导患者抬起前臂触碰治疗师的手。完成触碰治疗师手的任务后，引导患者屈曲肘关节触碰患侧肩关节；完成后，治疗师引导患者肩关节内收，用患手触碰自身对侧肩关节。最后，治疗师协助患者患侧上肢伸展，缓慢回到起始位。

（3）注意事项：治疗中速度需缓慢，避免诱发痉挛；治疗师需不断的和患者进行沟通，诱导患者将注意力集中于患侧肢体，增强视觉刺激；帮助患者确认动作的正确性，以便及时纠正错误动作。

5. 上肢力量训练

（1）作用：在抗痉挛姿势下，通过减重和闭链运动方式，增加肩关节和肘关节等大关节周围肌肉的力量。

（2）方法

1）减重下肩关节屈伸训练：患者健侧卧位，双下肢膝关节屈曲，患侧下肢在前。患侧上肢伸展，肩关节前屈90°，治疗师将悬吊带垂直悬挂于患者前臂上方，帮助患者将上肢固定于悬吊带上。治疗师引导患者开始肩关节的屈伸运动，反复进行（图6-6-29）。

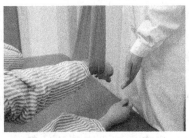

图6-6-29　减重下肩关节屈曲训练

2）俯卧撑训练：患者在俯卧位下先用健侧肘关节支撑床面，治疗师辅助患者患侧上肢从伸展位缓慢屈曲肘关节支撑在床面上。患者用力伸直双上肢以抬高躯干，治疗师在患者肘关节下保护，给予助力，反复进行（图6-6-30）。

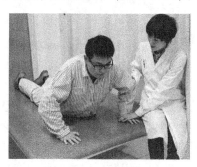

图6-6-30　俯卧撑训练

（3）注意事项：肌力训练过程中，应尽量避免用力过猛引起痉挛。在做俯卧撑的过程中，应保护好患侧腕关节，以防受伤。

（三）下肢功能训练

1. 下肢关节活动度维持训练

（1）作用：维持下肢正常关节活动度，促进患者下肢的感觉输入，诱导正常的运动感觉输出，减缓肌肉萎缩，预防挛缩及深静脉血栓形成。

（2）方法：患者仰卧位。治疗师弓步立于患侧，双手分别固定患侧足和膝，治疗师通过自身重心两足间的转移来完成髋关节内收外展、屈曲伸展、内旋外旋，膝关节屈、伸，踝关节的踝背伸、跖屈、内外翻及环转（图6-6-31）。

（3）注意事项：①活动时要轻柔、速度缓慢，必要时可给予关节加压；②活动范围可因分期不同而异，软瘫期不宜全范围活动，痉挛期主要以抑制下肢痉挛肌的牵拉为主进行关节活动；③膝关节的活动主要目的是防止膝关节的屈曲痉挛，但

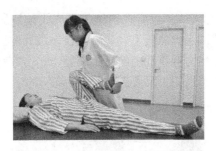

图6-6-31　下肢关节活动度维持训练

要注意保护，防止膝的过度伸展；④由于偏瘫患者很容易出现下肢伸肌模式过强，会出现踝关节跖屈和足内翻，故踝关节的背伸和足外翻的活动范围更为重要，但要注意动作要缓慢，不要过度牵拉小腿三头肌，以防反射性的张力增高。

2. 健侧带动患侧的运动

（1）作用：诱导患侧的主动运动，增强腹部肌力。

（2）方法：患者仰卧位，双腿交叉，健腿在患腿下方。双腿缓慢左右摆动，保持双膝关节伸直。随着患者主动完成动作平稳性的增加，逐渐减少辅助。必要时可嘱患者抬头注视下肢的运动，以诱发和加强腹肌的运动（图6-6-32）。

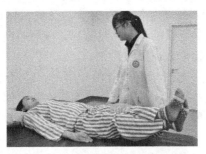

图6-6-32　健侧带动患侧的运动

（3）注意事项：运动过程中臀部平放于床面，不得憋气，头部放松，不必过于强调下肢抬高，防止躯干伸肌的代偿。

3. 下肢随意运动诱发训练

（1）作用：诱导患侧的主动运动，增强患侧各关节的控制。

（2）方法

1）患者仰卧位，让患者完成屈膝屈髋及伸膝伸髋的动作。治疗师一只手保持患者踝背屈，另一只手维持髋关节的位置。引导患者伸腿时，让患者逐渐主动控制下肢逐渐放下。当治疗师感到患者腿在伸直过程中缺乏控制时立即让其做屈腿的动作，屈腿时应防止下肢外展外旋，最终使患者能进行下肢全活动范围的控制（图 6-6-33）。

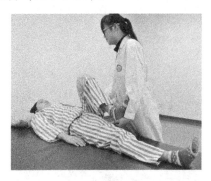

图 6-6-33　下肢随意运动诱发训练 1

2）患者仰卧位，治疗师把患侧下肢摆放于不同位置，让患者保持这一体位，也可让下肢控球（图 6-6-34）。

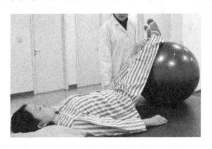

图 6-6-34　下肢随意运动诱发训练 2

3）患者仰卧位，双膝屈曲将足平放在床上。患者将患侧膝关节做离开健侧膝的运动，健侧膝保持稳定。患者需要平稳的完成，并能在任意位置停住而不向外倒。也可以练习在活动健侧膝时保持患侧膝关节的稳定（图6-6-35）。

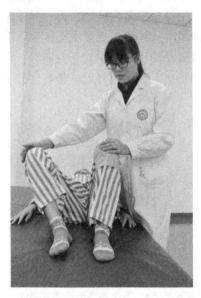

图6-6-35　下肢随意运动诱发训练3

（3）注意事项：①可让患者先用健侧体验运动的感觉，运动的正确性比运动的结果重要；②防止骨盆及躯干肌群的代偿和协同；③正确和适当的辅助有利于正确运动模式的诱导。

4. 下肢摆动相的诱导

（1）作用：诱导患侧下肢摆动的主动运动，增强骨盆旋转带动下肢摆动的正确模式及能力。

（2）方法：患者健侧卧位，患侧肩稍向前、骨盆稍向后旋；治疗师位于患者背后，一只手固定患肩，另一只手放置于患侧髂前上棘；嘱患者骨盆向前推治疗师的手，并越过中线带动患侧下肢屈曲摆动。必要时可在患侧下肢加助力或阻力，也可在前方放置目标物让患者踢（图6-6-36）。

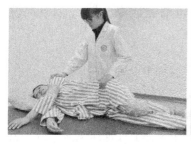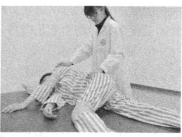

图 6-6-36　下肢摆动相的诱导

（3）注意事项：①防止躯干伸肌代偿引起患侧肩胛带后撤及头后仰；②防止骨盆上提及躯干肌群的代偿和协同；③正确和适当的辅助有利于正确运动模式的诱导。

5. 膝关节控制训练

（1）作用：增强膝关节的控制能力，缓解下肢的伸肌模式。

（2）方法：患者取仰卧位，健侧下肢伸展，患侧足跟放在治疗床上或由治疗师施加助力或阻力，做膝关节的屈曲和伸展运动。治疗师在患者屈膝时拍打刺激其股二头肌，伸膝时可适当刺激其股四头肌，诱发膝关节的主动运动。逐渐减少辅助，增加膝关节主动活动的范围（图6-6-37）。

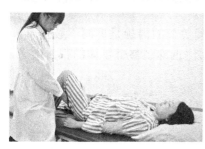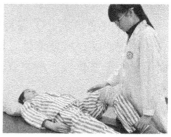

图 6-6-37　膝关节控制训练

（3）注意事项：①训练过程中注意抑制下肢伸肌和屈肌的共同运动模式的过度强化，防止骨盆运动的代偿；②屈曲模式的过度诱导容易引起足内翻。

6. 抑制下肢痉挛训练

（1）作用：降低伸肌张力，牵伸下肢痉挛肌群。

（2）方法：患者取仰卧位，治疗师一只手握住患者股骨远端膝外侧，另一只手握住患者足掌趾处背侧，保持膝关节屈曲15°~20°，髋关节内旋位，足跖趾关节处加压刺激，诱导患侧屈曲模式来抑制伸肌（图6-6-38）。髋膝屈曲到末端时，治疗师可用身体的重力加压，必要时可伴患侧骨盆的旋转牵伸躯干的伸肌（图6-6-39）。

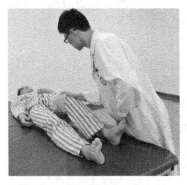 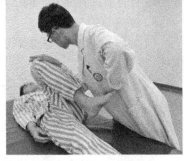

图6-6-38　抑制下肢痉挛训练1　　图6-6-39　抑制下肢痉挛训练2

（3）注意事项：①保持髋关节的内旋是抑制下肢痉挛模式的关键；②注重整体性，即注重抑制整个躯体的张力增高，而不是一个肢体或一个关节。

二、坐位期训练

（一）躯干功能训练

1. 长坐位下躯干的屈曲和旋转训练

（1）作用：长坐位下躯干的屈曲和旋转训练能较好地刺

激腹肌的活动，加强患者躯干控制能力。

（2）方法：患者取长坐位，双上肢置于身体两侧，治疗师站在患者患侧，嘱患者向健侧旋转躯干，根据患者的功能情况给予辅助，当向健侧旋转时带动患侧躯干向前，当患侧躯干屈肌收缩时患腿也倾向于屈曲，甚至可引发整个屈肌模式的出现（图6-6-40）。

（3）注意事项：训练初期，治疗师可以辅助患者的双上肢支撑在体侧，随着患者躯干功能的提高，逐步帮助患者减少双上肢的支撑，直至双上肢不支撑。

2. 端坐位下躯干屈曲和旋转

（1）作用：端坐位下躯干屈曲和旋转训练能够提高患者的躯干控制能力，促进患者坐位平衡功能的恢复。

（2）方法：患者取端坐位，治疗师坐在患者的患侧，一只手握住患侧上臂使患肩前伸，另一只手引导患手平放在治疗床上。引导患者将身体重心缓慢地从一侧移到另一侧，患者会感到重心经过手掌外侧边；而当移向另一侧时重心会移向手掌内侧（图6-6-41）。

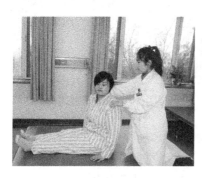
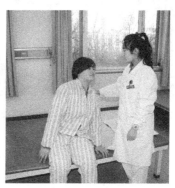

图6-6-40　长坐位下躯干的
屈曲和旋转训练

图6-6-41　端坐位下躯干
屈曲和旋转训练

（3）注意事项：在做此活动时，健侧肘关节屈曲是躯干旋转不足时的代偿动作，治疗时要注意避免。

3. 重心转移

（1）作用：通过重心转移训练可以改善患者的躯干控制能力，提高患者的坐位平衡功能。

（2）方法

1）重心向患侧转移：患者取端坐位，治疗师站在患者面前，一只手扶托患者颈后部以增加患者的安全感，另一只手帮助患侧上肢向患侧放直至肘关节支撑到治疗床上。当重心通过患侧肘部时嘱咐患者继续向患侧用力，此训练可以刺激肩周肌群的共同收缩，加强患侧肩关节的稳定性（图6-6-42）。

2）重心向健侧转移：患者取端坐位，治疗师站在患者面前，一只手扶托患者颈后部以增加患者的安全感，嘱咐患者将健侧肘关节接触床，然后再回到直立位（图6-6-43）。

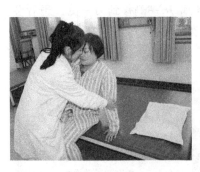

图6-6-42　重心向患侧转移训练

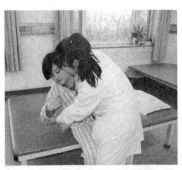

图6-6-43　重心向健侧转移训练

（3）注意事项：重心向健侧转移过程中，从健侧回到直立位时要避免健侧肘关节支撑。治疗师应轻握住健侧手背慢慢抬起来，避免使用健手向下推的力量使身体坐直。

4. 刺激躯干和头的自发性平衡反应

（1）作用：刺激躯干和头的自发性平衡反应能够训练患

者的坐位下躯干的平衡反应，提高患者的躯干控制能力。

（2）方法：患者取坐位，治疗师坐在患者面前的椅子上，患者的双脚放在治疗师的腿上。治疗师用一只手慢慢将患者的双膝向一侧推，当重心完全移向该侧时，嘱患者主动地将重心调整到中立位，引发躯干和头的平衡反应（图6-6-44）。

（3）注意事项：在治疗过程中治疗师的另一只手握住患者的健侧上肢以防患者跌倒。在患者能力提高后，可增加运动速度或突然改变方向的活动以引发自发的平衡反应。

5. 双手交叉向前够脚尖

（1）作用：提高患者动态平衡能力，改善患者躯干的自我控制能力。

（2）方法：患者取坐位，双脚平放在地上，Bobath 握手，治疗师引导患者弯腰向前，双手去摸其脚尖（图6-6-45）。

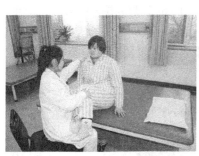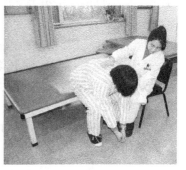

图 6-6-44　刺激躯干和头的　　　　图 6-6-45　双手交叉向
自发性平衡反应训练　　　　　　前够脚尖训练

（3）注意事项：运动幅度要先小后大，开始时以患者躯干前倾后能回到直立位为宜，并且注意躯干前倾过程中足跟不能离地，治疗师一定要注意保护患者的安全，控制好患侧足，防止其向后滑动。

（二）上肢功能训练

1. 上肢抗痉挛训练

（1）作用：抑制异常肌张力和异常运动模式，促进分离运动的出现，加强肢体运动控制训练，帮助患者恢复日常生活活动能力。

（2）方法：患者坐位，双上肢支撑于体侧，治疗师辅助患者将患侧手指伸展，拇指同时外展撑于床面；治疗师右手置于患侧尺骨鹰嘴上缘肱三头肌处，给予加压刺激提示伸肘；在保持患侧上肢稳定支撑后，治疗师右手置于患侧肘关节固定，左手置于患侧肩关节上方固定，并嘱咐患者身体稍微向患侧倾斜（图6-6-46）。当患者躯干稳定性增强后，可在治疗师监督下独立完成患侧上肢的屈伸运动。

患者床上坐位，身体保持直立，治疗师一只手固定患侧肘关节，另一只手固定患侧手部于抗痉挛姿势，嘱患侧上肢向前推掌、摸额部、摸对侧肩关节（图6-6-47～图6-6-49）；双手交叉后上举前臂旋前、旋后等训练（图6-6-50）。

（3）注意事项：手法轻柔，动作缓慢，有节奏感，每次活动从起始位开始，尽可能达到最大角度位置，再恢复到起始位；活动的频率一般为10次一组，每次1～2组；需在无痛的状况下进行活动，尽可能进行全范围的关节活动，避免遗漏某些关节。

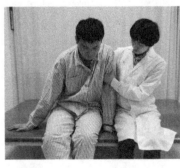

图6-6-46　坐位抗痉挛训练

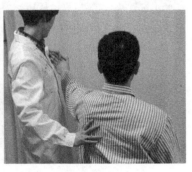

图6-6-47　患侧上肢推掌

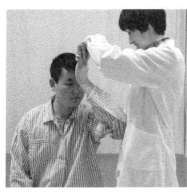

图6-6-48 患侧上肢摸额部

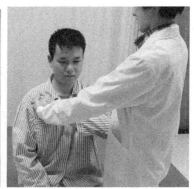

图6-6-49 摸对侧肩关节

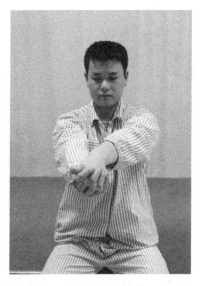

图6-6-50 双手交叉后上举前臂旋前、旋后

2. 上肢精细功能训练 大多数日常生活活动中都包含了复杂的上肢功能。脑卒中患者常表现为上肢伸屈活动障碍，手指抓握困难。一般大关节活动恢复较早、较好，手的精细动作恢复较慢、较差，需要进行专门的强化训练。

（1）作用：诱发肌肉的主动活动，防止关节挛缩，增加肌力，提高手对抓放物体的控制能力。

（2）方法

1）肩关节水平内收与外展、肘关节屈曲与伸展训练：患者坐在椅子上，治疗师将磨砂平台摆放至患者身前并调整到合适高度。治疗师协助患者双上肢伸展，并握住磨砂板置于磨砂平台上，左手置于患者患侧尺骨鹰嘴上缘肱三头肌处，右手固定保护患手紧握磨砂板手柄。治疗师协助患者双手紧握磨砂板在平台上前后、左右平移，反复进行（图6-6-51，图6-6-52）。

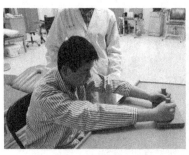 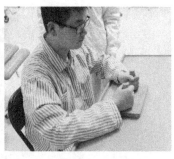

图6-6-51　肩关节水平内收、　　　图6-6-52　肘关节屈伸训练
　　　　　外展训练

2）前臂旋转训练：患者椅上坐位，治疗师将桌子摆放至患者身前并调整到合适高度。患侧上肢伸肘置于桌子上，治疗师协助患侧手抓握杯子或者木制哑铃，并保持前臂中立位。治疗师辅助下，患者进行前臂旋前、旋后训练，反复进行（图6-6-53）。

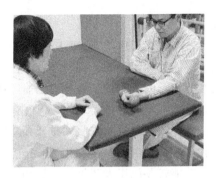

图 6-6-53 前臂旋转训练

3）手指抓握训练：患者以上坐位，治疗师将桌子摆放至患者身前并调整到合适高度，治疗师监督或辅助下，完成抓握杯子或夹弹珠等训练（图 6-6-54，图 6-6-55）。

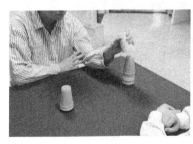

图 6-6-54 手指抓握训练

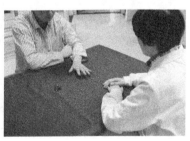

图 6-6-55 夹弹珠训练

（3）注意事项：提示患者在进行动作训练的过程中，完成主动运动时应避免诱发肢体的错误模式或利用协同运动来完成，如：肘关节屈曲时不要接触磨砂平台；应控制患侧肩、肘关节，在前臂旋转和伸肘的过程中避免身体的倾斜来代偿；加强对患侧肢体关节的保护，防止关节的损伤；在训练中防止憋气。

3. 上肢功能性动作训练

（1）作用：指导患者在一侧肢体功能丧失或部分丧失的情况下，利用健侧肢体完成穿、脱衣物等。

（2）方法

1）正确穿脱上衣（前开衫）：穿上衣时，患者要正确坐在椅子上或床边，体重均匀分配，调整呼吸，自然放松。健侧手拿起衣服放在腿上，内侧向上，展开患侧袖口部，将自己的患侧手轻轻放入袖口，健侧手提起衣领向上拉至肩部、头后方；然后，健侧手伸入袖口穿上衣服，重新调整好坐位，患侧手压住衣服无扣子一边，健侧手将衣扣逐一扣上，并将衣服整理好。老年或手功能较差的患者建议使用按扣。正确脱衣服则顺序相反（图6-6-56～图6-6-59）。

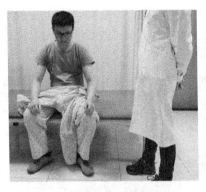

图6-6-56　整理衣服，患侧袖口朝上

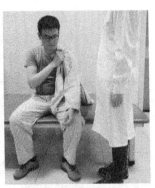

图6-6-57　先穿患侧衣袖

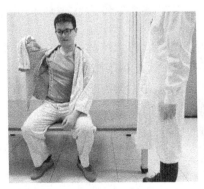

图6-6-58　再穿健侧衣袖

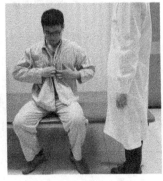

图6-6-59　患侧手辅助健
侧手扣好纽扣

2）正确穿脱裤子：穿裤子时，患者要正确坐在椅子上或床边，体重均匀分配，调整呼吸，自然放松。健侧腿在下，患侧腿在上，做跷二郎腿动作，健侧手拿住裤子的患侧裤腿，轻轻套上至患侧膝关节，露出患脚。缓慢放下患侧腿，并将健侧裤子穿好。用正确的方法从坐位站起后，将裤子提起并整理好。建议患者使用松紧带裤腰。脱裤子时在站立位用健手脱下裤腰，坐位下先脱健侧，再脱患侧（图 6-6-60 ~ 图 6-6-63）。

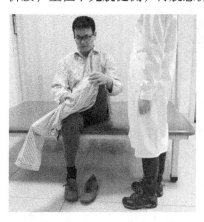

图 6-6-60　先穿患侧下肢

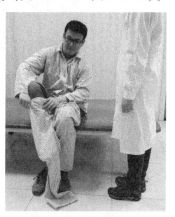

图 6-6-61　再穿健侧下肢

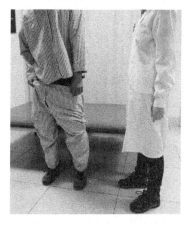

图 6-6-62　站立并整理裤子

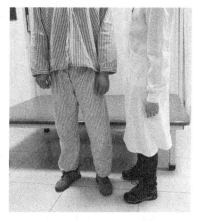

图 6-6-63　完成穿裤子训练

3）正确穿脱鞋袜：如果患者能力允许的话，可以将患侧腿放在健侧腿上，做跷二郎腿动作，用健侧手穿脱鞋袜。如果患者能力不够，建议使用鞋袜辅助具（图6-6-64）。

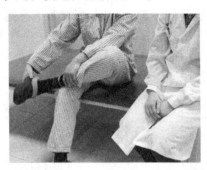

图6-6-64　正确穿鞋袜

（3）注意事项：患者在穿脱衣物和鞋子的过程中，应保持身体的直立，防止跌倒；严格按照正确穿脱衣物和鞋子的顺序进行操作；动作缓慢流畅，避免刺激引起张力过度增高。

4. 床与轮椅转移训练

（1）作用：指导患者在一侧肢体功能丧失或部分丧失的情况下，利用健侧肢体完成床到轮椅和轮椅到床的转移。

（2）方法

1）床到轮椅转移训练：患者床边坐位，双上肢支撑于体侧，保持坐位平衡。治疗师将轮椅推至患者健侧床边前方45°，刹车、竖起踏脚板。患者双足稳定踩地，身体前屈重心前移，健手撑轮椅远端扶手站起。患者在治疗师保护下健腿向前迈一步，以健腿为轴转身稳定站立，重心在前缓慢向后坐下（图6-6-65～图6-6-68）。

2）轮椅到床转移：患者坐在轮椅上，治疗师推轮椅使患者健侧靠近床边，面对床边成45°斜角，刹车、竖起踏脚板。患者双足稳定踩地，身体前屈重心前移，健手撑轮椅扶手站起。患者在治疗师保护下健腿向前迈一步，身体前屈重心前

移，以健腿为轴转身，健手支撑床面缓慢坐下，动作顺序基本
与床到轮椅转移相反。

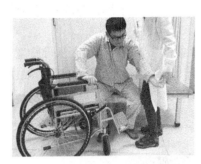

图 6-6-65　健侧手辅助轮椅
远离床的一侧扶手

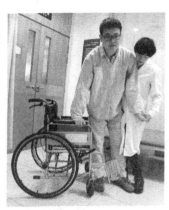

图 6-6-66　治疗师辅助
患者站立

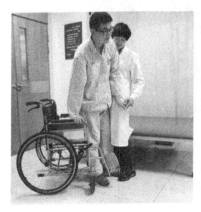

图 6-6-67　治疗师辅助患者
身体转向

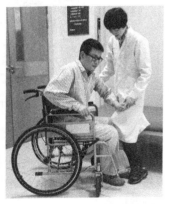

图 6-6-68　治疗师辅助
患者坐下

（3）注意事项：患者在站立的过程中，膝关节无需完全
伸直，但是双膝屈曲角度不能超过 90°，防止因屈膝过度造成
双足踩地不稳而倾倒；患者在转身过程中，健手应始终支持于

轮椅扶手，如有转身困难，治疗师应在患侧辅助。

（三）下肢功能训练

1. 坐位下肢伸肌肌群的抑制训练

（1）作用：抑制全身伸肌张力，牵拉背部的肌群，增强患肢负重，抑制下肢伸肌模式，提高坐位平衡，为从坐到站做准备。

（2）方法：患者坐位，骨盆充分前倾、双足约同肩宽，双膝并拢，保持髋内收内旋。嘱患者躯干伸肌放松，双手触摸地面，诱导重心向双足转移（图6-6-69）。

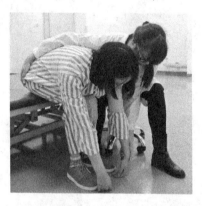

图6-6-69　坐位下肢伸肌肌群的抑制训练

（3）注意事项：①在患者正前方找一个固定的可靠的支持或保护，以利于患者主动将重心从坐骨结节向双下肢足弓上转移；②踝关节跖屈常与背部肌群的离心性收缩和患者主动向前的意愿有关。

2. 坐位重心向双足中心点转移驱动训练

（1）作用：诱导重心向双足中心点转移，为从坐到站做准备，增强患侧负重能力。

（2）方法：患者取坐位，保持骨盆前倾位，让重心充分保持在坐骨结节区域，保持双足平放，髋内旋，膝屈曲大于

90°位。治疗师于患侧前方或正前方放置一椅背等物体作为目标物，嘱患者向前去触碰目标物，诱导重心向双足中心点转移。必要时抬起臀部向前转移重心（图6-6-70）。

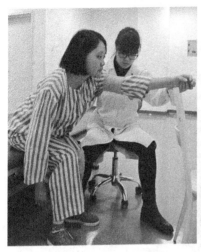 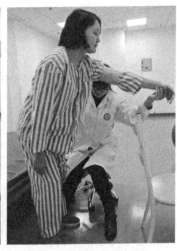

图6-6-70　坐位重心向双足中心点转移驱动训练

（3）注意事项：必要时可调高目标物以诱导重心向前上方转移。

3. 双手支撑起立训练

（1）作用：充分诱导重心向前，增强下肢的负重能力，促进患者从坐到站。

（2）方法：患者取坐位，双足全脚掌着地，双手支撑在凳面上，头部向前伸出超过双足（重心向前移动）。当患者的臀部抬起时，治疗师一只手扶持膝关节使其超过足尖，另一只手扶持健侧大转子，协助患者重心双下肢分布均匀完成站立动作。当动作完成较好后，再去掉前面的凳子，双手轻轻向前摆动，重心前移，躯干伸展，完成起立动作（图6-6-71）。

（3）注意事项：①防止出现利用健侧的代偿动作模式；

②动作要左右对称，抑制痉挛模式；③防止强化伸肌共同运动，不得出现患侧下肢髋关节屈曲、内收、内旋及足跟离地；④患者足趾屈曲可能与患者背部肌群的离心性收缩和患者主动向前的意愿有关。

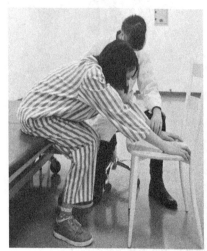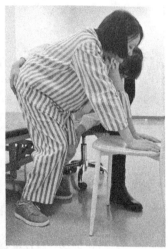

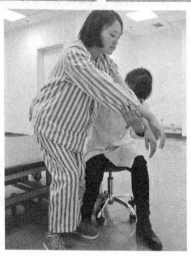

图 6-6-71　双手支撑起立训练

4. 躯干与髋关节的选择性运动训练

（1）作用：促进躯干和骨盆动作的分离，使躯干和髋关节的活动具有选择性。

（2）方法：患者取坐位，双侧上肢向前方伸出置于治疗台上，治疗师双手向下按压背部，促使其伸展。矫正胸椎屈曲后，治疗师双手拇指按压腰骶部脊柱后凸处，一般在第5腰椎附近，反复练习躯干的屈曲与伸展。患者坐在治疗台上，躯干后倾，双下肢主动上抬，髋、膝、踝关节分别保持90°，开始训练时治疗师给予协助，使躯干伸展，头与躯干在一条直线上。然后双足落地，仍然保持髋、膝关节的角度（图6-6-72）。

（3）注意事项：①患者坐位时，若躯干呈屈曲状态应予以调整；②上肢功能良好者上肢可自然下垂，如功能较差，可以双手交叉置于胸前；③训练中躯干的屈曲与伸展动作交替进行；④主动上抬下肢时，髋关节不得出现外展、外旋；⑤躯干伸展、前倾时，防止髋关节内收。

5. 下肢坐位控球训练

（1）作用：诱导患侧的主动运动，增强患侧各关节的控制能力。

（2）方法：患者取坐位，保持骨盆前倾位，让重心充分保持在坐骨结节区域；患侧下肢放置于篮球上，健侧下肢放于地面；保持髋内旋，膝屈曲大于90°位。嘱患者用患肢控制篮球或Bobath球的前后、左右、旋转运动。根据患侧控制能力决定球充气的程度及运动的幅度（图6-6-73）。

（3）注意事项：重心要适当向前，防止骨盆、躯干的代偿及保护性紧张。保持髋内旋，防止下肢伸肌模式的强化。

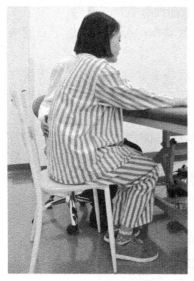
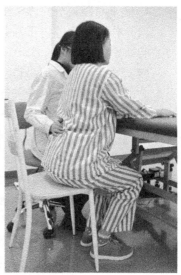
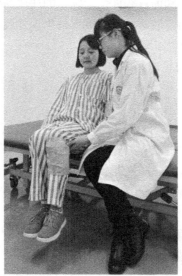

图 6-6-72　躯干与髋关节的选择性运动训练

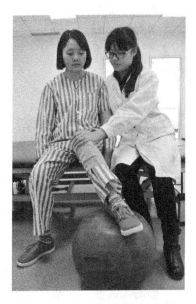

图6-6-73　下肢坐位控球训练

三、站立期训练

（一）躯干功能训练

1. 坐位到站立位转移训练

（1）作用：通过坐位到站立位转移训练，使患者双下肢逐步适应站立体位，改善患侧下肢的负重能力。

（2）方法：患者坐于床边，双足分开与肩同宽，双侧足底着地，两足跟落后于两膝，患足稍后，以便于负重及防止健侧代偿。患者 Bobath 握手双臂前伸，躯干前倾，使重心前移，患侧下肢充分负重，然后臀部离开床面，双膝前移，双腿同时用力慢慢站起，站立位时双腿同等负重（图6-6-74）。

（3）注意事项：在站立过程中患者不能低头，臀部必须在双肩超过双膝时才能离开床面，起立后防止膝关节过伸或是伴有踝关节跖屈内翻的髋关节向后方摆动。

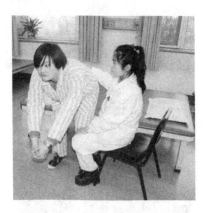

图 6-6-74 坐位到站立位转移训练

2. 骨盆前后倾训练

（1）作用：骨盆前后倾训练可以增强患者骨盆的控制功能，提高患者骨盆活动的灵活性，为站立做准备。

（2）方法：患者站立位，双足分开与肩同宽，治疗师坐在患者面前的椅子上，用自己的双膝将患者双膝分开使其双腿略外展位。治疗师一只手放在患者骶尾处，另一只手放在下腹部，在患者伸髋的同时刺激收腹（图 6-6-75）。

（3）注意事项：为了更多地强调患侧下肢的负重，能力好的患者可将健腿抬起来做此运动。

3. 站立下躯干的屈曲和伸展训练

（1）作用：站立下躯干的屈曲和伸展训练可提高患者对躯干的控制能力，让患者在躯干前倾时能使下肢充分负重，同时可避免患者站立时身体不后仰能保持直立。

（2）方法：患者站在与股骨大转子同高的治疗床或桌子前，治疗师站在患者身后，一只手放在患者的骶尾处，另一只手放在胸前，嘱患者慢慢向下弯腰将前臂放到桌子上，稍停之后将前臂抬离桌面将躯干挺直（图 6-6-76）。

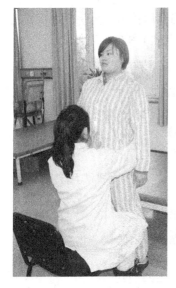

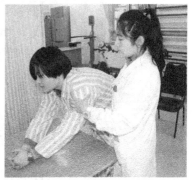

图6-6-75 骨盆前后倾训练　　图6-6-76 站立下躯干的屈曲
和伸展训练

（3）注意事项：治疗师可以辅助患者将躯干直立，但不允许患者用上肢支撑使自己直立。在躯干前倾过程中患侧足跟不能离地。

（二）上肢功能训练

1. 上肢抗痉挛主动训练

（1）作用：站立位上肢抗痉挛训练，一般处于康复的恢复期，此时期患者的运动功能已经得到较大程度的恢复，但部分患者由于肌张力增高，在运动中容易产生联合反应，此时期的主动训练主要是为了缓解过高的肌张力，进一步诱发分离运动的产生，同时解决因张力过高产生的疼痛等问题。

（2）方法

1）双侧上肢同时屈伸训练：患者面对栏杆，栏杆与肩同高，站立位，身体保持直立，双侧肩等高，健侧手辅助患侧手放于栏杆上，治疗师一只手托住患侧肘关节，另一只手固定患侧肩胛骨，嘱患者做双上肢屈伸训练（图6-6-77）。

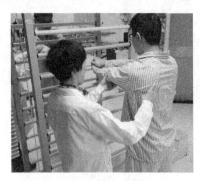

图6-6-77 双侧上肢同时屈伸训练

注意事项：患者在进行站立位上肢训练的过程中，治疗师应首先确保患者的站立位平衡，在必要的时候，治疗师可以用右侧下肢控制患者的患侧下肢，防止其出现踝跖屈而失去身体平衡；另外，在治疗过程中，控制患者的肘部以确保训练动作正确；并在治疗过程中，给予患者积极的言语引导。

2）肩关节内旋后伸训练：患侧站立位，面对镜子，身体保持直立，双侧肩等高，治疗师辅助患侧肩关节内旋并后伸至最大角度，肘关节屈曲并尝试用手触碰对侧肩胛骨（图6-6-78）。

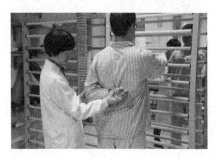

图6-6-78 肩关节内旋后伸训练

注意事项：应首先确保患者的站立位平衡，治疗师可以用右侧下肢控制患者的患侧下肢，防止其出现踝跖屈而失去身体平衡；另外，给予患者积极的言语引导，并在治疗过程中控制患者的肩部以确保训练动作正确。

2. 上肢功能性动作训练

（1）作用：通过助动式训练，提高患者上肢上举的能力，改善患者穿衣、够物、打招呼等日常功能。

（2）方法

1）双侧上肢交替上举训练：患者站立位，面对吊环，身体保持直立，双侧肩等高，治疗师辅助下，患侧手握住吊环抓手，健侧手握住另一侧抓手，健侧手用力向下，患侧手用力向上，交替进行（图6-6-79）。

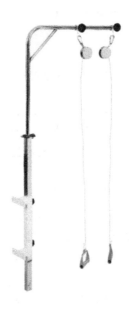

图6-6-79 吊环

2）上肢环绕训练：患者站立位，面对肩关节训练器，身体保持直立，双侧肩等高，进行上肢主动环绕训练，必要时可以用健侧手辅助患侧手，双侧上肢同时做环绕运动，顺时针和逆时针交替进行（图6-6-80）。

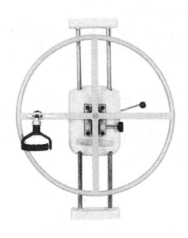

图6-6-80 肩关节旋转训练器

（3）注意事项：为了避免诱发患者上肢的屈肌痉挛，在治疗过程中，应给予患者正确的言语引导，并在适当的时候控制患者躯干的稳定，以达到最佳的治疗效果。

3. 上肢协调性动作训练

（1）作用：改善患者的协调性。

（2）方法：患者站立位，面对镜子，身体保持直立，双侧肩等高，在治疗师监督下，患者保持平衡，进行双上肢交替摸对侧肩关节、交替肘关节屈曲、前臂旋前、旋后及指鼻和对指训练。

（3）注意事项：动作由简单到复杂，由睁眼到闭眼，速度由慢到快。

（三）下肢功能训练

1. 重心向前转移训练

（1）作用：增强患侧下肢的负重能力，增强重心在患侧足掌前后转移能力，增强承重反应能力。

（2）方法：患者于治疗床边站立位，放置一把靠椅并固定；治疗师于患侧，一只手固定患肩、另一只手固定患侧骨盆、一侧下肢固定患侧膝；嘱患者骨盆向前推靠椅靠背，使重心超过足弓应力线。必要时治疗师可向前推骨盆加以辅助（图6-6-81）。治疗师也可绕过患者身后固定健侧髂前上棘，引导重心向患侧前方转移，增强患侧负重的能力（图6-6-82）。

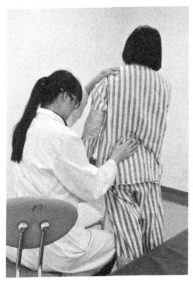 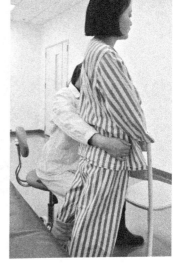

图6-6-81　重心向前转移训练1　　图6-6-82　重心向前转移训练2

（3）注意事项：防止躯干的保护性侧屈。下肢肌力的变化应适应重心向前的需要，不是过度收缩。固定膝时，要给予膝关节承重反应的空间。

2. 重心向前的控球训练

（1）作用：增强患侧下肢的负重能力，增强重心向前的主动性，增强承重反应能力。

（2）方法：患者面向墙取站立位，放置 Bobath 球于墙和患者间，患者用双下肢固定球于墙面；治疗师于患侧，一只手固定患肩、另一只手固定患侧骨盆；嘱患者重心向前，用膝向前下方去跪球，使重心超过足弓应力线。必要时治疗师可向前或左右推骨盆加以诱导重心变化（图 6-6-83）。

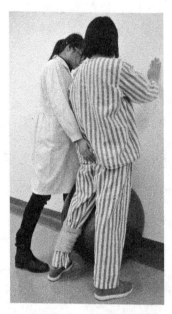

图 6-6-83　重心向前的控球训练

（3）注意事项：防止躯干的保护性侧屈。膝关节的屈曲是适应重心向前的需要，不是膝关节的屈曲带动重心向前。可让患者健手支撑墙面，以保持躯干的稳定。

3. 患侧负重训练

（1）作用：增强患侧下肢的负重能力，增强重心向患侧的主动性,增强患侧承重反应能力。

(2)方法:患者于治疗床边站立位,双脚并拢;治疗师于患侧,一只手固定患肩、另一只手固定患侧骨盆;治疗师引导患者骨盆向前后、左右转移,使重心在双足间不规律变化(图6-6-84)。治疗师也可绕过患者身后固定健侧髂前上棘,以增强患者的安全感及主动性(图6-6-85)。

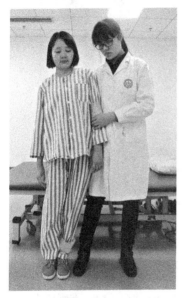 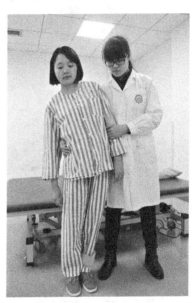

图6-6-84 患侧负重训练1　　图6-6-85 患侧负重训练2

(3)注意事项:防止躯干的保护性侧屈。膝关节的屈曲是适应重心向前的需要,不是膝关节保护性屈曲降低重心。注意患者的整体协调性、随意性。

4. 健侧迈步训练

(1)作用:增强患侧下肢的负重能力,增强重心向患侧转移的主动性,增强患侧承重反应能力。

(2)方法:患者于治疗床边站立位,双脚同肩宽;治疗师于患侧，一只手固定患肩、另一只手固定患侧骨盆；嘱患者向前内侧迈出健侧下肢并越过中线；治疗师引导患侧骨盆向前，使重心转移至患侧前足掌（图6-6-86）。治疗师也可绕过患者身后固定健侧髂前上棘诱导重心向前，以增强患者的安全感及主动性（图6-6-87）。

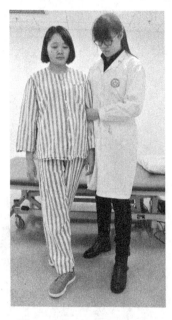

图6-6-86　健侧迈步训练1　　图6-6-87　健侧迈步训练2

（3）注意事项：充分诱导患侧躯干的展翅反射。让患者体会重心由足跟转移至前足掌的运动感觉。注意患者的整体协调性、随意性。

5. 髋关节分离运动诱发训练

（1）作用：诱发患侧髋关节的分离运动，使得髋关节的活动具有选择性。

（2）方法：患者背靠墙壁呈立位，双侧髋关节外展、外旋，膝关节屈曲。双膝关节屈曲，背部沿着墙壁下滑。治疗师位于患者对面，用双手协助患者使髋关节进一步外展、外旋（图6-6-88）。

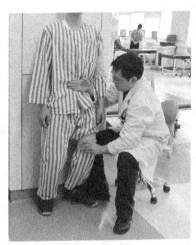

图6-6-88 髋关节分离运动诱发训练

（3）注意事项：①头部及背部不得离开墙壁；②患足平放于地面，不得出现内翻或外翻。

6. 单腿站立训练

（1）作用：增强患侧下肢的负重能力，增强患侧膝关节的控制能力。

（2）方法：患侧单腿站立，面前摆放20cm高的低木凳，将健侧下肢踏在上面，治疗师一只手下压、前推患侧骨盆，辅助髋关节伸展；另一只手置于健侧躯干协助将重心转移到患侧。随着患者水平提高，可以增加踏凳的次数和延长负重时间（图6-6-89）。当以上动作可以正确地反复进行时，治疗师立于患侧，用治疗师下肢的诱导患肢的膝关节屈伸运动控制，增强承重反应能力（图6-6-90）。

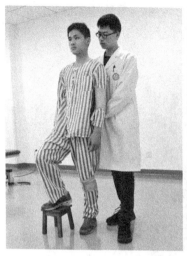 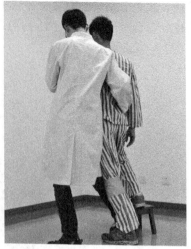

图6-6-89　单腿站立训练1　　　　图6-6-90　单腿站立训练2

（3）注意事项：①患者重心应充分向患侧前方，下肢膝关节不得出现过伸；②重心可充分向踏凳的健侧转移；③感觉障碍、弛缓阶段或是由于痉挛而下肢不能维持伸展位的患者可配膝关节矫形器。

7. 健侧下肢外展，患侧负重训练

（1）作用：增强患侧下肢的负重及运动控制能力。

（2）方法：在患者健侧下肢的侧方放一低凳，健侧下肢外展，将足置于凳上（不负重）。治疗师一只手置于患侧髋关节协助保持伸展位，另一只手置于健侧腰部，诱导体重向患侧下肢转移。患侧下肢及躯干维持原姿势不变，抬起健侧足在空中保持，再放回原处。反复训练多次后放回原位。当患者没有辅助也可以完成时，治疗师一只手维持患手腕关节背伸，手指伸展，利用胸部控制患侧上肢的伸展、外展以抑制患侧上肢因联合反应而导致的上肢屈曲；另一只手置于健侧腰部，维持患肢的负重（图6-6-91）。

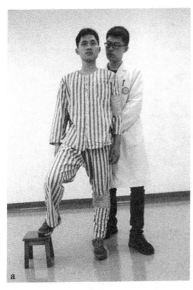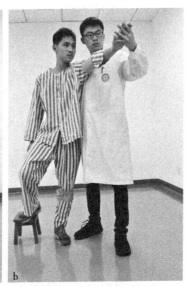

图 6-6-91　健侧下肢外展患侧负重训练

（3）注意事项：置于木凳上的健侧下肢不得出现外旋，足尖朝向正前方，以增加患侧下肢髋关节伸肌选择性活动的难度。

8. 患侧下肢抗重力控制能力训练

（1）作用：增强患侧下肢的运动控制能力。

（2）方法：患者取站立位，臀部靠在治疗台上，将患侧下肢屈曲抬起（髋关节、膝关节均约 90° 屈曲），然后慢慢放回原地。治疗师一只手控制患侧膝关节，防止髋关节出现外展、外旋，另一只手伸展足趾，防止出现跖屈、内翻（图 6-6-92）。

（3）注意事项：①脚放回地面时动作要缓慢，髋关节不得出现内收、内旋动作；②屈曲患肢时，防止患侧骨盆上抬代偿。

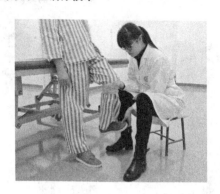

图 6-6-92 患侧下肢抗重力控制能力训练

四、行走期训练

（一）躯干功能训练

1. 促进髋关节伸展和重心转移训练

（1）作用：促进髋关节伸展和重心转移训练提高患者髋关节伸肌控制能力，避免站立位时出现典型的代偿运动即髋后突。

（2）方法：患者站立位，双足分开与肩同宽，治疗师站在患者身后，两手掌分别放在两侧臀大肌促进髋关节伸展，用对侧的手向患侧推使患者重心移向患腿，此时若没有膝过伸则可以让健腿向前一小步。在患腿开始摆动前将重心移向健腿，患腿的膝关节和髋关节放松，在足跟离地后治疗师帮助患足跟向内侧倾斜即髋关节要外旋（图 6-6-93）。

（3）注意事项：当下肢屈曲向前摆动时治疗师要沿着股骨长轴方向向前、向下压骨盆以防止提髋并帮助重心前移。患者能力提高后治疗师逐渐减少手法帮助，可用语言指导并提高节奏。

2. 帮助躯干旋转促进行走训练

（1）作用：帮助躯干旋转促进行走训练能够解决患者在

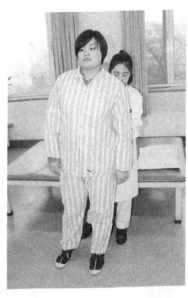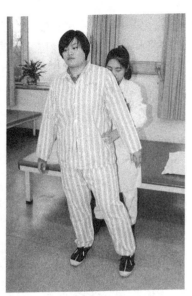

图 6-6-93　促进髋关节伸展和重心转移训练

行走过程中躯干向患侧弯曲的问题，防止患侧躯干肌进一步缩短。既能增加患者的协调性和行走的平衡能力，又能通过肩的前伸促进对侧髋关节的前伸，克服下肢伸肌运动的异常模式。

（2）方法：治疗师位于患者身后，双手放在患者双肩上，四指在肩的前面，拇指在后面。患者行走时治疗师及时有节奏地将患者双肩交替向前推，即患腿向前时治疗师推健侧肩向前，使每一步都有躯干旋转的参与（图 6-6-94）。

（3）注意事项：治疗师辅助患者双肩摆动要与患者行走的节奏一致，随着患者的躯干控制能力和行走水平逐步提高，治疗师应该减少辅助，直至患者独立行走。

3. 固定胸椎引导躯干向前训练

（1）作用：固定胸椎引导躯干向前训练可以使患者的重心前移，避免行走时躯干后仰，促进下膝向前摆动。

（2）方法：治疗师站在患侧先协助其挺胸，一只手放在胸骨，另一只手放在胸椎处，然后再鼓励患者向前走，由于治疗师将胸椎固定在伸展位，可使重力线垂直向下，利于下肢负重和重心前移（图6-6-95）。

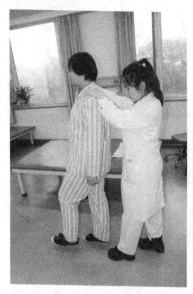 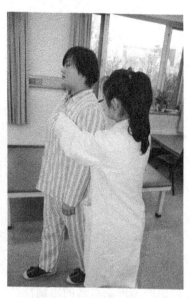

图6-6-94　帮助躯干旋转
促进行走训练

图6-6-95　固定胸椎引导
躯干向前训练

（3）注意事项：在训练过程中，治疗师需要控制好患者的躯干，使其保持在中立位，防止躯干向患侧屈曲。

（二）上肢功能训练

1. 上肢协调性训练

（1）作用：改善步行过程中，患者容易出现的同手、同脚现象。

（2）方法：患者背对墙站立位，治疗师面对患者，发出口令，按照如下顺序进行逐步训练：①下肢原地不动，上肢前后摆动；②下肢原地踏步，上肢配合，进行原地四肢联动训练；③上肢继续前后摆动，配合迈步训练（图6-6-96）。

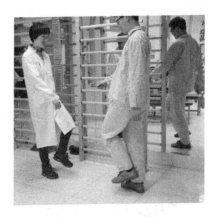

图6-6-96　原地踏步

（3）注意事项：治疗师的口令应简单明了，保持一定的节奏，使患者能够跟随口令进行四肢的训练。在治疗过程中，患者容易出现高抬腿动作，屈膝不利，肩关节后伸不足，治疗师可以辅助肩后伸；同时控制患侧髋关节，防止出现过于提髋和后撤髋的错误动作。

2. 平衡保护性动作训练

（1）作用：步行训练中遇到突发情况，导致身体平衡被打破，上肢需要作出保护性动作，防止跌倒或使身体重新恢复平衡。

（2）方法：患者背对墙站立位，治疗师面对患者，按照如下顺序进行逐步训练：①患者睁眼，治疗师将手分别置于患者右侧、正前方和左侧，患者双手 Bobath 握手后，分别用手去触碰治疗师的手，以引起患者身体前倾，以失去平衡为度，往返多次；②患者闭眼，重复以上①动作；③患者睁眼，患侧手分别触碰不同方向上治疗师的手；④患者闭眼，重复以上③动作；⑤患者和治疗师体位同前，但是两者之间距离增大，治疗师取一个弹性较好的软质球，患者一只手可以抓住为宜，将球抛向患侧手，患者可以用单手或者双手去接球，然后再将球抛回给治疗师（图6-6-97）。

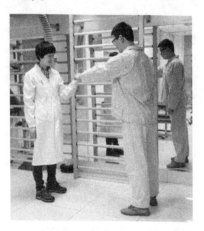

图6-6-97 原地单手碰治疗师手

（3）注意事项：训练的过程中，患者会经历失去平衡、再找回平衡的过程，治疗师应保证治疗过程的安全；治疗中，患者的肘关节要尽量伸直；在主动性训练过程中，应给予患者积极的鼓励，增加患者训练的信心。

3. 痉挛抑制性训练

（1）作用：防止步行过程中，出现患侧上肢肌张力增高、屈曲痉挛模式加重。

（2）方法：患者背对墙站立，保持身体直立，治疗师立于患者健侧，患者抱住大小合适的Bobath球，双手分开距离略宽于两肩的距离，进行双上肢上举训练，待动作训练熟练后，可以进行抱球步行训练。另外还可以采用双侧上肢后伸、肘关节屈曲、健侧手握住患侧手，然后进行步行训练（图6-6-98，图6-6-99）。

（3）注意事项：训练过程中，患者易出现平衡能力下降，治疗师在患者的患侧做好安全防护；部分患者在训练过程中，由于患侧肢体肌张力较高，可能出现患侧上肢疼痛，可以在步行过程中，给予患侧上肢休息放松。

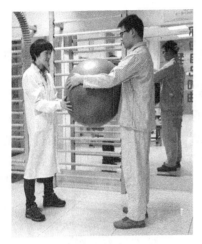

图 6-6-98　抱球行走

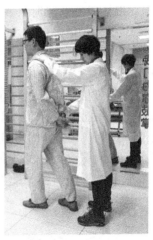

图 6-6-99　双侧上肢后伸、肘关节屈曲、健侧手握住患侧手行走

4. 拐杖的使用　一般在患者达到自动态站位平衡以后，患侧下肢承重达体重的一半以上，患侧屈髋伸膝的肌力达到 3 级以上并可向前迈步时，即可开始步行训练。

（1）作用：支撑体重、增强肌力、获得平衡和帮助步行。

（2）方法：首先选择长度合适的拐杖，最佳的拐杖长度为：站立时，从地面到腕横纹的距离，手拐的使用训练主要分为两种：①三点步行：伸出手拐，迈出患侧（健侧）下肢，最后迈出健侧（患侧）下肢。②两点步行：伸出手拐，同时迈出患侧下肢，最后迈出健侧下肢。该方法步行速度快，适合于平衡能力较好的患者。

（3）注意事项：对多数患者而言，不宜过早地使用手杖，以免影响患侧训练。建议双下肢有一定的支撑能力后使用。对平衡能力较差的患者或者运动失调的患者建议使用三角拐或者四角拐。

（三）下肢功能训练

1. 摆动相诱发训练

（1）作用：步行中通过控制躯干的活动诱发患侧下肢的摆动。

（2）方法：患者站立位，健侧在前、患侧在后，必要时患者可扶手拐或固定物体以保持健侧单腿负重的稳定性。治疗师立于患侧，一只手固定患肩，另一只手固定患侧骨盆。嘱患者放松患侧下肢后向健侧前方转移重心，治疗师与患者同步，固定骨盆的手向前给予助力，诱发出患侧下肢的摆动相（图6-6-100）。

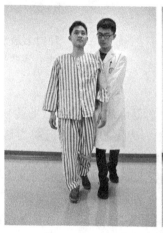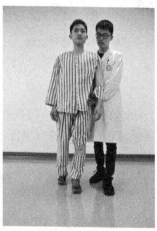

图6-6-100 摆动相诱发训练

（3）注意事项：①治疗师的辅助要结合患者的实际步行能力，如躯干的旋转、患侧下肢伸肌放松、向前助力的时机和大小；②要求患者整个重心向前，不能提髋。

2. 抑制上肢联合反应的步行训练

（1）作用：诱导患者重心向前，抑制患侧躯干侧屈进行步行训练的同时，抑制患侧上肢的联合反应。

（2）方法：治疗师协助患侧上肢肩关节屈曲90°，一只手控制患者肘关节于伸展位。另一只手维持患者腕关节背伸、手指的伸展及拇指外展。利用治疗师的外力诱导患者重心向前移动行走（图6-6-101）。

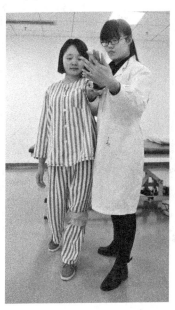

图6-6-101　抑制上肢联合反应的步行训练

（3）注意事项：①步行时两肩保持水平；②躯干正直不得出现侧屈；③上肢肘关节伸展，肩关节屈曲、外展；④保持手指伸展、拇指外展位；⑤在矫正躯干侧屈及上肢联合反应异常模式的基础上进行步行训练。

3. 控制双肩步行训练

（1）作用：步行时诱发躯干旋转和双上肢摆动。

（2）方法：治疗师位于患者身后，双手以轻轻搭在患者肩上（拇指在后，四指在前），当患肢处于支撑相，健侧下肢迈出时，在足跟着地前健侧肩胛骨向后方旋转，可以防止患侧足外旋。当患肢处于摆动相时，治疗师诱发患者双上肢呈对角线摆动，双侧上肢有节奏的自然摆动，可导致躯干的旋转，对正常步态的诱发有明显的效果（图6-6-102）。

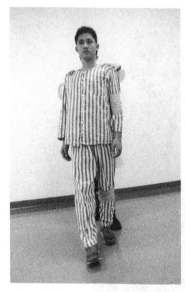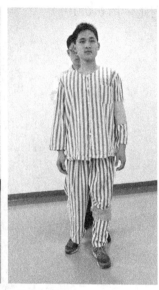

图6-6-102　控制双肩步行训练

（3）注意事项：①治疗师的手法要与患者的步伐一致；②治疗师的控制要符合正常的步行模式，不得有误；③当患者步行逐渐正常时，辅助量要逐渐减少。

4. 控制骨盆步行训练

（1）作用：步行时抑制患侧骨盆上提，抑制全身伸肌模式，促进骨盆旋转和重心向前。

（2）方法：治疗师双手置于患者骨盆两侧，用拇指抵住臀部，使髋关节伸展、骨盆后倾。在健侧下肢处于摆动相时，治疗师协助将重心转移到患足前方，防止膝关节过伸，并维持患肢支撑相的稳定；健侧支撑相时，协助患者将重心向健侧移动（图6-6-103）。当患侧下肢处于摆动前期，髋、膝关节放松，足跟向内侧倾斜，即髋关节外旋。治疗师则将骨盆向前、下方加压，防止骨盆上抬，并协助其向前方旋转（图6-6-104）。

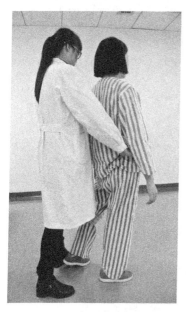 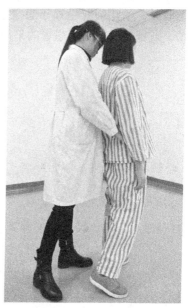

图6-6-103　控制骨盆步行训练1　　图6-6-104　控制骨盆步行训练2

（3）注意事项：①控制骨盆步行可以破坏全身的伸肌运动模式，诱发出正确的步态。治疗师要在进行仔细的步态分析的前提下，找到关键问题予以辅助。②要及时调整控制的力度，在控制患者完成正常步态的基础上，给予最小的辅助量。

5. 向患侧横向迈步训练

（1）作用：增强患侧下肢负重及患侧的展翅反应，增强患者横向平衡能力。

（2）方法：治疗师立于患侧，一只手置于患侧腋窝，使患侧躯干伸展，另一只手置于健侧骨盆，使患者身体重心移向患肢，然后嘱患者健侧下肢从患肢前方横向迈出（图6-6-105）。患侧下肢从健侧下肢后方向患侧方迈出，治疗师可用旋转患侧躯干和骨盆的方法协助动作的完成。步行能力改善时，逐渐减小旋转的角度（图6-6-106）。患者能控制骨盆和下肢时，治疗师双手置于患者肩部，根据患者的能力给予辅助，或施加外力破坏患者的平衡，增加步行难度。

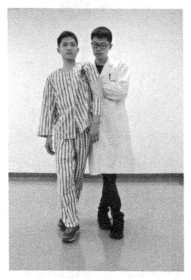
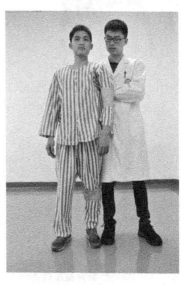

图6-6-105 向患侧横向
迈步训练1

图6-6-106 向患侧横向
迈步训练2

（3）注意事项：①突出骨盆运动，骨盆向患侧移动，使重心转移至患侧下肢；②膝关节不得出现过伸展；③无论健侧与患侧迈步均要保持双足平行；④治疗师施加外力破坏患者平衡时要注意安全，尽量使患者成功完成以增加信心。

6. 向健侧横向迈步训练

（1）作用：促进患侧下肢横向移动，增强患者横向平衡功能。

（2）方法：治疗师一只手置于患侧骨盆，另一只手放在健侧肩部，位于肩部的手调整躯干的姿势，位于骨盆的手协助身体重心的转移。嘱患者患侧下肢在健侧下肢前方横向迈步，迈出的患足要与健足平行（足尖方向一致），见图6-6-107。再将健侧下肢向健侧方向迈出。治疗师双手可置于骨盆处，协助控制身体的平衡和重心的转移（图6-6-108）。利用治疗师的上肢协助控制患侧躯干的伸展。

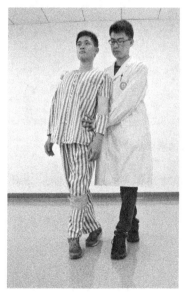 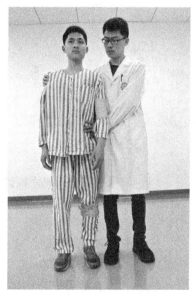

图 6-6-107　向健侧横向
迈步训练 1

图 6-6-108　向健侧横向
迈步训练 2

（3）注意事项：①患侧下肢迈步时，治疗师左手给予辅助；②健侧下肢迈步时，治疗师双手合力协助支持身体的稳定；③横向步行时始终保持躯干的姿势，防止侧屈。

7. 双手持体操棒步行训练

（1）作用：步行时，利用体操棒诱导患者重心向前，并抑制患侧上肢的屈曲共同运动模式。

（2）方法：患者双侧上肢肩关节屈曲90°，肘关节伸展，双手握体操棒，治疗师协助患手握棒及维持正确姿势。患者用体操棒推治疗师，治疗师予以对抗，根据推力的大小指示患者调整。患者躯干在正常的前倾状态下练习步行（图6-6-109）。

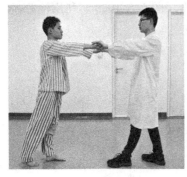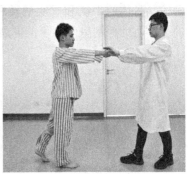

图6-6-109　双手持体操棒步行训练

（3）注意事项：①患手握体操棒时保持腕关节背伸；②患者腰椎保持伸展，腹部不得前凸，前倾的运动轴位于双侧踝关节；③无论在步行周期的哪一个阶段，髋关节不得向后方活动；④躯干始终保持前倾，重心不得向后移动。

8. 上、下楼梯训练

（1）作用：教会患者如何正确及安全的上、下楼梯，增强患者上、下楼梯的转移能力。

（2）方法

1）上楼梯的训练：治疗师位于患者身后，一只手控制膝关节，另一只手扶持患者腰部，将重心转移到患侧，指示患者健肢上台阶，然后重心前移，治疗师辅助患侧下肢屈髋、屈膝，抬起患足，上、下台阶。初期，患者健手可抓握扶手，随着稳定性的增加，应逐渐减少辅助量，如上台阶时，指示患者双手交叉相握伸向前或自由摆动，治疗师可从患者躯干部位给予一定的帮助（图6-6-110）。

2）下楼梯的训练：治疗师位于患者后方，一只手置于患侧膝部上方，辅助膝关节屈曲向下迈步，另一只手置于健侧腰部帮助身体向前移动重心，然后再保持膝关节伸展支撑体重，指示健侧下肢向下迈步（图6-6-111）。

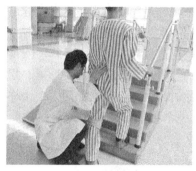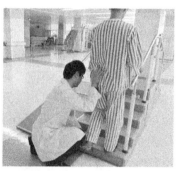

图6-6-110　上、下楼梯训练1

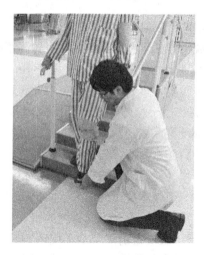

图6-6-111　上、下楼梯训练2

（3）注意事项：①偏瘫患者上下楼梯的训练应该遵循

"健侧下肢先上，患侧下肢先下"的原则。②在进行上、下楼梯之前应给予充分地说明和示范，以消除患者的恐惧心理，并加强保护，以免发生意外。③开始可借助于一个高约15cm的木台进行训练，治疗师站在患者患侧，患者的患足置于台面上，治疗师用一只手辅助患者控制膝关节，另一只手置于健侧臀部，当重心移至前方时，让患者健足踏上台子，然后让健足从台子上下来，而且位置一次比一次靠后或是让健足迈向前方地面。在完成以上训练动作后就可过渡到在楼梯上进行。④由于患者下肢功能状况不同，有的患者需要选择使用矫形器、拐杖或助行器等辅助器具。⑤开始时，两侧下肢上完同一个楼梯台阶后再上下一个，即每次上一个楼梯台阶，"两足一梯"，比较安全。⑥上、下楼梯熟练后，患者可两侧下肢交替的上或下台阶，即每次上两个台阶，"一足一梯"。

五、特殊问题的处理

（一）肩关节半脱位的康复训练

肩关节半脱位常见于严重的脑血管疾病偏瘫患者，也有报道偏瘫患者中发生率可高达81%，好发于Brunnstrom Ⅰ~Ⅱ期的肌张力弛缓阶段，多数出现在脑卒中发病后3个月内。

1. 发生机制　由于患侧肩关节周围肌肉张力降低（冈上肌、三角肌后部纤维和冈下肌）、主动收缩功能丧失、肩胛骨的异常运动等导致肱盂窝的解剖位置异常，造成肩关节固定结构起不到固定作用，使肩关节的稳定性下降，因此当患者从床上坐起或站立时，患肢垂放时间较久，因上肢重力的作用，使肩关节脱离正常的位置，出现不同程度的肩关节脱位。

2. 临床表现　主要是肩关节活动受限，特别是上举时可有疼痛，患侧肩胛骨呈翼状肩；肩胛带下降，肩关节腔向下倾斜；患侧肩胛骨稍外旋，导致肩胛骨下角的位置比健侧低。

3. 康复治疗方法

（1）预防措施：早期预防肩关节半脱位，特别是偏瘫患者软瘫期，应按照正确体位摆放患侧上肢并纠正肩胛骨的异常位置，保持肱盂窝正确解剖位置；宣教患者家属和陪护，严禁牵拉患者患侧上肢；患者进行坐和站的训练时，休息的间歇应嘱患者用健手将患肢托起等方式对患肢进行支撑，以减轻患侧肩关节韧带和关节囊的受牵拉的压力。

（2）治疗措施：一旦发生了肩关节半脱位，应积极地进行治疗。主要分为五个方面的治疗：①恢复肩关节正确位置，患者可以通过卧位及坐位上肢上举，坐位用患侧肘及手侧方支撑负重，使偏瘫侧肩胛骨上提、前伸，以保持正确位置。让患者进行从仰卧位到患侧卧位的翻身训练及坐位、站立位躯干旋转运动，抑制躯干痉挛，促进肩胛骨正常运动，使肩胛骨充分前伸，恢复肩关节正常位置。②力量训练，刺激肩关节周围肌肉，尽快恢复正常肌张力及主动收缩功能。③被动关节活动，每日进行多次患侧肩关节无痛性全范围被动活动。④辅助具治疗，佩戴肩托或三角吊带，防止重力作用对肩部的不利影响。⑤其他治疗，经皮神经电刺激缓解疼痛和传统康复改善血液循环等。目前肩关节半脱位的治疗多提倡综合运动治疗，积极的康复护理能够改善患者的肩关节半脱位。

4. 注意事项　体位转换和治疗过程中，应注意保护患侧肩关节，不可牵拉，防止脱位加重和避免疼痛；对患者进行积极的心理疏导，增强康复积极性和信心。

（二）肩痛的康复训练

1. 发生机制　肩痛一般在偏瘫患者的恢复期出现，多数是由于不合理的肩关节被动运动或主动运动引起肩关节周围软组织损伤而出现肩痛。

2. 临床表现　肩痛初期一般为活动痛，后期可发展为静止痛。一旦出现肩痛，将影响患者主动参与功能训练及日常生活活动，患者的心理状态也受到影响，甚至抑郁。有研究表明，康复期间患者抑郁和肩痛是最主要的并发症。

3. 康复治疗方法　对于已经出现肩痛的患者，可以根据患者的情况，采取不同的治疗方法，主要包括如下几种：①良肢位摆放：尽量采取正确的患侧卧位。②被动运动：在不活动上肢的情况下，帮助患侧肩胛骨及肩关节进行被动运动。③主动运动：仰卧位时可以练习深呼气的同时上举患侧上肢；在不增加肩痛的情况让患者进行患侧肘关节及手侧方支撑，使躯干偏瘫侧拉长、肩胛骨前伸；密切注意运动过程中的盂-肱节律，防止医源性损伤。④作业治疗：随着疼痛的缓解及肩关节活动能力的改善，逐渐过渡到用双上肢推滚筒或推球、双上肢托球等运动。⑤其他治疗：肩痛较重的患者可适当使用镇痛药，也可采用低频电疗、中频电疗、超声波治疗、冰疗或局部封闭技术等手段减轻疼痛。

4. 注意事项　肩痛的原因有多种，治疗前应明确疼痛原因，有针对性地选择合适的治疗方法。治疗中，加强与患者的言语沟通，为治疗营造轻松愉快的治疗环境，有助于患者的放松，治疗中手法需轻柔，以不产生疼痛为度。

（三）肩手综合征的康复训练

肩手综合征也称复杂性区域性疼痛综合征（complex regional pain syndrome，CRPS），常见于恢复期脑血管疾病偏瘫患者，主要表现为患侧肩痛，皮温升高，手腕以下肿胀、疼痛，肿胀消退后可见手部肌肉萎缩。引起 CRPS 的疾病主要有脑卒中、上肢外伤、截瘫、肩关节疾病等。CRPS 是引起残疾的主要原因，常于卒中后 1~3 个月发生，通常影响一个肢体，但也可影响多个肢体或身体的任何部分，仅有 1/5 的患者能够完全恢复以前的活动。

1. 发生机制　可以是原发的，也可由不同因素促发。常见的发生原因包括：患侧腕关节长时间掌屈制动；长时间患侧手背静脉输液；过度腕关节伸展可产生炎症样的水肿和疼痛。

2. 临床表现

（1）第Ⅰ期，手部水肿，运动范围很快明显受限。水肿主要分布在患侧手的背面，掌指关节最为明显，有肿胀感，皮肤呈紫红色；指甲表现苍白、不透明；同时伴有肩、腕关节疼痛，关节活动受限，特别是前臂被动外旋、腕关节背伸更为显著。指间关节活动明显受限，指与指间隙减少，近端指间关节仅能微屈，不能完全伸展；相比较近端指间关节，远端指间关节可伸展，但屈曲不能，任何屈曲活动，都会产生疼痛。此期将持续3个月以上，这一时期及时治疗常可治愈；若治疗不及时，则可能转入第Ⅱ期。

（2）第Ⅱ期，疼痛加重，出现自发痛和运动功能障碍；肿胀减轻，出现血管通透性变化：皮肤发红、温度和湿度增高。患侧手肌肉萎缩，手掌成爪形，手指挛缩。X线可见骨质疏松样变化，肉眼可看见在腕骨间区域的背侧中央和掌骨与腕骨结合部出现坚硬隆起。此期约3个月至半年，通常预后不良，为了尽可能减少功能障碍，必须早期积极治疗。

（3）第Ⅲ期，水肿和疼痛逐步消失，但未经治疗的手运动能力将永久丧失，大部分成为畸形手，如腕屈曲、偏向尺侧，掌骨背侧隆起，但无水肿，前臂旋前痉挛，拇指和示指间肌肉萎缩，出现凹陷，远端及近端的指间关节屈曲角度很小，手掌成扁平，压痛及血管运动性变化也消失。此期是不可逆的时期，患侧手成为失用手。

3. 康复治疗方法

（1）预防措施：偏瘫患者发病早期应尽量避免患侧上肢输液；避免患侧肩关节周围软组织的损伤，重视肩胛骨及上肢的良肢位摆放，避免患侧腕关节长时间掌屈姿势而影响上肢静脉回流；尽早开始上肢各关节被动运动和主动运动，患肢的手法按摩，双上肢前伸、上举运动，改善上肢的血液回流及肩关节的活动功能。

(2) 治疗措施：对于已经出现手部肿胀的患者，除仍要坚持正确体位摆放及上肢运动训练以外，可采用三种方法进行治疗：①手指缠绕法，将直径 1~2mm 粗的线绳，由患手的指尖开始加压缠绕至指根，然后立即松开，逐一缠绕手指后再缠绕手背及手掌。反复进行，可减轻手部肿胀，同时可促进局部血管收缩舒张。②冷、热水交替浸泡法，促进血管的收缩、舒张，减轻肿胀，用 10℃左右的冷水浸泡 10 分钟，再用 40℃左右的热水交替浸泡 10 分钟，每天 1 次，患者可以双手同时进行，如果健侧手无法耐受，则及时停止。③半导体激光治疗，改善局部血液循环，缓解疼痛，可用大光斑，380~450mW。

经上述处理效果不理想的患者，可考虑使用可的松类药物，如地塞米松或泼尼松等。但有研究表明，临床诊断的 CRPS 的病例如经三相骨扫描（three-phase bone scintigraphy, TPBS）证实，其运动疗法配合激素的疗效很满意，但是未经过 TPBS 证实的临床诊断 CRPS 的疗效则不佳。

4. 注意事项 CRPS 的治疗原则为早期发现、早期治疗，最佳治疗时机为发病后的 3 个月内，一旦疾病转化为慢性，则没有任何有效治疗。治疗过程中，动作应非常轻柔，以不产生疼痛为度。

(四) 膝关节过伸的康复训练

膝关节过伸也称为膝关节反张，在行走和站立过程中，患侧下肢在支撑期出现膝关节的过度伸展，身体重心后移，患侧髋关节过度屈曲，身体出现后倾趋势的现象。

1. 发生机制

(1) 股四头肌不足以支撑体重。

(2) 屈膝肌力弱，立位时不能保持膝关节处于轻度屈曲位。

(3) 股四头肌高度痉挛，不能保持膝关节轻度屈曲。

（4）臀大肌无力，引起骨盆前倾和腰椎过伸，导致髋关节过度屈曲和代偿性的膝关节过伸。

（5）小腿三头肌痉挛或挛缩，限制了胫骨前移。

（6）伸髋肌力不足，影响了重心的适时前移。

（7）本体感觉障碍。

2. 临床表现　患者站立相负重时，出现膝关节过度伸展，身体重心向后移，有向后倾倒的征象，只能通过膝关节主动屈曲步行。

3. 康复训练方法

（1）俯卧位下膝关节屈伸控制性训练：患者俯卧位，双下肢伸直，治疗师一只手放在臀部固定骨盆，另一只手托住患侧小腿远端，嘱患者注意力集中，做全关节活动范围的屈膝动作，治疗师可根据患者的具体功能情况给予助力或阻力，整个过程中应避免联合反应和下肢屈肌共同运动的出现。也可利用悬吊、弹簧、滑轮和重锤等进行助力或抗阻力训练（图6-6-112）。

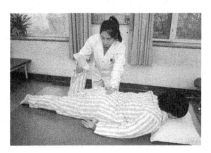

图6-6-112　俯卧位下膝关节屈伸控制性训练

（2）坐位下膝关节屈曲训练：患者坐位，双下肢垂于床沿。治疗师立于患者前方，一只手放在膝关节上方，固定股骨，另一只手握住小腿远端，嘱患者做屈膝动作。治疗师可根据患者具体功能情况给予助力或阻力（图6-6-113）。

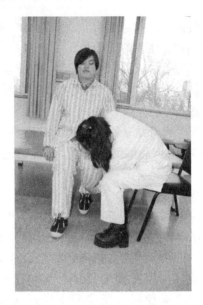

图6-6-113　坐位下膝关节屈曲训练

（3）站立位膝关节屈伸控制性训练：提高患者患侧下肢负重和膝关节控制能力。①蹲起训练：患者站立位，Bobath握手。治疗师立于患者患侧，嘱患者做下蹲动作，再直立站起，注意控制好其患侧膝关节，保护患者安全，可重复10～20次（图6-6-114）。②健侧下肢向前后迈步：患者站立位，Bobath握手。治疗师立于患者患侧，嘱患者将身体重心转移到患侧腿下肢，健侧下肢向前（后）迈步，但不可过度前（后）倾，患膝维持轻度屈曲位。这样患者就可以通过患腿承受较小的体重来练习控制其膝关节（图6-6-115）。③健侧下肢上、下台阶训练：患者站立位，Bobath握手。治疗师立于患者患侧，嘱患者健侧下肢进行上、下台阶训练，重心保持在患腿上，患膝维持轻度屈曲位，注意保护其安全。可重复10～20次（图6-6-116）。

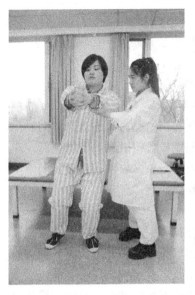

图6-6-114 蹲起训练

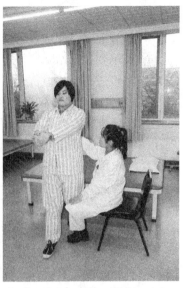

图6-6-115 健侧下肢向前后
迈步训练

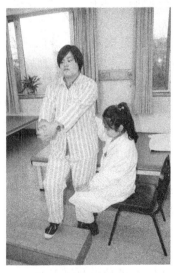

图6-6-116 健侧下肢上、下台阶训练

4. 注意事项

（1）膝关节过伸患者尽量减少步行距离。

（2）不要过早站立、行走。

（3）可进行屈膝位行走、站立。

（五）偏瘫踝关节问题的康复训练

足下垂与足内翻是两个不同病因的临床问题，但常同时出现在偏瘫患者的步行过程中。偏瘫患者出现踝关节的问题，不能单纯考虑踝关节周围肌力的因素，更多应从运动模式的角度出发，分为摆动相和支撑相来寻找原因。

1. 发生机制

（1）摆动相：健侧单腿支撑的平衡能力与平衡对策障碍或不足，使患侧重心向健侧转移不充分、患侧抗重力肌群离心性收缩不能，摆动中期下肢的屈肌模式过度诱导、胫前肌过度收缩。摆动末期健侧重心向前转移不足和健侧不稳定，促使患侧下肢伸肌模式快速诱导完成支撑，没有充足的时间让患侧下肢的屈肌模式得以抑制，使首次着地时足内翻以及前脚掌着地。

（2）支撑相：多与首次着地时伸肌模式过强、承重反应消失、承重中期重心应力线在足弓承重垂线的后外象限有关。

（3）单纯的足下垂：多见于偏瘫的早期，与下肢的保护性回缩反射弱、胫前肌及腓骨长肌、腓骨短肌肌力弱有关。

2. 临床表现　摆动中期单纯足下垂，摆动中期足内翻、足跖屈，首次着地及承重中期足内翻、足跖屈。

3. 康复治疗方法

（1）卧位：适当刺激患者的屈肌模式，不宜过度引起胫前肌兴奋；必要时训练下肢屈肌的离心性收缩；寻找骨盆向前旋转所引起下肢摆动模式的运动感觉；不建议单纯患侧下肢伸腿抗阻训练，可能过度强化伸肌模式而抑制了承重反应。

（2）坐位：骨盆前倾时，做躯干伸肌的离心性收缩使重心向双足转移，可充分抑制下肢的肌张力及伸肌模式。

（3）站立位：充分完成重心左前方、右前方的转移，寻找重心从足跟向前足掌转移的运动感觉以及躯干和膝关节正确应对的策略。

（4）步态训练时：增强健侧单腿支撑的平衡能力与平衡对策，使患侧重心向健侧转移充分；寻找患侧抗重力肌群离心性收缩的运动感觉，让摆动前期髋膝踝关节屈曲适度；诱导摆动中期骨盆向前所引起的摆动模式，防止屈肌模式的过度诱导；寻找摆动末期患侧下肢依靠重力抑制屈肌模式的运动感觉，使首次着地时胫前肌能充分完成离心收缩。

【注意事项】

1. 尽早开始　一般在发病后 1 周内，生命体征稳定后即可进行。

2. 注重沟通　治疗师解释动作要领，使患者了解训练的作用和意义，密切合作。训练时，给予有力的语言鼓励，以增强训练效果。

3. 适量康复　手法轻柔，动作缓慢，有节奏感，每次活动从起始位开始，尽可能达到最大角度位置，再恢复到起始位。

4. 主动训练为主　被动运动训练过程中应尽可能的引导患侧肢体出现主动运动，并逐渐用主动训练的方式代替被动训练。

5. 循序渐进　训练范围由小到大，训练方式由易到难。

6. 整体康复　健侧各关节和肌肉的维持也非常重要，鼓励意识清醒的患者多进行健手辅助下的患肢自我被动训练，对于有意识障碍或昏迷的患者需进行四肢的被动训练。

（徐冬艳　魏清川　张艳明）

第七章

脊髓损伤运动训练技术

【概述】

治疗脊髓损伤，目前医学界尚没有特效药，尤其是完全性脊髓损伤，受损脊髓的恢复概率微乎其微。但是，运动训练可以帮助脊髓损伤患者预防并发症，提高残存肌肉力量，恢复心肺功能，提高日常生活活动能力，改善心理抑郁，重返家庭社会，甚至重返工作岗位。因此，脊髓损伤患者的运动训练是全球公认的有效治疗措施和方法。

【治疗原则】

1. 因人而异　脊髓损伤患者损伤的平面不同，类型不一，实际的残存功能状况差别很大，应按照各个患者功能障碍的特点和需求制订相应的康复目标和方案，并根据治疗进度和功能及时调整方案。

2. 循序渐进　脊髓损伤患者转诊至康复病区之前，大多卧床已有一段时间，康复治疗，特别是功能训练要逐步进行，治疗效应必须符合量变到质变的积累过程，康复训练是技能学习的过程，神经-肌肉功能重建也是系统再学习的过程，因此，治疗强度应由小到大，运动时间由短到长，动作复杂性由易到难，休息次数和时间由多到少、由长到短，重复次数由少到多，运作组合由简到繁。

3. 持之以恒　康复治疗需要持续一定的时间才能获得显著效应，停止治疗后，一些训练效应将逐步消退，并可能会出现很多并发症，因此，康复治疗需要长期持续，对于大多数脊髓损伤患者而言，康复治疗或训练是终生的。

4. 主动参与　大部分脊髓损伤患者的康复治疗需要持续数周、数月，甚至终身，但患者不可能长期住在医院，最终要回归家庭和社会，这就需要患者学会部分治疗方法。只有主动参与到治疗和训练中，才能获得最佳的治疗效果并维持该效果。

5. 全面康复　脊髓损伤常合并多种并发症，且患者卧床时间较长，康复治疗不应仅局限于患者的瘫痪肢体，还包括患者健肢、心理、心肺功能等等。

【操作程序】

（一）早期运动训练操作技术

1. 关节保护和训练　生命体征稳定之后就应立即开始全身各关节被动活动，每天 1~2 次，每一关节在各轴向活动 3~5 次即可，以避免关节粘连、挛缩。进行被动活动时，动作尽量轻柔、缓慢、有节奏，活动范围应达到最大生理范围，但不可超过，以免拉伤肌肉或韧带。下胸段或腰椎骨折时，屈髋屈膝运动应避免疼痛，不可造成椎体移位。禁止同时屈曲腕关节和指关节，以免拉伤伸肌肌腱。腰椎平面以上损伤的患者，髋关节屈曲及腘绳肌牵张较为重要，因为只有髋关节直腿屈曲达到或超过 90°时，才有可能独立坐在床上，这是各种转移训练和床上活动的基础。高位脊髓损伤患者为了防止关节僵硬和脱位，可以使用各类矫形器。

2. 直立适应训练　逐步从卧位转向半卧位或坐位，倾斜的高度每日逐渐增加，以无头晕等低血压症状为度。下肢可使用弹力绷带，同时可使用腹带，以减少静脉血淤滞。从仰卧位到直立位通常需 1～3 周的适应，适应时间的长短与损伤平面相关，起立床训练是常用的方法。

3. 膀胱训练　脊髓损伤后早期常有尿潴留或者尿失禁。大量输液的情况下可采用留置导尿的方式。留置导尿时，要注意卧位时男性导尿管的方向必须朝向腹部，以免导尿管压迫尿道穹窿部，造成尿道内压疮。还要注意夹放导尿管的时机，膀胱储尿 400ml 左右有利于膀胱自主收缩功能的恢复。要记录水的出入量，以判断放尿时机。留置导尿时，每日进水量必须达到 2500～3000ml，以避免膀胱尿液细菌的繁殖增长。留置导尿者发生泌尿系统感染可以没有症状，抗菌药物往往无效，最好的办法是拔除导尿管。一旦出现全身性菌血症可以采用敏感的抗生素治疗。留置导尿要尽快结束，改为清洁间歇导尿。

4. 直肠训练　直肠功能障碍主要是便秘。教育患者足量粗纤维饮食（例如蔬菜等）和规律的排便习惯（一般以原先的习惯为准）。肛门-直肠润滑剂和导泻剂都可以采用。手指肛门牵张是较好的被动排便法，即中指戴指套，粘润滑剂后插入肛门，缓慢用手指向肛门一侧牵拉，或者进行环形牵拉，刺激结肠蠕动，缓解肛门括约肌的痉挛，从而促进排便。腹泻少见，多半合并肠道感染。可采用抗菌药物及肠道收敛剂治疗。

5. 压疮处理　保持皮肤清洁干燥；保持良好的营养状态；避免长时间皮肤受压。对已形成的压疮，采用生理盐水敷料创面覆盖（湿到半湿法）是有效且廉价的治疗方法。湿到半湿法是指将湿的生理盐水敷料覆盖在创面，通过水分蒸发作用将创面的分泌物吸附在敷料上，并在敷料达到半湿程度的时候去除敷料，更换新的敷料。这样可以将分泌物去除，而不损伤创面新生的上皮组织。不主张在创面直接使用抗菌药物，以免出现耐药菌株。

6. 心理治疗　几乎所有的脊髓损伤患者在伤后都会出现严重心理障碍，包括极度压抑或抑郁、烦躁，甚至精神分裂症等。因此康复治疗时必须向患者进行耐心细致的心理工作，对于患者的问题给予鼓励性的回答，帮助患者建立信心，鼓励其参加康复训练。

（二）恢复期运动训练操作技术

1. 关节活动度训练　关节活动度训练是为了维持和恢复因各种原因所致的脊髓损伤患者关节活动范围功能障碍所使用的治疗方法。

（1）脊髓损伤患者关节活动范围下降的主要原因包括

1）长时间制动致关节周围结缔组织纤维性融合。

2）弛缓性瘫痪造成的关节周围软组织的挛缩。

3）肌肉痉挛导致的关节运动范围的下降。

4）一些骨性因素限制了关节有效活动。

（2）脊髓损伤患者关节活动训练方法

1）体位摆放：很多脊髓损伤患者，受伤早期卧床时间较长，此时，为了防止患者软组织粘连和关节挛缩，应首先教会家属或护理人员正确的摆放患者的肢体。患者仰卧位时，髋关节稍外展，膝关节下腘窝垫毛巾卷保持髋膝关节微屈，踝关节利用"丁"字鞋防止足下垂和髋关节内外旋，如果患者是高位的颈脊髓损伤，则还需要使肩关节轻度外展，肘关节小范围屈曲，掌心垫毛巾腕关节背屈40°，五指微屈持毛巾卷（图7-0-1）。

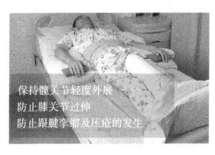

图 7-0-1　脊髓损伤患者体位摆放

2）被动活动：脊髓损伤患者瘫痪肢体的被动活动，应在患者生命体征稳定以后尽早进行。每一侧肢体从近端到远端应活动 15 分钟以上，即每次活动不少于半小时，每天两次，治疗师在做被动活动时，切忌暴力和超范围过分活动，到达患者的生理活动范围即可。如果在治疗过程中发现有阻力，应查明原因后再做被动活动，排除禁忌证后，做关节牵伸增大关节活动范围，动作要缓慢、轻柔、均匀，应在不引起病情加重的情况下进行关节被动活动。（图 7-0-2）。

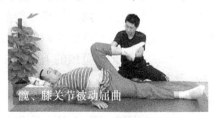

髋、膝关节被动屈曲

图 7-0-2　脊髓损伤患者下肢被动活动

3）主动活动：规律的日常生活活动可以非常有效地防止关节挛缩，保持关节活动范围。当患者生命体征稳定，并允许主动活动以后，可以在治疗师和辅具的帮助下，进行翻身、坐起、站立、转移、穿衣、如厕、洗漱等主动活动，这些日常生活活动均有多关节参与，是维护关节正常形态和功能不可缺少的训练方法，尤其是对有轻度关节粘连和肌肉痉挛的患者非常有利。

2. 牵张训练　牵张训练是使病理性缩短的软组织延长的一种治疗方法。脊髓损伤患者牵张训练主要针对的是痉挛或挛缩的肌肉，较常见的为腘绳肌、小腿三头肌和髋关节内收肌群。由于很大一部分脊髓损伤患者下肢感觉丧失或严重减退，因此在做牵张训练时必须注意：

（1）训练原则

1）牵张训练前一定要给患者先评定，明确功能障碍的部位和等级，对适合牵张的肌肉进行训练。

2）在牵张训练时，要让患者处于舒适的体位，必要时在牵张前先进行放松训练和热疗。

3）牵张的力量应轻柔、缓慢、持续，达到一定的力量，持续一定的时间，逐渐放松，休息片刻再重复。

4）牵张训练后可用冷疗和冷敷，以减少牵张所致的肌肉酸痛。

5）在获得的进展的关节活动范围以内必须辅以相对应的主动训练，增加肌肉功能，增强肌肉之间的协调和平衡，防止肌肉再次挛缩。

（2）训练方法：脊髓损伤患者的牵张训练主要有两种训练方法：

1）被动牵张：是利用外界的力量（治疗师或者器械）来牵拉的一种方法，又分为手法被动牵张和器械被动牵张，在给脊髓损伤患者进行手法被动牵张时，并不是治疗师在患者身上下狠功夫，加大力气，最重要的是力量的对抗和保持，顺应性的对抗力量是最佳的，不仅可以把患者肌肉的牵张反射降到最低限度，还可以使痉挛的肌肉在最短的时间内实现蠕变和应力松弛。手法被动牵张训练是比较累的，治疗师很难给患者牵张较长的时间，在保证获得同样治疗效果的前提下，越来越多的被动牵张训练可以通过器械来完成，可采用重锤、沙袋、轮滑、矫形器等来进行牵张，时间可达几十分钟，甚至数小时（图7-0-3～图7-0-5）。

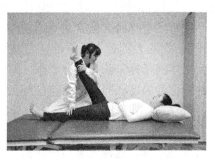

图 7-0-3　腘绳肌被动牵伸

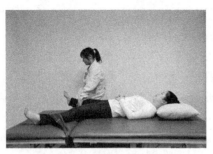

图 7-0-4　内收肌被动牵伸

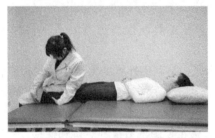

图 7-0-5　踝关节被动牵伸

2）自我牵张：主要是利用身体自身的力量和身体的某一姿势来进行牵张训练，例如长腿坐位时，我们可以利用躯干前倾牵张腘绳肌，站斜板是利用整个身体重量来牵张小腿三头肌，跪位顶臀躯干后伸，可以牵张股四头肌和髂腰肌等（图 7-0-6）。

（3）牵张训练注意事项

1）脊髓损伤患者牵张训练针对的是患者的软组织痉挛或挛缩，对于骨性关节活动障碍的患者是不适用的。

2）由于脊髓损伤的大部分患者下肢感觉丧失或减退，因此我们不可能利用疼痛指标来防止过分牵张，而应观察患者所牵张部位皮肤的颜色和温度，当被牵张部位颜色变深，皮温比周围皮肤高时，应立即停止牵张。

3）有些脊髓损伤患者的痉挛和挛缩替代了关节的稳定性，成为功能活动的基础，这样的软组织我们不要轻易的去降低它的张力。

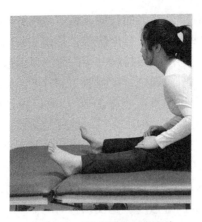

图 7-0-6　腘绳肌的自我牵伸

4）很多时间较长的脊髓损伤患者双下肢会并发骨质疏松，牵张训练时一定要注意避免关节过度活动和暴力牵张。

3. 肌力训练　肌力训练是脊髓损伤物理治疗的重中之重，完全性损伤的患者需要强大的残存肌肉力量代偿其失去的功能，完成日常生活活动，不完全性损伤患者，需要促进、改善、提高肌肉力量，恢复其日常生活功能。

（1）训练方法：脊髓损伤患者肌力训练，能够抗阻训练的优先抗阻训练，不能抗阻练习的尽量选择主动训练，如果主动训练也不能做，才考虑助力训练和功能性电刺激。

（2）训练原则：在肌力训练的过程中，为达到增强肌力的目的，训练时应遵循三条训练原则：首先是超常负荷原则，即训练时必须超过一定的负荷量和超过一定的时间，比如，为了增强脊髓损伤患者的上肢力量，在他们的肩部增加负荷，负荷应略高于现有的肌力水平，使患者支撑身体时非常吃力，一组运动只能部分的完成 2~3 次，半小时完成 5 组左右即比较疲劳，这样的训练至少持续 6 周才能取得明显的效果；其次是阻力原则，阻力的施加是增强肌力的又一原则，阻力主要来自于肌肉本身的重量和纯粹外加的阻力等，若在无阻力的情况下训练，将达不到增强肌力的目的；最后是疲劳原则，即训练时应使肌肉感到疲劳但不应过度疲劳，是指使肌肉以较大程度收缩，并重复一定的次数或持续一定的时间以引起适度的肌肉疲劳，以达到增粗肌肉纤维、增强肌力的目的。因此训练中应严密观察，一次大运动量后，患者 24 小时以内是可以有肌肉酸痛，主述疲乏劳累的，但 1 天以后这样的症状应明显减轻或消失，如持续表现运动速度减慢，肌肉力量和运动幅度下降，出现明显的不协调动作，或主诉疲乏劳累，应视为过度疲劳，立即停止训练。如果患者训练完以后并没有任何疲劳表现或主述，应适当增加训练强度，延长训练时间。

（3）训练方式：在训练内容的选择上，脊髓损伤患者优先选择功能性的训练，而不是单纯性的肌力训练，比如，一位患者他可以练习手持哑铃屈伸肘关节，也可以握拳或者利用三脚架支撑身体，我们优先选择支撑身体的训练，因为它更接近日常生活功能，使患者能够更快地达到独立转移（图 7-0-7）。

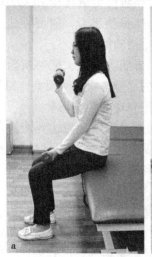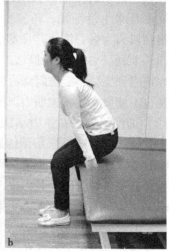

图 7-0-7　上肢肌力训练

a. 哑铃；b. 支撑体重

（4）注意事项：避免持续的握力训练，防止血压过度增加；增加负荷训练时避免长时间的憋气，这将加重心肺功能的负担。在训练中应协调好呼吸，出力时要吸气，放松时将气体慢慢呼出；应在治疗师监督下进行负荷较重、危险性较大的训练；训练时的负荷量要缓慢逐渐增加。

4. 耐力训练 耐力是指人体长时间持续进行某项特定任务的能力。脊髓损伤患者的某些日常生活活动是需要持续较长时间的，如驱动轮椅和上肢手摇车。

（1）训练负荷：脊髓损伤患者的耐力训练，训练强度相对较小，训练时的心率宜控制在140～155次/分，这个训练强度对提高脊髓损伤患者的心脏功能、改进肌肉的供血和吸氧能力尤为有效。普通人耐力训练的适宜心率可通过公式：安静心率+（最大心率－安静心率）×60% 来计算，脊髓损伤患者由于并发症、基础病、损伤平面、制动时间等限制，适宜心率要相应减小一点，但如果心率低于140次/分，心输出量将达不到较大值，吸进的氧气也少，会影响耐力训练的效果。

（2）训练方式：完全性脊髓损伤患者，训练方式主要是驱动轮椅和上肢功率手摇车，不完全性脊髓损伤患者视损伤程度，可增加平板步行、功率自行车、上下台阶等训练。（图7-0-8）

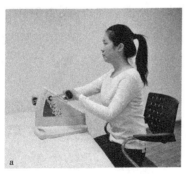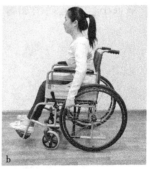

图7-0-8 耐力训练
a. 上肢手摇车；b. 推轮椅

（3）训练时间：一般而言，想要提高机体的耐力水平，训练时间不能少于 20 分钟，大多数脊髓损伤患者的耐力训练控制在 30～40 分钟，在实际训练中，患者一组练习结束后，心率恢复到 120 次/分左右，便可进行下一次练习了。

5. 运动控制训练　运动控制训练主要针对的是伴有运动控制障碍的脊髓损伤患者，以不完全性脊髓损伤患者居多，主要是肌肉的神经控制失常，出现肌肉痉挛或过度活跃。

运动控制训练的治疗思路是以功能为核心，而非针对某块肌肉张力的高低进行训练。在训练时应注意几个要点：首先，要给患者设定一个目标来完成训练过程，不必担心最初做出的动作是否准确，只要患者能够完成即可，如果目标确实难以完成，则应降低目标，例如行走训练，可改为迈步或抬腿训练；其次要分解动作，单个训练，当患者能完成某一目标性任务之后，治疗师需仔细观察动作的速度、节奏和准确性，找出患者不能平滑、协调完成该动作的原因，确定是其中的哪一个分解动作，进行单独、反复训练；最后，注意相关动作训练，患者进行动作分解训练一段时间以后，需要分析患者运动控制障碍的因素，例如一些患者步行的步宽很大，说明患者有可能存在站立平衡问题，可以增加一些站位平衡的训练，有些患者迈步时步幅很小，可适当增加跨步训练（图 7-0-9，图 7-0-10）。

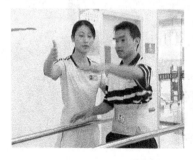

图 7-0-9　站立平衡训练

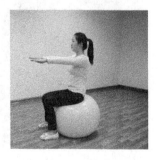

图 7-0-10　坐位平衡
运动控制训练

6. 步行训练　步行是涉及全身多关节和肌群的一种周期性、移动性运动，正常步行是高度自动化的协调、均匀、稳定的运动，也是高度节能的运动。在步行训练之前，先要进行步态分析，确定髂腰肌、臀肌、股四头肌、腘绳肌等肌肉的功能状况。

完全性脊髓损伤患者步行的基本条件是上肢具有强大的支撑能力，躯干具有一定的控制力。如果要具有实用的步行能力，则神经平面一般要在 L_2 水平以下，并可能需要短腿矫形器或辅具。

对于不完全性损伤的患者，由于损伤的类型不同，平面不一样，步行条件千差万别，需要根据残留肌力的情况确定步行的预后，不能一概而论。但是，步行训练的基础是坐位平衡、站位平衡、单腿站立平衡、重心转移、躯干控制和髋、膝、踝关节的控制协调能力，如果这些步行的基础训练未能达到较好效果，则步行结局往往欠佳。

不管是完全性还是不完全性损伤，患者开始的训练都可以在平行杠内进行，包括四点步、三点步、两点步、摆至步和摆过步，并逐步过渡到利用助行器、双拐步行。但是，关键控制肌不能达到 3 级以上水平者，需要考虑使用适当的矫形器以代偿肌肉的功能。

脊髓损伤患者步行训练的结局被分为功能性步行和治疗性步行。功能性步行是指终日穿戴矫形器并能耐受，能上、下楼，能独立进行日常生活活动，能连续走 900m；治疗性步行是指借助矫形器，只能在平地上短暂步行，不能实现独立的日常生活活动，步行时需有人辅助或监护。

7. 站立训练　站立训练是指恢复独立站立能力或者辅助站立能力的锻炼方法。脊髓损伤患者站立是行走的基础，因此，在行走训练之前必须进行站立训练。

对于长期卧床或高位脊髓损伤的患者，为预防体位性低血压，可利用起立床将患者逐渐从水平位倾斜至垂直位，使患者达到站立状态。到达站立的稳定状态之后，患者就可以转移到平行杠内训练站立了，以下介绍几种脊髓损伤患者常见的平行杠内训练站立的方法：

（1）辅助下站起：患者坐在轮椅上，位于平行杠中间，治疗师坐在患者前方，用手托住患者的臀部，患者用双上肢勾住治疗师的脖子，治疗师用双膝固定住患者的双膝，治疗师重心后移同时将患者臀部向前上方托起，患者顺势站起，治疗师抱住患者臀部，双膝顶住患者的双膝，使其保持立位，患者双手虚抓平行杠（图7-0-11）。

（2）佩戴长腿矫形器站立：患者配戴好支具坐在轮椅前部，双腿伸直，支具膝关节处锁死，人体位于平行杠中间，将躯干尽量前屈，双手握杠，双手同时用力，将身体拉起，臀部用力向前，将髋关节处于过伸展位，迅速调整重心，保持站立平衡（图7-0-12）。

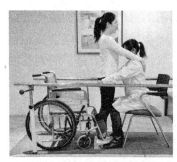
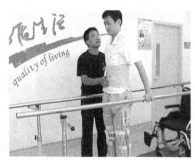

图7-0-11　治疗师帮助下站立　　　图7-0-12　长腿矫形器站立

（3）佩戴短腿矫形器站立（股四头肌无力型患者）：患者配戴好支具坐在轮椅上，位于平行杠中间，将躯干尽量前屈，双手握杠，双手同时用力将身体撑起，身体稍微前倾，用力使腿伸直至膝关节过伸，保持站立（图7-0-13）。

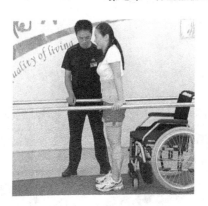

图7-0-13 短腿矫形器站立

脊髓损伤患者每天的站立训练是必不可少的，因为它可以有效地预防体位性低血压、骨质疏松等并发症。

8. 转移训练 为了增强患者回归社会的信心，提高患者独立生活的能力，减少患者对他人的依赖，转移训练是脊髓损伤者功能锻炼中必不可少的部分。转移训练包括帮助转移和独立转移：帮助转移是指患者在他人的帮助下转移体位，可有两人帮助和一人帮助；独立转移指患者独立完成转移动作，包括从卧位到坐位转移、床上或垫上横向和纵向转移、床至轮椅的双向转移、轮椅至凳的双向转移以及轮椅至地面的双向转移等。下面介绍脊髓损伤患者常用的转移训练方法：

（1）卧位至长腿坐位转移

方法1：患者仰卧位于治疗床上，双肘尽量贴近躯干两侧支撑身体，双上肢同时用力向一侧摆动，躯干转向该侧，一只手和对侧肘支撑床面，对侧肘伸展关节，支撑手移动使患者至长坐位（图7-0-14）。

方法2：患者首先旋转身体至侧卧位，下方主动手转换为肘支撑，上方助力手协助支撑，回旋身体至长腿坐位（图7-0-15）。

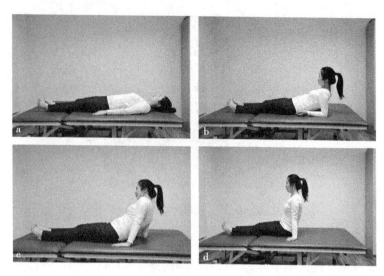

图 7-0-14　卧位至长腿坐位的转移方法 1

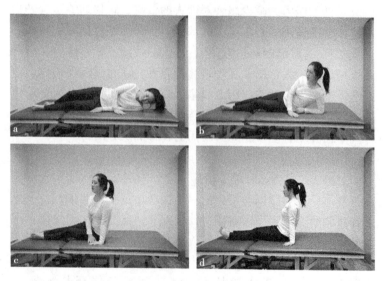

图 7-0-15　卧位至长腿坐位的转移方法 2

（2）长腿坐位床上移动：患者长坐位于治疗床上，双手置于臀部稍前方，躯干前倾，用上肢支撑躯干，充分伸展肘关节将臀部抬起，身体向前方移动，屈肘坐下，放平屈曲的下肢，反复进行此动作完成移动（图7-0-16）。

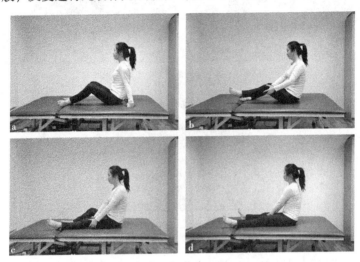

图7-0-16 长腿坐位床上移动

（3）辅助下轮椅至床的转移：患者端坐于轮椅上，治疗师推轮椅至PT床边，使轮椅的侧面与床沿的夹角呈30°～45°，治疗师面对患者半蹲，双膝夹紧患者膝关节外侧方，患者双臂环抱治疗师颈部，治疗师双手托住患者臀部发力站起，带动患者身体旋转90°左右，缓慢下蹲，将患者置于PT床上（图7-0-17）。

（4）独立轮椅至床的转移

方法1：直面转上床。患者驱动轮椅至床边，面对床，离床有一些距离，将外开式脚踏板打开，将两脚提至床上，再向前移动轮椅，使轮椅紧靠床，刹住闸。头部和躯干向前屈曲，两手撑住轮椅扶手向上支撑，使臀部离开椅垫，并向前移动。

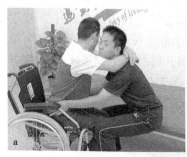
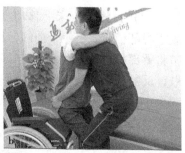
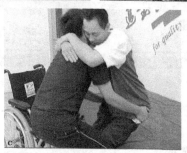

图 7-0-17　辅助下轮椅至床的转移

将两手放在床上后，继续支撑抬起臀部，向前移动直至臀部移至床上（图 7-0-18）。

方法 2：斜靠位转移上床。驱动轮椅将轮椅斜着靠近床，将闸刹住，将一只脚放在另一侧脚踏板上，用手将该脚踏板立起，然后将两脚放在地面上，把另一只脚踏板也立起，左手放在床上，右手放在轮椅扶手上支撑，两臂同时用力支撑身体移到床上（图 7-0-19）。

9. 轮椅训练

（1）轮椅选择：轮椅是脊髓损伤患者的腿，大部分 L_3 以上完全性脊髓损伤患者长时间依赖轮椅，因此，配置一部个性化的轮椅对他们而言极为重要。配置轮椅时，要测量患者的身体尺寸、平时的着装、坐姿等，一部好的轮椅可以有效避免脊髓损伤患者后期并发症，如压疮、驼背、脊柱侧弯、肩袖损伤

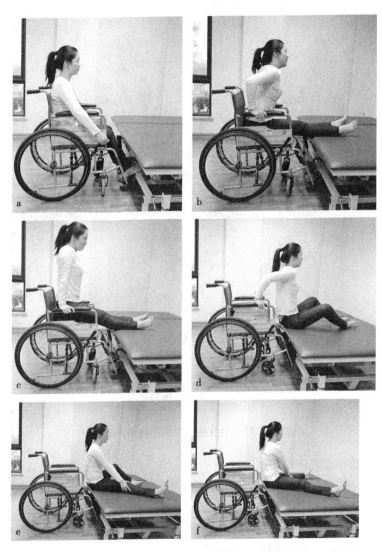

图 7-0-18 独立轮椅至床的转移方法 1

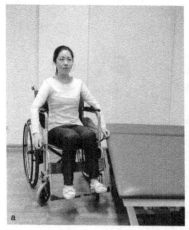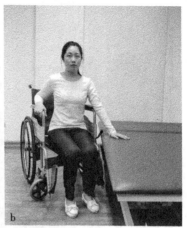

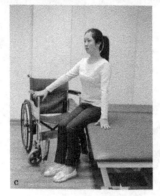

图 7-0-19　独立轮椅至床的转移方法 2

和腕管综合征等。

　　轮椅的结构如图 7-0-20 所示，一部长期使用的手动轮椅主要由框架、大轮、手轮圈、前脚轮、脚踏、扶手、坐垫、靠背、侧挡板、手握把、车闸组成，有些轮椅还会根据患者需要配置腿托、防后翻轮、小桌板等。

　　1）座位高度：即座位至地面之间的距离（图 7-0-21），测量坐下时足跟（或鞋跟）至腘窝的距离，再加4cm。坐位太

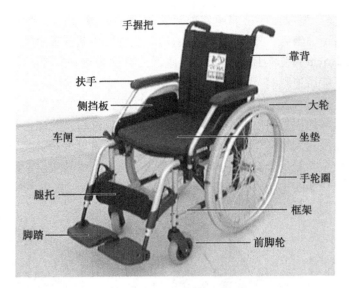

图 7-0-20　轮椅的结构

高，轮椅不能入桌旁；座位太低，膝关节过度屈曲，则坐骨承受重量过大，容易致压疮。

2）座位宽度：即轮椅坐垫的宽度（图 7-0-22），两侧挡板之间的距离，测量患者坐位时两腿并拢最宽处，得到的结果加 0~4cm，坐垫宽度在患者穿冬装坐于轮椅上，两侧骨突部位不受压的情况下，可尽可能小。

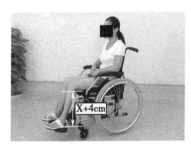

图 7-0-21　轮椅的座位高度

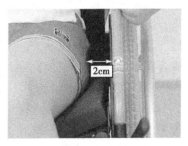

图 7-0-22　轮椅的座位宽度

3）座深长度：即座位前缘至靠背的距离（图7-0-23），舒适正确坐姿，腰骶部紧贴靠背时，测量靠背至腘窝距离，减去2.5cm可作为座深的长度，座深的合适长度一定是座位前缘不能压迫腘窝。

4）脚踏板高度：脚踏板的高度与座位的高度有关系，脚踏板与地面的高度至少要求有5cm，脚踏板过高，同样也与座位角度过大一样，会造成坐骨结节、骶骨负重过大而引起压疮的发生，最为合适的是脚放在脚踏板上时，大腿与座位前缘之间有2.5cm左右的空隙，同时，面对不同患者，脚踏板应可以升降（图7-0-24）。

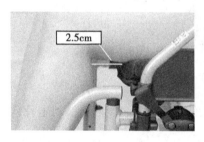

图7-0-23 轮椅的座深长度

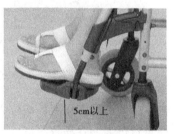

图7-0-24 轮椅的脚踏板高度

5）扶手高度：扶手合适的高度为肩部放松的状态下，肘屈曲90°，扶手比肘高2.5cm左右（图7-0-25），但一定要将座垫的高度计算入内，即坐垫至鹰嘴距离加2.5cm。扶手太高，患者推轮椅时双肩外展，易致肩痛；扶手太低，患者躯干前屈，易致驼背。

（2）轮椅基本操作技术

1）轮椅上的正确坐姿：患者坐在轮椅上时须头颈正直、脊柱伸直，保持正常的生理曲线、骨盆位置要端

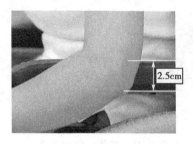

图7-0-25 轮椅的扶手高度

正、膝关节位置要求髌骨正向前方、两脚尖也要正对前方，脚后跟能够接触到脚踏板。

2）手握轮椅手轮圈的姿势：用大拇指和大鱼际的部位压扶在手轮圈的正上方，示指、中指和无名指在手轮圈铁管的下方，小指辅助在旁边，虚扶在铁圈上，如果五个手指都握紧手轮圈，就会导致手腕不灵活。所以，接触轮椅用力的部位是拇指、大鱼际、示指、中指和无名指，肘关节不要向外展过大，因为那样也会影响手腕的运动功能。

3）制动器（闸）的使用技术：轮椅前方的制动装置（俗称"闸"）主要是在做上、下轮椅或其他转移动作时，稳定轮椅，另外在上、下坡道想停住时，一定要使用它，防止轮椅滑动。手和臂在刹车时的基本位置，一般来说，患者坐轮椅停在某处时，首先应拉紧轮圈，然后肘稍微屈曲刹车，刹车时手腕内侧部位夹紧轮胎的外侧，驱动轮椅急行中，有时要突然急停，所以将手握在手轮圈基本姿势的位置（即把轮椅比作一个时钟，手放在时钟的十点位），躯干配合后伸停住。

4）向前驱动轮椅：患者在驱动轮椅向前行驶时，首先提肩、屈肘，用手握在躯干垂直线的靠后方位置的手轮圈上，然后伸肘，用大鱼际和拇指指腹紧压住手轮圈向前下方用力推动（手在手轮圈上用力的距离尽量长一些），由拇指腹最后离开手轮圈。当手离开手轮圈后，两臂、两手要立即充分放松，并且随惯性向下后方伸直划弧摆动，然后屈肘，手握住手轮圈成为下一个动作的开始。此外，由于脊髓损伤患者的损伤节段不一样，患者的坐位平衡能力也不同，根据坐位平衡的差异，可采用不同的驱动方式。

5）轮椅减压：压疮是脊髓损伤患者最常见的并发症之一，减压是防止压疮的重要方法，患者坐于轮椅上，双手放于两边扶手，发力撑起身体，使臀部离开椅垫，这是脊髓损伤患者最常用的轮椅坐位减压的方法。有一些高位脊髓损伤患者，由于上肢力量不足以支撑身体，他们使用重心转移减压，比如向右侧转移重心，右侧上肢置于轮椅手握把的后方，右侧上肢用力拉身体，同时身体向右侧倾斜，减小左侧臀部来自椅垫的压力，向左侧重心转移同理；向后转移重心，双手放于扶手，用力推身体向后仰，后背紧贴轮椅靠背，减小大腿前部下方来自椅垫的压力；向前转移重心，身体尽量向前倾斜减轻骶尾部压力，前臂置于扶手前部，支撑身体防止患者从轮椅上翻落，必要时，该方法需要有家属或护工保护。

6）抬前轮技术：患者两手握紧手轮圈在基本位置，先向后拉至手轮圈的 12 点位左右，然后紧接着两手迅速向前推动手轮圈，向后拉和向前推的两个动作之间不能有停顿，这样轮椅的前脚轮就会向上抬起离开地面，然后，自己两手握住手轮圈进行前后推拉来调节身体的重心。当轮椅小脚轮向下落时，患者向前推动手轮圈，当身体向后倾倒时，应向后驱动手轮圈，维持轮椅的翘轮平衡。

7）抬前脚轮向前行走技术：驱动轮椅只用两个大轮向前行走的这个练习，是在原地抬前脚轮的基础上，技术的进一步提高，这是在以后要上台、过沟和只用两个大轮下坡、台的训练中的一个练习过程。

练习方法：让患者将轮椅的前脚轮抬起，保持好平衡后，让患者身体重心向前移，轮椅的前脚轮就会向地面落下，这时手握住手轮圈向前推动，身体重心就会后移回到稳定状态，前脚轮也就抬起来了，接着身体重心再向前移，手握住手轮圈再向前推动，就会形成抬着前脚轮连续向前行走的动作了。

需要注意的是身体的起伏不要过大，不要等前脚轮快要落地时，才猛地向前用力推动手轮圈使身体又向后仰，这样会造成不稳定，容易向后方翻倒。

8）轮椅翻倒时的自我保护技术：当轮椅向后翻倒时，要马上做出反应，左手抓住轮椅的右扶手，右手迅速绕到头的后枕部，颈屈曲，躯干向前屈曲靠近大腿，轮椅的手握把着地，而后背与头部均未接触地面。刚开始练习时，在地面放两块体操垫，患者的轮椅背向体操垫，两个大轮接触体操垫的边缘。由治疗师进行保护练习，患者将轮椅的前脚轮抬起稳定住，治疗师扶住轮椅的手握把使轮椅的重心向后移，这时患者马上开始按要领做动作，治疗师扶住轮椅直到手握把接触到地面为止。

（3）电动轮椅的选择、操作和注意事项：很多高位脊髓损伤致手功能丧失的患者、年龄较大身体虚弱的老年脊髓损伤患者和脊髓损伤伴其他疾患致手功能不全患者，由于不能操控手动轮椅，必须使用电动轮椅才能回归家庭和社会。电动轮椅相对手动轮椅，增加了电池、电机、操作杆和电子制动装置等，所以需要知道电动轮椅的选择、操作和使用注意事项。

1）电动轮椅的选择

电池容量：如果患者不需要工作或已经退休，长时间待在家里，偶尔用一用电动轮椅，选一款小容量电池的轻型轮椅即可；如果患者需要每天上班或者经常外出，则需要选择一款大容量、一次充电后能够行使较长里程的轮椅。

操作杆：大多数使用电动轮椅的脊髓损伤患者损伤平面很高，部分手功能丧失，在购买电动轮椅之前，一定要评估患者的手功能是否能够操作轮椅，最好选择 U 形杆，方便患者使用，如果没有适合患者使用的操作杆，可以咨询治疗师进行改进。

安全带：大多数使用电动轮椅的脊髓损伤患者坐位平衡功能较差，因此在选择电动轮椅时，要确定有安全带保护患者，防止滑落。

　　轮椅宽度：不同的电动轮椅宽度是不一样的，选择电动轮椅时，一定要确定轮椅宽度小于使用者活动范围内的门宽。

　　电动轮椅的携带：现代社会，很多家庭都已经拥有汽车，在选择电动轮椅时需要考虑轮椅能否简单的拆卸和组装，以便外出时使用。

　　2）电动轮椅的操作：学会使用电动轮椅的操作杆或方向盘：教会患者熟练使用操纵杆前进、后退及各个方向的移动，对于一些手功能障碍的患者，可以改进操纵杆的形状和质地来适应患者的手功能。

　　电动轮椅转弯：电动轮椅转弯时，由于速度较快，离心力更大，容易导致侧翻，因此，在电动轮椅转弯时，首先要减速，其次操作者身体要向转弯侧倾斜放置侧翻。

　　电动轮椅过门槛或障碍物：驾驶电动轮椅过门槛或障碍物时，首先需要预估前方的障碍物，轮椅是否能够过去，如果门槛较高、障碍物较大，应在家属或护工的保护下翻越障碍物；如果门槛较矮、障碍物较小，驾驶轮椅均匀慢速通过障碍，轮椅速度过快会增加翻倒的概率。

　　电动轮椅上、下斜坡：首先，确定坡道稳定、平缓、无碎片杂物；其次，人体躯干适应性的前、后倾斜（上坡向前倾斜，下坡向后倾斜）；最后，驾驶轮椅平缓的上、下斜坡。高位脊髓损伤患者或坐位平衡较差患者应在胸部绑上带子与固定躯干，有些电动轮椅是可以调节前、后倾斜的，在上、下坡道之前应进行调节，有些轮椅设计是让患者的上肢勾住轮椅扶手，如果坡道实在太陡，可以Z形上、下坡。

　　电动轮椅上、下路牙：电动轮椅如果是后轮驱动，可以上、下较高的路牙，如果是中轮和前轮驱动，则只能上、下较低的路牙；在上、下路牙时，为了安全，建议采用大轮在前，让后部的大轮先上、下。

3）电动轮椅使用的注意事项

注意防潮：电动轮椅和普通轮椅最大的区别是增加了电池、电机和控制器等电子设备，这些设备一旦潮湿易产生故障，因此，电动轮椅应在室内摆放，万一潮湿应及时擦拭。

电池保养：如果电动轮椅长时间不用，应把电池拆下，每3个月将电池的电充满，电池上不能压重物。

行驶前的常规检查：电动轮椅和普通轮椅不一样，它行驶的速度更快，为了确保患者的安全，在使用电动轮椅前一定要进行常规检查，包括：检查所有连接插头、插座是否正确连接或有无损坏；轮胎是否完好有气，电机电磁刹车和手刹是否有效，各零部件是否有松动或不稳；电量是否足够患者完成外出的行驶里程。

其他：行驶时系好安全带；在崎岖不平的路面上行驶，最好有人力帮助；避免电动轮椅负载超过核定承重量；避免电动轮椅长时间爬斜面超过12°以上的斜坡；避免到电磁干扰较强的地方使用电动轮椅；在使用电动轮椅过程中，操作者不能碰到电池电源的输出端；行驶中应避免急转弯，下坡时，避免车速过快；避免高压充电；避免阴雨天行驶；轮椅在行驶过程中，当中途停车时，须关闭控制器上的电源开关。

10. 脊髓损伤运动训练中的矫形器应用 脊髓损伤患者使用下肢矫形器的目的主要是支撑患者体重，辅助或替代患者肢体功能，限制患者下肢关节不必要的活动，保持下肢稳定，帮助患者移动，实现站立、步行，改善患者的心理状态，减少由于长期卧床而可能出现的并发症（如褥疮、尿路感染、直立位低血压、心肺功能障碍等），并有助于锻炼患者体力，进行一定的家务或社交活动。患者应用下肢矫形器时需要考虑的因素包括：运动受损的平面（完全性还是不完全性损伤）、激发运动的能力、肌肉痉挛的程度、体重、上肢肌力及患者的体型、年龄和一般健康状况。

下面根据不同损伤平面患者的情况分述常用下肢矫形器。

（1）C_8 损伤

1）患者特点：上部躯干尚未恢复，掌指关节可屈曲，指间关节可屈曲，手指可外展、内收。

2）适配矫形器：该平面损伤患者可适用躯干髋膝踝足矫形器 THKAFO 及双拐（手部固定）小步幅步行训练（治疗性）；但根据临床装配效果来看，这类损伤平面的患者由于整个躯干和下肢都没有力量，因而穿戴这种躯干髋膝踝足矫形器一般也就起到站立床的效果，很难真正的行走，不过这个平面损伤的患者可以使用普通轮椅并完成更多生活动作。

（2）$T_{1～2}$ 损伤

1）患者特点：部分肋间肌和上部躯干肌存在功能，手指功能正常。由于上肢功能正常，可完成大部分日常生活和转移动作，但腰背肌力量不足。

2）适配矫形器：该平面损伤的患者可应用硬性胸腰骶的背部矫形器，实现患者躯干直立，增加肺活量；应用髋膝踝足矫形器（HKAFO），进行患者站立训练；双腋拐与髋膝踝足矫形器配合使用，可进行患者大步幅步行训练（治疗性）；也可应用常把持物钳等自助具，提高患者生活自理能力。

（3）$T_{6～7}$ 损伤

1）患者特点：该平面损伤特点是肋间肌和上部躯干肌大部分存在功能，可独立地由床上转移至轮椅。

2）适配矫形器：该患者躯干肌肉部分丧失功能，装配矫形器可辅助站立、训练行走，但使用矫形器仍不能完成上、下台阶动作。一般需选用双侧髋膝踝足矫形器，通过双侧髋铰链、膝铰链加锁可辅助患者控制屈髋、屈膝；另外，有时髋铰链与硬性胸腰骶矫形器或硬腰骶矫形器相连接，控制躯干稳定，有一定的实用价值。也可选用交互式步行矫形器（RGO、ARGO）。

交互式步行矫形器RGO：由一对髋关节、两个与髋关节相连接钢索作为核心部分，另外还有与之相连接的上躯干部分和下大腿部分（图7-0-26，图7-0-27）。

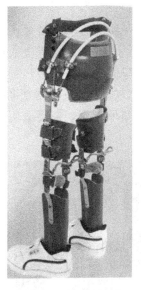

图7-0-26 交互式步行矫形器RGO

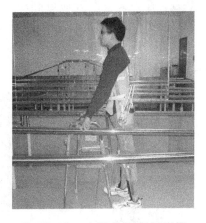

图7-0-27 交互式步行矫形器RGO辅助T₄脊髓损伤患者站立行走

往复式截瘫站立行走支具（ARGO）：分别代表英文A（advanced，高功能的）、R（reciprocating，往复式）、G（gait，步态）和O（orthosis，矫形器）。其结构特点与交互式步行矫形器RGO相仿，主要将以前两个与髋关节连接的钢索改为一条钢锁，另外对髋关节等结构也作了改进，增加了膝髋关节助伸气压装置（图7-0-28）。患者使用往复式截瘫站立行走支具ARGO可以独立穿戴，无需别人帮助，另外，依靠特殊的液压膝关节与髋关节的作用，可实现独立由坐位变为站位，可在站位时自动锁住膝、髋关节，让患者可以稳定站立。主要适用于T_4以下完全性截瘫患者。患者使用ARGO必备的条件：足够的信心、脊柱应有良好的稳定、脊髓损伤的水平和程度、无痉挛状态、上肢有足够的力量、能保持坐位平衡和确保体重标准。

WALKABOUT截瘫行走器：是另一种常用于脊髓损伤患者的截瘫行走器（图7-0-29）。由两部分组成：一是互动式铰链装置，作为关键部分通过利用重力势能提供交替迈步的动力；二是膝踝足矫形器KAFO用于支撑双腿，为支撑站立平衡提供必要的保证，必须根据患者实际腿形制作。主要适用于$T_{10\sim12}$完全性损伤患者。

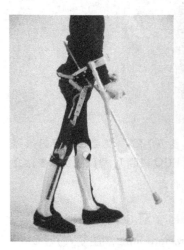

图 7-0-28　交互式步行矫形器 ARGO

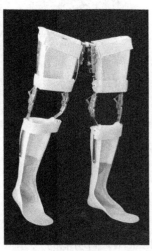

图 7-0-29　截瘫行走器 WALKABOUT

（4）T$_{12}$损伤

1）患者特点：该平面损伤特点是肋间肌、躯干肌和腹肌正常，躯干平衡功能好。

2）适配矫形器：该平面损伤患者使用膝踝足矫形器和拐可大步幅4点步行训练（功能性），可完成大部分生活动作，包括驾驶残疾人汽车、操纵轮椅过障碍。此情况适用矫形器：膝踝足矫形器 KAFO、双拐（腋拐或前臂拐）和助行器。

T$_{12}$~L$_2$ 平面之间的损伤患者都可使用膝踝足矫形器（KAFO），在辅助器具的配合下行走、站立。主要用于足踝无力，而且无法在步行支撑期保持膝关节稳定的患者。根据需要膝部可安装不同形式的铰链或不加铰链（图7-0-30）。主要有：①全塑料制式的膝踝足矫形器 KAFO；②带金属膝铰链的膝踝足矫形器。

交互式步行矫形器 ARGO、RGO、截瘫行走器 WALK-ABOUT 和膝踝足矫形器 KAFO虽可都归为截瘫步行器，但并不意味着所有达到损失平面的患者都可以装配截瘫步行器。截瘫步行器也有它的禁忌证，

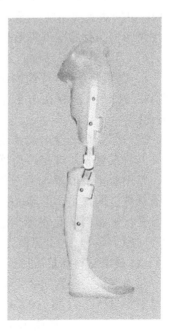

图7-0-30　膝踝足矫形器 KAFO

包括：运动能力不够、膝和髋关节有严重挛缩现象、严重痉挛无法步行、上肢肌力不足、肥胖或体重过重者。以上情况患者均不能使用上述几种截瘫步行器。

（5）L₁ 损伤

1）患者特点：该平面损伤特点是腰方肌存在功能，可使骨盆上移。

2）适配矫形器：此情况适用矫形器同 T_{12} 损伤患者。

（6）L₂ 损伤

1）患者特点：该平面损伤特点是髂腰肌存在功能，髋关节可主动屈曲，内收。

2）适配矫形器：该平面损伤患者使用膝踝部矫形器 KAFO 可能做到实用性步行，可驾驶残疾人专用汽车。此情况适用矫形器包括膝踝部矫形器 KAFO、前臂拐。

（7）L₃ 损伤

1）患者特点：该平面损伤特点是膝关节伸展功能、稳定性能良好（股四头肌存在功能），可配制踝足矫形器 AFO 功能性步行。

2）适配矫形器：此情况适用矫形器包括踝足矫形器（AFO）、前臂拐。踝足矫形器 AFO 是目前最常用的下肢矫形器。常用踝足矫形器 AFO 分为全接触塑料踝足矫形器 AFO 和带有踝铰链的踝足矫形器 AFO。

全接触塑料踝足矫形器包括：①标准的静踝踝足矫形器 AFO（图 7-0-31）；②后侧弹性塑料踝足矫形器 AFO（图 7-0-32）；③硬踝塑料踝足矫形器 AFO（图 7-0-33）。

带有踝铰链的踝足矫形器 AFO 又可细分为：①塑料动踝踝足矫形器 AFO（图 7-0-34）。②金属支条式踝足矫形器（图 7-0-35）：适用于因肌张力高引起无挛缩性、非僵硬畸形的足下垂，踝关节疼痛，脚内外翻。其中后侧支条式踝足矫形器适合于矫正脑瘫痉挛引起的较严重足下垂合并轻度的足内翻患者；单侧支条踝足矫形器与双侧支条踝足矫形器相比，强度稍有降低，用于小孩和体重轻的妇女。还有一种脚部带靴的踝足矫形器（图 7-0-36），可用皮带的装配来矫正脚的内外翻畸形。

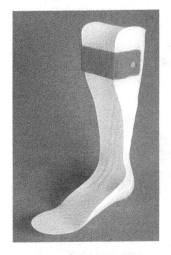

图 7-0-31　标准的静踝踝足矫形器 AFO

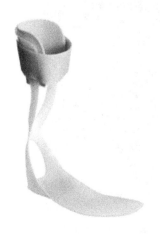

图 7-0-32　后侧弹性塑料 AFO

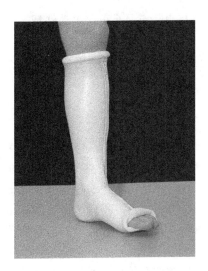

图 7-0-33　硬踝塑料踝足矫形器 AFO

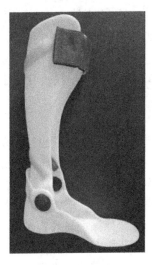

图 7-0-34　塑料动踝小腿矫形器

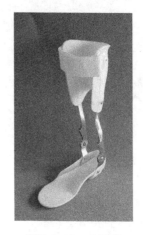

图 7-0-35 金属支
条式踝足矫形器

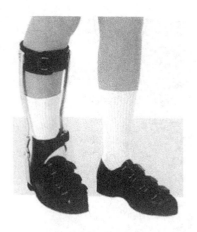

图 7-0-36 脚部带
靴的踝足矫形器

（8）$S_{1\sim2}$ 损伤

1）患者特点：该平面损伤患者特点是足可以主动外翻、跖屈（长短腓骨肌存在功能）。

2）适配矫形器：此情况适用矫形器包括使用踝足矫形器 AFO、足托和单拐，可在社区实用性步行。

【注意事项】

不同损伤平面患者运动训练的异同点和注意事项如下：

1. C_7 以上完全性损伤患者　此类患者手功能丧失，有可能有伸肘、腕背伸和屈肘功能，但该残存功能并不能充分完成日常生活活动，患者可以使用防滑手套短距离推轮椅，长距离步行主要依靠家属或者操作电动轮椅。此类患者的康复运动训练主要集中在以下方面：

（1）教会患者家属正确体位摆放和轮椅上减压，并让他们学会正确转移患者。

（2）呼吸排痰训练，主要是刺激膈肌能让患者主动呼吸，并让分泌物顺畅排出。

（3）规律的直立训练，对抗体位性低血压。

（4）教会患者使用辅助设备和自助具完成梳洗、进食、打字等简单的日常活动。

2. $C_8 \sim T_2$ 完全性脊髓损伤患者　此类患者上肢功能基本正常，但不能有效控制躯干，双下肢完全瘫痪，但能够控制轮椅并完成部分日常生活活动，这类患者应注意以下训练：

（1）上肢肌肉的绝对力量和耐力训练。

（2）坐位平衡和支撑减压训练。

（3）基本的轮椅技术，包括平底推轮椅、转弯、转移等。

3. $T_3 \sim L_2$ 完全性脊髓损伤患者　这类患者上肢完全正常，躯干部分或完全稳定，能够穿戴下肢长腿支具负重、站立和步行，此类患者训练重点如下：

（1）上肢的肌肉力量和耐力训练。

（2）独立完成不同高度间的转移及大多数日常生活活动训练。

（3）轮椅基本技巧、高级技巧、长距离轮椅步行和轮椅防摔倒训练。

（4）使用长腿支具扶拐功能性步行训练。

4. L_3 以下完全性脊髓损伤患者　这类患者的上肢和躯干完全正常，仅下肢部分肌肉瘫痪，使用手杖和短腿支具即可步行。L_5 以下损伤患者甚至不需要使用任何辅助装置即可步行。此类患者训练要点如下：

（1）提高残存肌肉的力量，利用双拐实现四点步态训练。

（2）使用短腿支具和手杖，实现长距离步行能力。

（3）完成正常人所有的日常生活活动训练。

（4）返回工作岗位前的基本运动技能和耐力训练。

5. 不完全性脊髓损伤患者　不完全性脊髓损伤患者，情况不同，症状也不一样，最终恢复的结果也是因人而异，其康复训练的重点应集中在残存的肌肉力量和功能障碍，并根据实际情况制订相应的训练计划。

（李勇强）

第八章

脑性瘫痪运动训练技术

【概述】

（一）定义

脑性瘫痪是一组持续存在的中枢性运动和姿势发育障碍、活动受限症候群，这种症候群是由于发育中的胎儿或婴幼儿脑部非进行性损伤所致。脑性瘫痪的运动障碍常伴有感觉、知觉、认知、交流和行为障碍，以及癫痫及继发性肌肉骨骼问题。

（二）分型

按运动障碍类型及瘫痪部位进行分型（6型）：痉挛型四肢瘫（spastic quadriplegia）、痉挛型双瘫（spastic diplegia）、痉挛型偏瘫（spastic hemiplegia）、不随意运动型（dyskinetic）、共济失调型（ataxic）及混合型（mixed）。

（三）脑瘫康复的基本原则

1. 早期发现异常，早期干预。

2. 综合性康复。

3. 与日常生活相结合。

4. 符合儿童发育特点及需求。

5. 遵循循证医学的原则。

6. 积极推进小儿脑瘫的社区康复。

（四）脑性瘫痪的运动疗法

脑性瘫痪运动疗法临床应用较普遍的技术有：Bobath 疗法、Vojta 技术、引导式教育、Rood 技术等。

1. Bobath 技术　是神经发育学疗法的代表技术，是当代小儿脑瘫康复治疗的主要疗法之一，由英国学者 Karel Bobath 和 Berta Bobath 夫妇共同创建。Bobath 从神经生理学角度分析，认为脑瘫小儿根本问题是由于缺少对反射性姿势和运动模式的抑制（中枢性抑制）而导致的异常。因此，Bobath 技术的基本原理是通过反射性抑制异常姿势和运动，促进正确的运动感觉和运动模式。其方法主要有：①抑制手法（关键点的控制为主）；②促通手法；③刺激本体感受器和体表感受器手法等。根据脑瘫儿童的不同类型和临床表现，采用不同手技。

2. Vojta 技术　归类于神经发育学疗法，由德国学者 Vojta 博士创建。这种方法是：①通过对身体一定部位（诱发带）的压迫刺激，诱导产生全身性、协调化的反射性移动运动，促进和改善小儿的移动运动功能，因此又称为诱导疗法。②Vojta 疗法所诱导的运动为反射性翻身（R-U）和反射性腹爬（R-K）两种运动模式，通过这种移动运动反复规则地出现，促进正常反射通路和运动模式，抑制异常反射通路和运动模式，达到治疗目的。③利用一定的出发姿势，选择身体一定部位的主诱发带和辅助诱发带，按照一定的方向给予一定时间和强度的刺激，观察小儿出现反应的特点，调整手法、刺激强度和刺激时间。④由于此方法是被动刺激小儿身体某些部位，小儿易出现反抗及哭闹，与训练中游戏、游戏中训练的康复理念相违背。

3. 引导式教育　由匈牙利学者 András Petö 教授创建，又称 Petö 疗法。该方法的主要特点：①应用教育的概念体系进行分班康复治疗，配有不同数量的引导者。因此引导式教育并不是单纯的物理治疗，而是通过一定的手段，诱导和实现预先所设定的目标，引导出功能障碍者学习、建立和实现各种机能动作的能力。②通过功能障碍者本身的内在因素与外界环境的相互作用，达到学习、掌握、主动完成机能动作的目的，与单纯一对一、小儿被动接受治疗完全不同。③引导的方式是通过引导者与功能障碍者的整体活动，诱发功能障碍者本身的神经系统形成组织化和协调性。④引导式教育不仅能促进运动功能，还能引导人格、个性的变化，即提高智能、认知能力、人际交往能力，进而促进脑瘫儿童的身心发育。

4. Rood 技术　是由美国学者 Margaret Rood 在 20 世纪 50 年代创立，它强调选用有控制的感觉刺激，按个体的发育顺序通过应用某些动作的作用引出有目的的反应，又称多感觉刺激疗法。Rood 认为在不同任务中，不同的肌肉有不同的"责任"，即使是最简单的活动也需要多组肌肉的参与，包括主动肌、拮抗肌、固定肌和协同肌。Rood 还认为随意性运动是基于固有反射和在此基础上来自高级中枢的调节，因此该方法的治疗是从诱发反射活动入手，结合发育模式来增强运动反应。

理论基础：利用温、痛、触、视、听、嗅等多种感觉刺激，调整感觉通路上的兴奋性，以加强与中枢神经系统的联系，达到神经运动功能的重组。正确的感觉输入是产生正确运动反应的必要条件，感觉性运动控制是建立在发育的基础之上，并逐渐发展起来的。因此，治疗必须依据小儿个体的发育水平，循序渐进地由低级感觉性运动控制向高级感觉性运动控制发展。通过感觉刺激，增加感觉和运动功能。通过各种感觉刺激促进肌、关节功能，从而增加运动能力。

【治疗原则】

1. 遵循儿童运动发育的规律，促进运动发育。

2. 在抑制异常运动模式的同时，进行正常运动模式的诱导。

3. 使小儿获得保持正常姿势的能力。

4. 促进左右对称的姿势和运动。

5. 诱发和强化所希望的运动模式，逐渐完成运动的协调性。

6. 康复训练前对肌张力的缓解。

7. 增强肌力。

8. 对于功能障碍的处理。

9. 对于肌肉-骨骼系统的管理。

10. 根据需求采用目前国内外公认的技术。

【仪器设备】

楔形垫、滚筒、平衡板、Bobath 球、花生球、木箱、大小椅子、肋木架、沙袋、助行器等。

【操作程序】

正常小儿的姿势、运动发育是从早期原始的姿势、运动开始，逐渐发育为高级、成熟、精细的运动功能与姿势模式的过程。而脑瘫儿童的姿势、运动发育是一种异常的过程，在这一过程中常表现出发育的不成熟性及异常性，产生了各种各样的异常姿势和运动模式，而这些不成熟及异常的要素又相互影响，互为因果，且表现在儿童的各种运动中及各种体位上，本章重点介绍针对儿童在各种体位上如何促进其各种运动功能的神经发育学疗法。

一、促通头部控制能力

脑瘫儿童的颈部及肩胛带周围的肌肉痉挛有形成挛缩与变形的危险，所以必须应用各种方法进行治疗。其治疗目标是诱发头部与躯干间的直线关系，使头部能在正中位上正常屈曲与伸展。可以应用如下方法：

1. 仰卧转头

（1）目的：促通头正中位。

（2）操作方法：将小儿头枕在楔形垫上，治疗师可拿带声响的玩具逗引小儿注视，引导小儿的头由一侧转向正中位再转向另一侧，反复进行。

（3）注意事项：治疗师拿玩具逗引时，转动速度不能太快，因为小儿是随着追视玩具而转动头的。应避免出现非对称线紧张性颈反射的模式。

2. 仰卧至坐位

（1）目的：促通头颈部伸展及头前屈。

（2）操作方法：治疗师坐于小儿对面，根据小儿的能力可选择其肩、肘、手不同部位将小儿从仰卧位拉至坐位。在拉起过程中应注意：①下颌收紧，颈部伸展；②缓慢拉至45°角时应看到小儿的头保持在其躯干的延长线上或在躯干的延长线前方（头前屈）。

（3）注意事项：注意其头部位置，如小儿在拉起时头后垂，应采用向侧方拉起的方式。

3. 球上俯卧　小儿俯卧于 Bobath 球上，在全身达到自然伸展后，进行肘支撑抬头训练，可将球前、后、左、右晃动。

（1）目的：促进俯卧位抬头并保持。

（2）操作方法：首先使小儿俯卧于大球上，然后变为肘支持的俯卧位。其后，将小儿的两上肢交替地拿向前方进行支撑，同时将球向前方滚动，小儿身体随之向前方移动，利用促进头部矫正反应的效果来诱发抬头运动（图8-0-1）。

（3）注意事项：小儿肘支撑时肘关节必须在肩关节的前方，如双下肢出现强直伸展，可将一侧下肢屈曲，以此打破联合反应的出现。

4. 滚筒上坐位

（1）目的：促通头部竖直，也同时给躯干以伸展的刺激。

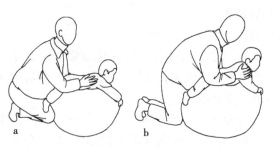

图 8-0-1　球上俯卧位上促通头部抗重力伸展

a. 起始位；b. 终末位

（2）应用范围：应用于躯干与头、颈部明显屈曲以及呈全身性屈曲模式的小儿，或者是因为全身肌紧张低下而呈现头、躯干无力前倾的小儿。通过操作使小儿克服屈曲模式，促进抗重力伸展而竖直头部。

（3）操作方法：小儿骑跨坐于滚筒上，将滚筒前方一端垫高，治疗师坐于其后方，支持小儿的两上肢，根据小儿的具体情况，支持上肢的部位可以在上臂、前臂、手等。然后将小儿的两肩关节外旋同时上举，与此同时治疗师用自己的腹部顶住小儿的背部，使其脊柱伸展（图 8-0-2）。

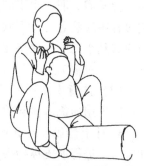

图 8-0-2　滚筒上坐位促通头部抗重力伸展的操作方法

通过上述操作，小儿逐渐可以抬起头部并使之竖直，这时可以逐渐使小儿上举的上肢下落，让小儿通过自身调节来维持头部的竖直状态。

（4）注意事项：支持小儿上肢上举时，不要将小儿的臀部离开滚筒，使其臀部完全坐在滚筒上面。

二、促通躯干控制能力

躯干控制能力的发育时期是在头部控制能力得到发育之后，但两者在发育过程中也有重叠之处。只有在肩胛带和躯干开始有一定程度的稳定性后，头部才可以自由地活动，而头部的运动又可引发出躯干的运动。比如在仰卧位上当头部向一侧回旋时，由于颈矫正反应的作用，可使躯干产生回旋运动，出现翻身运动。小儿在俯卧位上最早期的活动是头和躯干向一侧扭转，其后当平衡反应得以发育之后，可将体重向一侧移动，未负荷体重侧的上肢与手可抬起，可伸向某一物品。躯干在仰卧位与俯卧位上的固有运动为矫正反应和平衡反应的发育做了必要的准备。当小儿未获得充分的控制能力及有异常肌紧张时，会影响以后的躯干控制能力的发育。

（一）促通俯卧位躯干伸展与屈曲统合的训练方法

小儿在俯卧位上抬起头部的过程中，需要屈肌要素的参与，因为这些要素可以确保颈部的伸展。为了使小儿获得这种成熟的头与躯干的姿势，有时需要通过手法促进。

1. 治疗目标 俯卧位抬头，体重移动。

2. 体位 小儿取俯卧位，用肘或手掌支持体重，肘支持点的位置要在肩部垂直于床面的垂直线前方，这种姿势可以增加肩关节的外旋程度。在这种体位上稍外展肩部，就可以使体重向侧方移动。为了诱发头部的矫正能力，可用一玩具在小儿颜面前方逗引，通过视觉刺激达到诱发抬头的目的。玩具的高度要适宜，不可位置过高，防止颈部过度伸展。

3. 操作方法 治疗师在小儿颜面侧双手控制小儿的双肩部，重点是通过两手来抑制小儿肩关节内旋和肩胛骨上举，要用全手掌把肩部包起来。若还需要诱发腹部肌群的收缩，治疗师可将手指伸展，稍向胸部加压。另外，通过从一侧肩部向对角线方向的压迫，可以使躯干部分的体重向侧方移动。如果需要控制腹部肌群，治疗师可以将自己的手指伸展，给小儿胸廓或腹部予以支持，支持的方向应朝向肩部。

（二）促通仰卧位屈曲与伸展的训练方法

只有完成了仰卧位上屈曲与伸展的统合，才能使小儿颈部充分伸展，使头部保持在正中线上，进而促使两上肢伸向前方，达到用两手抓住膝或足部的功能发育。婴儿初期由于有整体屈肌模式的倾向，膝关节呈屈曲状态。当发育至有分离运动模式阶段，才可以出现髋关节屈曲与膝关节伸展相组合的模式，这时小儿才可以用两手抓两膝或两足左右摇动。通过这一运动可促进腹部肌群的控制能力高度发育，为坐位平衡做了直接的准备。

注意事项：脑瘫儿童缺乏这种腹部肌群的控制能力，结果导致缺乏运动性，缺乏髋关节、骨盆及躯干间运动的分离性。在设定治疗手法时，一定要注意。

1. 床上仰卧位

（1）治疗目标：两手抓膝，颈部肌肉的充分伸展。

（2）训练时体位：小儿仰卧位，使两上肢上举，如果小儿有颈部过度伸展，两上肢上举的高度要超过骨盆，在这一体位上鼓励小儿两手伸向两足。如果下肢的屈肌模式非常明显，必须予以修正，使髋关节的屈曲能与膝关节伸展相结合。使颈部能得到充分的伸展，从骨盆或两下肢开始进行体重向侧方移动和翻身运动。

（3）操作方法：手法操作可以从上肢开始，也可以从下肢开始。治疗师在小儿下肢侧，两手握持小儿前臂周围，如同修正肩胛骨上举的操作方法，将小儿的上肢向下方及侧方牵拉，然后分开小儿的两手指，放于其两膝的后方。治疗师用拇指支持小儿的手与下肢。为了强化膝关节的伸展，治疗师将一根手指放在小儿的大腿部即膝关节上部的股四头肌上，然后向两侧方摇动小儿的身体，操作时注意保持颈部肌肉的充分伸展。或者只握持小儿腕关节处，用手指的里侧向一侧推上举下肢侧的骨盆，可诱导小儿的翻身运动，引起体轴内回旋。治疗师给小儿的支持要保持最小的限度，尽可能地让小儿自动翻身，并要等待小儿自己返回仰卧位。

2. 治疗师膝上仰卧屈曲体位

（1）目的：用屈曲体位来抑制全身伸展模式，促进头与肩分离，给躯干以稳定性。如果全身呈伸展模式，就难以形成仰卧位上屈曲与伸展的统合，可应用此手法予以抑制。

（2）体位：治疗师坐于地板上，屈膝两足支撑于床面上，让小儿头枕于治疗师的双膝顺下肢的长轴仰卧于置于大腿上的三角垫上，两髋关节屈曲，膝关节屈曲，两脚支撑于治疗师胸腹上。

（3）操作方法：治疗师将两手放于小儿双肩上，抑制双肩的后退，可以轻轻叩击，一边有节律地使肩部获得紧张性，一边向下按压双肩。也可将小儿的头部放入治疗师两膝中间，以保持其中间位。通过这一操作方法将小儿的头部与肩分开，即头部出现前屈（图8-0-3）。

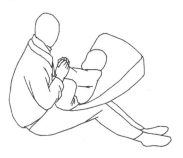

图8-0-3　在治疗师下肢上仰卧位促通
仰卧位上屈曲与伸展统合的操作方法

（4）注意事项：在向下推小儿的肩部时，注意不要产生由于紧张性增加而致的异常姿势，手法要轻柔，刺激要有节奏。

（三）促通坐位头与躯干矫正反应的训练方法

仰卧位与俯卧位上屈曲与伸展统合的发育，是坐位上控制躯干的准备过程。在屈曲与伸展统合尚未充分发育之前，小儿的坐位会呈现双下肢外展、髋关节与膝关节均屈曲的姿势，与在初期阶段小儿在仰卧位上使用手、足玩耍的模式相类似。9～10个月之前小儿可以在仰卧位上充分练习两下肢的分离运动。只有两下肢的分离运动成熟，小儿才有可能形成各种各样的坐位姿势，才能取得充分的坐位平衡。

脑瘫儿童坐位发育不成熟时应考虑上述问题。低紧张的小儿，在坐位上呈现下肢过度外展、骨盆前倾的姿势，这样一来使躯干在身体重心线的前方，导致腹部肌群难以收缩，因而就不能维持坐位的平衡，也阻碍向侧方倾倒时矫正能力的发育。在治疗这类小儿时，应该在支持坐位、俯卧位、仰卧位上促进控制头部与躯干的能力，为获得良好坐位做准备。有些缺乏运动性的小儿，如痉挛型儿童因髋关节不能充分地屈曲，坐位时骨盆呈现明显的后倾。对于这类小儿的治疗，必须是在应用拉长伸肌群手法的同时促进仰卧位上的屈曲与伸展的统合能力，这些已在前面叙述。当小儿的头与躯干的控制能力已发育至一定程度时，必须实施促进坐位矫正反应和平衡反应的操作方法。

1. 治疗目标　通过坐位上的重心移动，促进小儿坐位矫正反应与平衡反应。

2. 体位与操作方法　小儿取坐位，治疗师开始时坐于小儿后方，两手伸展状态放于小儿骨盆或髋关节的背面。两手应用的力量要使小儿稍向后倾斜身体，使骨盆后倾，于是肩关节的位置在髋关节的后方，然后将一只手掌伸入小儿一侧臀部的下面抬起该侧髋关节，使体重移向对侧；这时应注意不要使非负荷体重侧骨盆向前方回旋，因为这样会产生腰椎的过度前弯，使伸展模式占优势，影响获得坐位平衡。可以通过将非负荷体重侧的骨盆稍向后牵拉的方法产生躯干的回旋运动。为了诱发躯干向侧方的矫正反应，治疗师可用拇指将小儿的肋骨向下牵拉，引起该侧躯干侧屈及体重的移动，开始时用力要小，因为用力过大会引起肩、上肢和颈部固定的异常姿势。当向侧方体重移动增大时，小儿会伸出手去支持体重，即促进了侧方保护伸展反应（图8-0-4）。

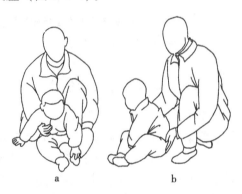

图8-0-4 床上坐位促通坐位头
与躯干矫正反应的操作方法
a. 正面；b. 侧面

（四）促通身体-身体矫正反应的操作方法

操作方法 小儿仰卧位，治疗师在其下肢处抬高小儿的臀部与下肢，向左、右两侧交替回旋骨盆。此操作方法要注意固定住小儿的肩胛带与上肢，操作时治疗师用一只手顶住小儿臀部，使之尽可能地向一侧回旋，另一只手固定回旋对侧的上肢，这种操作方法可诱发体轴内的回旋。

其后小儿当无需支持可坐时，治疗师可在小儿前方，用抬起小儿的膝或足部的方法进行操作，可以达到上述同样的促进目的（图8-0-5）。

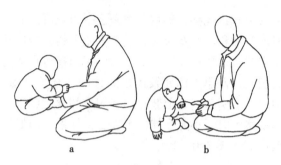

图 8-0-5　床上坐位促进坐位头与躯干矫正反应的操作方法
a. 起始位；b. 终末位

三、促通翻身运动能力

在成熟的翻身模式和腹爬的正常模式中，有许多必需的、类似的运动构成要素。比如在肩胛带、躯干及骨盆带上的体重移动、身体负荷体重侧的自动的伸展拉长、头部及躯干向非负荷体重侧的矫正活动以及体轴回旋等。在上述所有构成要素中都可见到两栖类反应，即负荷体重侧躯干伸展拉长和非负荷体重侧躯干短缩，与此同时出现负荷体重侧上、下肢伸展、内收，对侧上、下肢屈曲。如果小儿有全身过度伸展或过度屈曲就会阻碍两栖类反应的出现。这样的小儿虽然也可以学会翻身与腹爬，但常以明显的异常姿势模式与运动模式进行。所以，在操作时要在促进两栖类反应的同时诱发体轴内回旋运动，通过这些来为提高良好的功能、姿势及运动质量作充分的准备。

（一）促进两栖类反应的训练方法

如果小儿的肩胛带，特别是肩胛带周围肌张力增高时，会阻碍负荷体重侧躯干适当地伸展与拉长。另外，如果有肩胛骨向前方上举和肩关节内旋，会导致负荷体重侧的肩不能充分屈曲至头的上方。这就会影响两栖类反应的出现，应予以手法促通。

1. 治疗目标　促通两栖类反应的出现，进而促进翻身与腹爬。

2. 操作方法　小儿俯卧位，使之充分放松，使肩处于充分屈曲状态。然后使小儿的体重移向身体的一侧，再使小儿呈侧卧位，这时上侧的上肢沿体侧放于躯干上并呈外旋位，下侧的上肢也呈外旋位。同时向上、下两方向牵拉两上肢。于是会出现反应如下：①头部屈曲回旋；②两栖类反应，即非负荷体重侧上、下肢屈曲及躯干短缩及负荷体重侧上、下肢伸展、内收以及躯干伸展、拉长。注意不要使小儿头部过度伸展（图8-0-6）。

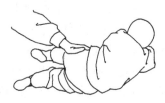

图 8-0-6　促进两栖类反应的操作方法（床上俯卧位）

（二）促通翻身运动的训练方法

主动翻身有两种方式：①从头部开始：首先回旋头部，随之肩胛带，继而骨盆回旋，即头部→肩胛带→骨盆的顺序；②从骨盆开始：与①相反，从骨盆开始，即骨盆→肩胛带→头部的顺序。

1. 促通垫上翻身运动的操作方法

（1）仰卧位：将小儿横放在楔形垫上，治疗师用玩具逗引，使其用一侧上肢过中线抓玩具，利用楔形垫的倾斜面完成翻身运动。

（2）仰卧位：首先协助小儿在双手抓双脚全身屈曲状态下，从仰卧位翻向侧卧位，再将其上肢摆放在平举或上举的位置，治疗师可用一只手固定其一侧上肢，另一只手拉着小儿的手向固定侧翻身，促通颈矫正反应。

（3）仰卧位：治疗师可用一只手固定其一侧下肢，另一只手将小儿的另一侧下肢屈曲并旋转，以此完成骨盆→肩胛带→头部为顺序的翻身。此方法也可在球上训练。注意事项：①小儿上肢应平举或上举，翻至俯卧位时不会将上肢压在腹部下面；②球上做此项训练时，如小儿头向后过伸展，不可用此方法进行训练。

2. 促通球上翻身运动的操作方法

（1）促通目的：球上从俯卧位翻身向侧卧位。

（2）操作方法：小儿俯卧位于球上，治疗师在其身体的一侧，一只手扶持小儿肩部，另一只手扶持其腹部，使小儿从俯卧位转为侧卧位。然后使下侧上肢举向头上方，上侧的上肢放于上方体侧，一边使该侧上肢外旋，一边向下肢方向牵拉。当小儿出现头屈曲、回旋反应时，治疗师一只手扶持小儿的下侧上肢，另一只手扶小儿上侧上肢并将其置于小儿的体侧，同时扶持上侧骨盆部，使小儿体验这侧卧位的感觉及等待反应的出现。操作要两侧交替进行，反应弱的一侧要多给予刺激（图8-0-7）。

（3）注意事项：促通时小儿避免出现头的过度伸展。

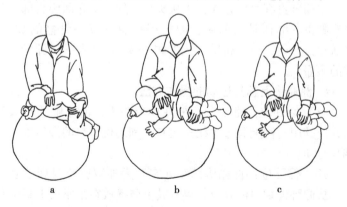

a   b   c

图8-0-7 促通翻身运动的操作方法（球上，从侧卧位→俯卧位）

四、促通坐位控制能力

（一）促通坐位躯干稳定与回旋的训练方法

1. 促通目的　促通坐位上躯干稳定性和躯干的回旋运动，抑制躯干紧张，达到稳定的坐位，为向其他体位转换做准备。

2. 操作方法

（1）治疗师大腿上坐位：①目的：给躯干与头部以稳定性。②操作方法：治疗师坐于床上，一侧下肢伸展，另一侧下肢膝关节屈曲。小儿臀部坐于治疗师伸展侧的下肢上，将两下肢放于治疗师屈曲侧的下肢上，小儿呈两膝屈曲肢位。这种臀低、下肢高的体位可以抑制角弓反张。

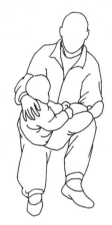

图 8-0-8　治疗师下肢上坐位促进坐位躯干稳定与回旋的操作方法

治疗师两手扶持小儿两肩，将肩向下方按压，当出现头部与肩的分离后，继续从肩部开始向下方进行 2~3 次的有节奏的按压（图 8-0-8）。

（2）端坐位：将小儿骑坐在滚筒上（也可端坐在小木箱上，或坐在 Bobath 球上），治疗师用手固定小儿骨盆或双下肢，将玩具放置其身体的后上方，引导小儿回旋身体抓取玩具。以此可促通小儿的躯干控制和回旋能力。

（二）促通伸腿坐位平衡的操作方法

1. 促通目的　为伸腿坐位的平衡做准备。

2. 操作方法　小儿与治疗师均取床上伸腿坐位，治疗师将两下肢放于小儿两下肢旁。首先轻轻摇动小儿的两侧臀部，使之产生紧张。然后治疗师使小儿身体向一侧倾斜，使体重负荷于一侧臀部上，之后用一只手扶持负荷体重侧下肢，另一只手扶持小儿的身体近端部位，如腰部、肩部等，使小儿身体向治疗师扶持的下肢侧（负荷体重侧）倾斜。然后用扶持小儿中枢部位的手向前推小儿的躯干，使之回旋。

产生的反应是多方面的：①小儿的体重进一步向倾斜侧移动；②头向对侧回旋，根据促进刺激程度，有时还会出现屈曲；③非负荷体重侧躯干侧屈，然后回旋；④非负荷体重侧下肢出现屈曲，负荷体重侧上肢向对侧伸展（图8-0-9）。

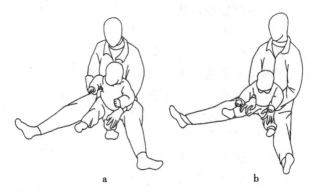

图8-0-9　伸腿坐位上促进坐位平衡的操作方法

a. 起始位；b. 终末位

（三）促通侧坐位上的各种操作方法

1. 治疗目标　促通稳定的侧坐位、侧坐位姿势变换（侧坐位向四点支持位转换）。

2. 体位与操作方法

（1）操作方法一：①目的：促通正确的侧坐位。②操作方法：正确的侧坐位是两下肢向侧方伸出，躯干产生回旋，回旋的方向是向着伸出下肢的一侧，身体重心放在两侧臀部上，伸出的两侧下肢应该是一侧压住另一侧。促进侧坐位时，必须两侧交替进行。

（2）操作方法二：①目的：使小儿躯干充分活动，维持侧坐位平衡，向相反的侧坐位转换。②操作方法：小儿与治疗师相对侧坐位，治疗师两手拉小儿的两手，使小儿的上肢呈肩关节外旋位，并轻轻予以支持。然后两人同时向逆向侧坐位转换。开始时，为了向后方移动体重，小儿会出现头部屈曲、上肢向前的反应，这时如果中枢部位（躯干）不能充分活动就会使小儿倒向后方。所以治疗师一定要边观察小儿的反应边进行操作。当小儿无头部屈曲的反应时，可以用呼叫小儿同时将其上肢轻轻向自己方向牵拉的方法予以诱导。另外，若中枢部位不能充分活动时，可以轻轻向对侧后方推小儿，使其努力地使自己的身体不倾倒。这样小儿就与治疗师一起同时转换为逆向的侧坐位，同时给予小儿躯干回旋的运动（图 8-0-10）。

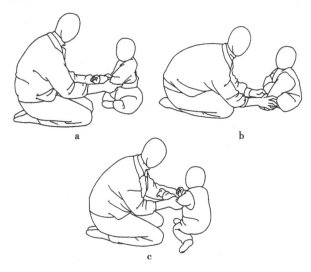

图 8-0-10 促通坐位向侧坐位转换的操作方法
a. 起始位；b. 中间位；c. 终末位

（3）操作方法三：①目的：促通小儿从侧坐位向四点支持位转换。②操作方法：此操作方法适用于骨盆有一定控制能力而上肢功能欠佳的小儿。治疗师跪坐于侧坐位的小儿面前，

诱导小儿从侧坐位向四点支持位转换。首先，治疗师两手扶持
小儿双肩，使其两上肢支撑于床面上。然后引导小儿自己抬起
臀部，扭转躯干，两上肢支持体重形成四点支持位。此时，一
定要使体重确实出现移动并负荷于四肢。达到四点支持位后，
再回到与出发肢位逆方向的侧坐位。然后再诱发向四点支持
位，如此反复进行（图8-0-11）。

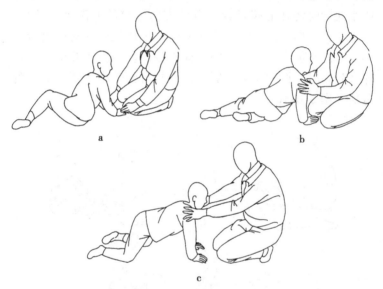

图8-0-11　促通从侧坐位向四点支持位转换的操作方法
a. 起始位；b. 中间位；c. 终末位

五、促通用上肢负荷体重能力

在上肢的许多功能中，如向某一方向伸手、在空间中控制
上肢的运动、操作某些物品的精细动作等都需要肩胛带和躯干
姿势的稳定性，还需要头部、肩胛带及上肢之间运动的分离。
这些能力最初的发育都是通过负荷体重来实现的。

在各种体位上用上肢负荷体重的能力之中，在俯卧位上用

上肢负荷体重的模式是在躯干和骨盆上进行体重移动的基础。如果不能获得髋关节的自动伸展能力，就难以获得在体重移动中所必需的骨盆带稳定性。这些因素在设定治疗操作方法时一定要考虑到。

（一）促进俯卧位上骨盆控制和髋关节伸展的训练方法

在小儿的正常发育中，当其能够在俯卧位上抬头和使胸部离床时，就会出现髋关节的自动伸展。这种能力至 5 ~ 6 个月时已经发育成熟。6 ~ 8 个月髋关节伸展的发育向更高一级水平发展，这时小儿可以在俯卧位上将下肢抬起，或者在托起小儿腹部时可以将下肢抬起。脑瘫儿童运动发育迟滞，有些小儿呈现在俯卧位上髋关节屈曲位的原始模式，将体重负荷于胸部。这种姿势阻碍上肢的伸出。对这类小儿治疗时一定要促通并强化在骨盆部位的体重负荷与体重移动能力，从而解放胸部，使胸部与上肢能抬起。

1. 治疗目标　促进俯卧位时髋关节的伸展。

2. 操作方法　小儿俯卧位，可在床上也可俯卧于球上，要使肩关节充分屈曲、外旋。小儿床上俯卧位，治疗师坐在小儿前方，握住小儿的两上肢或手，鼓励小儿将头部与胸部从支持面上抬起来，使体重负荷于髋关节上。此操作方法的目的是使臀部肌群收缩，这种收缩肉眼可见，治疗师要认真观察是否达到了这种促进目的。也可以让小儿在球上俯卧位，通过球的滚动促进小儿体重向后方移动及头部及躯干的抬起。还可以在球上俯卧位时握持小儿的一只手予以支持，使小儿头及胸部抬起。此时必须观察是否出现了臀部肌群的收缩。

在上述操作中，对小儿的支持越少或支持部位越在末梢，就越会增加髋关节上的体重负荷。可能的话，治疗师支持小儿的手，可只握持小儿的拇指根部，使腕关节伸展，拇指外展，这样的支持也可为用上肢与手负荷体重做准备。为了得到肩关节的外旋，可使小儿的两手手掌呈相对的位置。另外，不应该把对末梢的支持作为小儿的固定点，因为这样会使来自上肢的向后牵拉的力量增强，影响促进操作方法的进行。为了抑制这种向后牵拉的力量，可以变持续对小儿支持为间断性支持。当小儿非常需要支持时，则应该在相对近位部予以支持，即扶持小儿的肩部和躯干部以保持促进时的身体位置，而且握持肩胛带和上肢可以抑制肩和肩胛带的上举，同时可促进肩关节的外旋。

（二）促通肩胛带、头部和躯干间的运动分离性的训练方法

脑性瘫痪等具有感觉运动障碍的儿童，常缺乏头部、肩胛带以及躯干间的运动分离性，所以这类小儿体重的移动多从头部开始，如此使肩胛带难以获得稳定。所以在上肢和头部的运动中肩胛带会向前突出、上举，阻碍头与躯干的矫正活动。

1. 治疗目标　促通小儿用两上肢负荷体重，促通肩胛带、头部和躯干间的运动分离性。

2. 操作方法

（1）体位：让小儿俯卧于床、滚筒或治疗师的膝上，并使小儿用前臂或手掌支撑负荷体重。将一侧肩部向对侧髋关节方向推，促进躯干部分的体重向侧方移动。

（2）操作方法：小儿床上俯卧位，治疗师跪坐在其后方，首先使小儿用手掌支持体重，治疗师可用双手掌支持小儿的两肩部（图8-0-12a）或骨盆部（图8-0-12b），使小儿两下肢外展并分别放于治疗师体侧，这样可以促通屈曲与伸展的统合，同时也可促通髋关节的伸展。治疗师的一只手可放于肩胛骨的外缘，向对侧髋关节方向用力，或者另一只手放在一侧骨盆外缘，向对侧肩胛方向推动，促进躯干部分体重向侧方移动及躯干向侧方的矫正活动。

同样的方法，可将小儿放于球上，快速将球滚动，小儿身体向前，两手在前方支持体重，也可促通前方保护性伸展反应的出现（图8-0-13）。

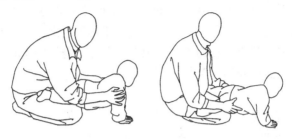

图8-0-12 促进上肢负荷体重的操作方法（治疗师膝上）

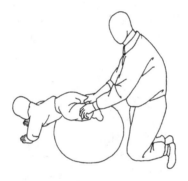

图8-0-13 促通上肢负荷体重的操作方法（球上）

六、促通四点支持位及四爬移动能力

（一）四点支持位准备的操作方法

1. 滚筒上四点支撑位

（1）促通目的：在抑制下肢伸展模式或屈曲模式同时做四点支持体位的准备。

（2）体位：在滚筒上四点支撑位，两上肢在滚筒前方支持体重，两下肢在滚筒后方，两侧膝关节屈曲膝部着地。

（3）操作手法：如前述小儿滚筒上四点支持位，矫正两肩部的异常，如果小儿髋关节有屈曲模式要予以抑制。当小儿的两上肢能支撑时，使小儿躯干前后移动。促进四点支持位时的上、下肢支撑能力及体重移动，为小儿取四点支持位做准备。操作时治疗师跪坐于小儿身后，用两下肢夹住小儿的下肢并固定之，使小儿在四点支持位上前后移动身体的重心，可促通稳定的支持身体的姿势（图8-0-14）。

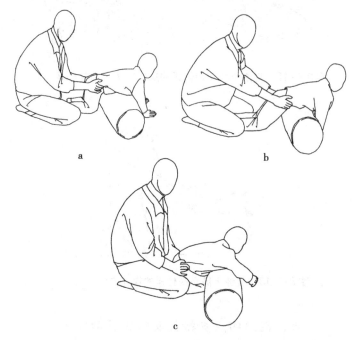

图 8-0-14　四点支持准备的操作方法
a. 起始位；b. 中间位；c. 终末位

2. 三点支撑训练　在四点支撑体位上，前方用玩具诱导小儿抬起一侧上肢，要举过肩胛骨的水平线，或者让小儿用一只手敲击玩具、投掷球等，这样还可促进躯干的回旋，两手交替进行。同时也可以练习抬起一侧下肢的三点支持。

（二）促通四爬移动的训练方法

1. 方法一

（1）促通目的：学习四爬移动时的重心转移。

（2）操作方法：小儿取四点支撑位，治疗师跪坐其后。促进小儿上肢和下肢交替地向前方运动。方法是，首先扶持小儿肩部使一侧上肢确实的负荷体重，另一侧上肢从肩处开始运动至前方，然后使这侧上肢负荷体重，之后使向前运动上肢一侧的下肢负荷体重，对侧下肢迈出，上下肢呈对角线的交替向前方运动（图8-0-15）。

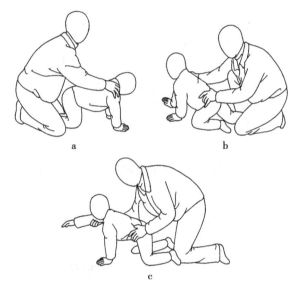

图8-0-15 促通四爬移动的操作方法

a. 起始位；b. 中间位；c. 终末位

2. 方法二

（1）促通目的：四爬移动。

（2）操作方法：由两名治疗师分别在取四点支撑位小儿的前、后方呈跪坐位。手法操作时要注意对小儿障碍相对较重的一侧进行控制。两位治疗师，一人在前方控制小儿双肩，另一人在后方控制小儿骨盆，促通四爬移动的方法同方法一（图 8-0-16）。

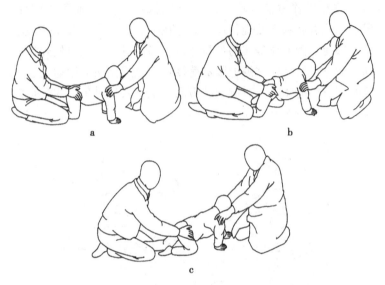

图 8-0-16　促通四爬位移动的操作（由两名治疗师操作）

七、促通膝立位、立位控制能力

（一）膝立位的准备的训练方法

1. 促通目的　为达正确的膝立位而进行的准备手法。

2. 操作方法　小儿膝立位，治疗师面向小儿取跪坐位。小儿两上肢呈外旋位，两手分别放于治疗师两肩上。治疗师对小儿的髋关节与中枢部（腹部）进行叩击使小儿身体向后方倾斜，叩击手法要轻，叩击方向是在腹部从下方向上方叩击，在髋关节部则是从上方向下方叩击。边叩击边轻轻向后推小儿的身体，使小儿身体向后倾斜，然后再使小儿恢复到直立的膝立位。在返回直立膝立位时尽可能让小儿自主地进行，治疗师可在臀部予以协助（图8-0-17）。

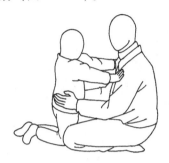

图8-0-17 促通膝立位的操作方法

（二）膝立位转换至单膝立位的训练方法

1. 促通目的 膝立位向单膝立位转换。

2. 操作方法 小儿双膝立位，治疗师在其后方跪坐位。根据小儿情况决定促通开始的部位。一般是从骨盆开始，治疗师扶持小儿两侧骨盆，使小儿体重确实负荷于一侧下肢上，然后使身体向非负荷体重侧回旋，其动作似将该侧下肢向后方牵拉，促通小儿向前方迈出这侧下肢，转换成单膝立位（图8-0-18）。

3. 注意事项 如果小儿在膝立位的控制能力尚未成熟，迈出一侧下肢困难，暂不要进行此项促进操作方法。

（三）促通立位的训练方法

1. 立位的准备

（1）促通目的：为立位做准备。

（2）操作方法：让小儿取立位，双手及胸腹部支撑于大球上，治疗师在其身后双手扶持其骨盆部，使之从足跟开始慢慢地使双下肢的全脚掌着地，之后离开球站立。该方法只是教给小儿体会独站的感觉，所以站立的时间要短，时间过长会导致异常姿势。如果在站立位上出现了异常姿势或小儿十分紧张，应该再使小儿重新回到出发姿势。

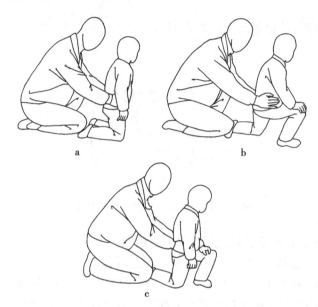

图 8-0-18　促进膝立位向单膝立位转换的操作方法

a. 起始位；b. 中间位；c. 终末位

（3）注意事项：用这种操作方法可以让小儿很早地取立位，但是不能对婴儿过早地、无计划地应用此法，因为这种方法必须是小儿已经能体验站立的感觉，能有意识地站立时才能应用，而且在此法应用前尚有许多需要的准备训练方法。

2. 练习向侧方行走　让小儿在床边或桌子边，手扶床或桌子练习向侧方行走。第一阶段，两脚平行移动，即右脚向侧方迈出，左脚再平行的向侧方迈出，两脚并拢后再迈右脚。第二阶段，已无需两脚并拢，一步一步向侧方行走。第三阶段，两脚向侧方迈出可以不在一个平行线上，两脚一前一后向侧方迈步，也可以两脚交错着向前、向后移动训练。

八、促进步行控制能力

脑瘫儿童发育至步行阶段，常出现的异常步行模式是体重不能在两侧下肢移动，体轴不能充分回旋，尤其是痉挛型儿童有明显的髋关节内旋及整体屈曲的姿势模式，所以步行模式具明显的异常。

促通步行的方法众多，都必须在认真分析、评定小儿的步行模式后，针对主要问题予以促进。

1. 操作方法　对于无须支持但是以异常模式步行的小儿或缺乏体轴回旋和体重在两下肢移动能力的小儿，治疗师可在后方跪立位两手扶持小儿两侧骨盆部位，用手的力量促进骨盆回旋及体重的移动。如，首先左手向下方用力，右手将骨盆轻轻向后回旋，使体重完全负荷于左下肢上，然后左手轻轻将左侧骨盆向前方推，使体重向前方移动，并口头指示小儿迈出右下肢。然后再同样使体重负荷于右下肢上，左侧骨盆向对角线方向回旋，即向后方回旋。体重向前方移动，迈左脚。如此反复进行训练。

2. 注意事项

（1）重心移动时一侧下肢必须能够完全负重后，骨盆回旋同时迈出非支撑侧即另一侧下肢。

（2）给予适当的辅助与保护，过分辅助会限制小儿的潜在自身能力的发挥，保护不当使小儿在行走时跌倒，易产生恐惧心理，丧失行走的欲望与动机。

（3）多为小儿创造步行的机会，以游戏及语言诱导小儿步行，增强步行的欲望，给予步行的动机。

（范艳萍）

第 九 章

帕金森病运动训练技术

【概述】

帕金森病是仅次于阿尔茨海默病的中枢神经系统第二大慢性退行性疾病，好发于中老年人，并有年轻化的趋势。早期主要的功能障碍为身体结构与功能的受损，如僵硬、静止性震颤、肌肉无力、耐力下降、平衡能力下降、协调功能下降等。随着病情的发展逐渐出现活动障碍，生活自理能力下降，行动缓慢、步行困难、容易摔跤等。最后导致患者工作、娱乐等参与活动均受影响，生活质量下降。

物理治疗师应以 ICF 的视角评估和制订帕金森病患者的治疗计划。中国帕金森病治疗指南（第 3 版）根据临床症状的严重度，将帕金森病的病程分为早期和中晚期，即 Hoehn-Yahr 1～2.5 级为早期，Hoehn-Yahr 3～5 级为中晚期。我们根据帕金森患者的功能障碍情况，将 Hoehn-Yahr 1～2.5 级定义为早期，Hoehn-Yahr 3～4 级定义为中期，Hoehn-Yahr 5 级定义为晚期，并根据该分期分别提出不同的运动训练建议。

【仪器设备】

治疗床、治疗凳、大镜子、节拍器、地面标示物、各种障碍物、部分日常生活用品等。

【适应证与禁忌证】

1. 适应证　原发性帕金森病、继发性帕金森综合征、遗传变性性帕金森综合征、多系统变性（帕金森叠加综合征）等具有帕金森症状的患者。

2. 禁忌证　骨折、重度骨质疏松、严重精神障碍、认知功能障碍者不适合治疗。高血压、心脏病、COPD等患者应注意运动量，密切观察患者情况。

【操作程序】

一、早　期

早期（Hoehn-Yahr 1～2.5级）患者因功能受限情况较轻，一般不会选择住院治疗，以门诊治疗多见。训练目标是预防可能出现的功能障碍，改善已出现的运动困难为主。根据患者情况制订训练方案，通过宣教与指导教会患者并嘱患者每天在家坚持锻炼。特别注意为患者建立信心，预防跌倒，建立积极的生活模式。鼓励患者多进行室外活动，积极参与保健类体操、球类运动等活动。功能情况较好的患者，可进行骑车、游泳等有氧运动。早期自我锻炼方法可参照以下运动，具体操作方法参照中晚期帕金森病的功能训练。

（一）扩胸运动呼吸

详细操作方法见本章第二点，放松训练，呼吸训练部分。

（二）面部及口舌肌肉运动

详细操作方法见本章第二点，面部及口舌肌肉运动训练部分。

（三）上肢及躯干的自我牵拉

1. 躯干旋转。

2. 头部及双上肢带动的躯干运动。

3. 胸椎侧屈牵拉肋间内肌。

4. 胸椎伸展牵拉肩部肌肉。

详细操作方法见本章第二点，牵伸训练部分。

（四）站立位练习

1. 原地踏步运动。

2. 踢腿运动。

3. 蹲下起立运动。

详细操作方法见本章第二点，站位训练部分。

（五）步行练习

1. 绕"8"字行走训练。

2. 综合步行训练。

详细操作方法见本章第二点，步行训练部分。

（六）上下楼梯

详细操作方法见本章第二点，上下楼梯训练部分。

二、中　期

中期（Hoehn- Yahr 3 ~ 4 级）患者通常不会主动求助治疗师，直到他们跌倒（Hoehn- Yahr 3 级），此时已错过了最佳干预时机。此期患者的功能受限明显，日常生活能力明显下降，社会参与受限。治疗师应利用外在提示策略增大患者的运动速度和幅度，加强平衡反应能力，防止跌倒，改善步态，加强肌肉力量，提高其他功能性活动技能。

（一）放松训练

1. 呼吸训练

（1）呼吸控制（breath control，BC）：患者应处于有很好支撑和舒适的体位。将患者或治疗师的一只手或两者各自一只手轻轻放在患者的下胸部，患者按自身的速度和深度进行潮式呼吸，并鼓励其放松上胸部和肩部，尽可能多地利用下胸部来完成呼吸。吸气时，手应感觉到向上向外升起；呼气时，手应感觉到向下向内下沉。若患者喘息非常严重，采用经口呼吸可减少解剖死腔。患者在进行运动前和运动感觉很疲惫时均可利用呼吸控制来放松。

（2）扩胸运动呼吸法：患者坐在有靠背的椅子上，臀部向后将椅子坐满，躯干紧靠椅背，双脚平放于地面，双手抱于头后，尽力做肘关节向后张开头后伸的动作，以打开胸廓。此过程中治疗师可在患者身后适当给予肘关节向后牵拉的辅助，并配合呼吸。打开胸廓时用鼻子缓慢地将气吸入，达到最大吸气量屏气 3~5 秒后，将气徐徐呼出（图 9-0-1）。

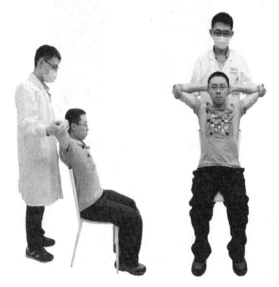

图 9-0-1　扩胸运动呼吸法

2. 牵伸训练　动作维持 10~30 秒，重复 3~5 次。

（1）躯干的旋转：站立位，双手插腰目视前方，嘱患者转头从一侧尽力向后看，同时转动身体至最大角度，并在末端维持数秒后缓慢回到目视前方的姿势，重复另一边。注意转动过程中防止脚下移动、膝关节屈曲、肩关节前突等代偿动作

（图 9-0-2）。

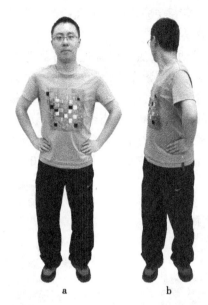

图 9-0-2　躯干的旋转

a. 起始位；b. 终末位

（2）双下肢及躯干的屈曲：仰卧位，双下肢伸直并拢，双膝关节屈曲尽力向胸部方向运动，可用双上肢抱住膝关节辅助向胸口处牵拉。头部可适当前屈，维持数秒后放松双上肢于身体两侧，双下肢慢慢伸直。注意双手抱膝过程中防止憋气（图 9-0-3）。

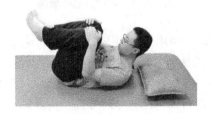

图 9-0-3　双下肢及躯干的屈曲

（3）双上肢带动头部及躯干运动

1）PNF双侧对称模式牵伸：坐位或站立位，头屈曲双上肢内收内旋交叉，然后做头后伸双上肢前屈外展外旋动作（PNF技术的上肢D2F模式），充分体会伸展感觉，维持数秒后回到起始位。注意平衡功能较差的患者应采取坐位，伸展运动要充分，可将椅子背对墙面，嘱患者运动末端双手触及墙面（图9-0-4）。

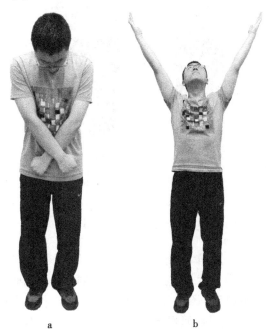

图9-0-4　PNF双侧对称模式牵伸
a. 起始位；b. 终末位

2）PNF躯干模式牵伸：坐位或站立位，手指交叉相握，双上肢伸直斜上举，头及躯干随上肢的运动伸展和旋转；停留数秒后，双上肢斜下砍到另一侧，头及躯干随上肢的运动屈曲和旋转，反方向同。注意头始终跟着双手的方向运动，站立位时防止摔倒（图9-0-5）。

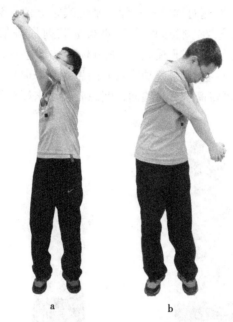

图9-0-5 PNF躯干模式牵伸

a. 上抬位；b. 下砍位

（4）胸椎侧屈牵拉肋间内肌：可采取坐位或者站位，患者双手抱于头后，抬头挺胸尽力打开胸廓后，侧屈躯干至最大位置，停留数秒后回到中立位。注意坐位时动作可参照扩胸运动呼吸法，站位时可紧贴墙面完成。避免躯干出现旋转、前屈、低头、含胸等代偿动作（图9-0-6）。

（5）胸椎伸展牵拉肩后伸肌群：找一高度位于胸椎范围的单杆或者支撑物（如窗台等），面对支撑物扶好，双脚自然分开，身体前屈直到双侧肩关节最大伸展。注意保持躯干伸展，避免双腿屈曲（图9-0-7）。

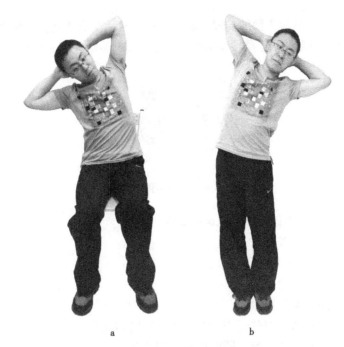

a　　　　　　　　　b

图 9-0-6　胸椎侧屈牵拉肋间内肌

a. 牵拉左侧；b. 牵拉右侧

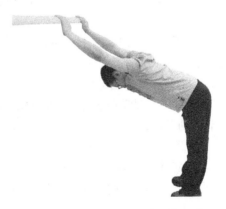

图 9-0-7　胸椎伸展牵拉肩后伸肌群

（6）胸段中部的伸展：膝手跪位，双手与肩同宽，头尽力后伸，骨盆前倾，胸段中部尽力向床面方向运动（图9-0-8）。

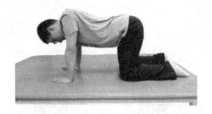

图9-0-8 胸段中部的伸展

（二）面部及口舌肌肉的训练

面部肌肉运动

（1）尽力闭眼-睁眼。

（2）尽力皱眉。

（3）交替眨眼。

（4）含一口气，交替做鼓腮、凹腮运动。

（5）尽力撅嘴，同时可吹口哨或吹气。

（6）嘴角交替向左右移动。

（7）舌尖向左、向右顶腮，舌尖于牙齿外唇内做环转运动。

（8）尽力伸舌于口外，向上、下、左、右运动。

（9）口型运动，对着镜子大声发 a、o、e、i、u、ü、z、c、s、zhi、chi、shi 等拼音，也可大声朗读文章、唱歌等，对改善面具脸、构音障碍、呼吸功能都有良好的作用。

（三）关节活动度训练

进行四肢、头颈、躯干各个方向的被动和主动关节全范围活动训练。重点注意头部的旋转，躯干的旋转，肩关节的伸展、外旋，髋关节的伸展、外展，膝关节的屈伸，踝关节的屈伸。

（四）肌力训练

1. 四肢肌力 可根据肌力评估结果，利用徒手抗阻训练、机械抗阻训练、等长训练或等张训练方式对较弱肌群进行肌力练习。

2. 核心肌群

（1）桥式运动：双下肢靠拢屈髋屈膝，双上肢交叉抱肩，将臀部向上抬起。训练过程中注意配合呼吸，臀部上抬时吸气，放下时呼气，不能屏气，避免血压升高。最高位时，膝、髋、肩三点需在一条直线上，保持骨盆呈水平位，若一侧骨盆向下倾斜证明该侧用力不足，应注意纠正。可根据患者情况适当调整难度，可选择双桥、单桥、双桥加外界阻力干扰、单桥加外界阻力干扰。每组5~10次，共三组，视情况适度加减。

（2）跪撑式上下肢交叉伸展：双膝跪在床面，双上肢前屈90°支撑于床面，头保持中立位，躯干与床平行。单侧上下肢交叉伸展，尽量维持与躯干平行。单侧10~15次，视情况适度加减（图9-0-9）。

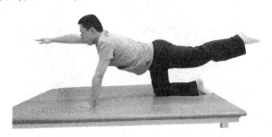

图9-0-9 跪撑式上下肢交叉伸展

（五）有氧训练

1. 训练方式 散步、慢跑、游泳。

2. 仪器使用 四肢联动、功率自行车、运动平板、跑步机、下肢机器人等。

（六）移动能力训练

1. 床上平移训练

（1）髋关节平移：运用桥式运动的方法，屈髋屈膝，双上肢伸直置于身体两侧，向上抬髋移向身体一侧后放下。

（2）肩关节平移：头部及双上肢用力后伸压向床面，将肩和胸廓抬离床面并向身体一侧平移。

2. 翻身训练　侧卧位屈髋屈膝，治疗师帮助患者固定膝关节于床面，嘱患者做上肢的水平外展，带动头部和躯干旋转至双肩均贴于床面，然后再返回起始位。注意运动过程中，眼睛看着手的方向，也可在转动末端双手刚好触及的位置放置目标物，嘱患者伸手触物。

双下肢可采用屈曲单膝或双膝来完成动作（图 9-0-10）。

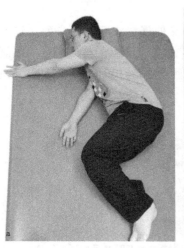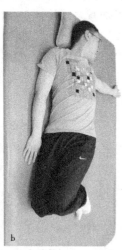

图 9-0-10　翻身训练

a. 起始位；b. 终末位

3. 坐起训练　先嘱患者翻身于侧卧位，移动双下肢悬垂到床边，用处于身体上方的手掌推床面，下方的肩关节外展、后伸，两手交替支撑靠近身体移动将身体撑起。

注意：在上方的手支撑床面准备坐起时，躯干一定要略向前下方转动，否则很难支撑坐起，治疗师可辅助患者重心的移动不用给予抬起上半身的帮助。

4. 坐位控制训练

（1）端坐位平衡训练：患者端坐于椅子上，后背无支撑，双脚平放于地面，双臂交叉抱于胸前。治疗师在各个方向上缓慢推拉患者嘱其保持平衡。

（2）主动坐位控制训练：坐位骨盆前倾，伸直躯干并向上抬举双手，若完成很好可在举起双手的同时抬起一条腿以增加难度。注意保持坐位平衡，避免身体向后倾倒（图9-0-11）。

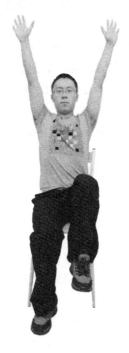

图9-0-11 主动坐位控制训练

5. 站起-坐下训练

（1）站起训练：臀部坐于椅子前端，双脚与肩同宽平放于地面，屈膝约 100°，脚跟不能离地。身体前倾，将重心由臀部向双脚移动，当重心移动到踝关节前方时双脚蹬地缓慢站起。

（2）坐下训练：坐下前先让患者感知身后的椅子所在位置，然后低头向前弯腰降低重心，双手可顺着大腿向下移动直到摸到膝关节，最后屈曲膝关节降低身体重心坐在椅子上，腰坐直回正。

注意训练过程中将每一个完整动作分成若干个细小步骤，发现患者不能完成的部分单独反复练习，最后再完成整合运动。单侧发病的患者要站在较弱的一侧保护。

（七）站位训练

1. 直立姿势　可面对镜子保持抬头、挺胸、目视前方的直立姿势，重心放于两足之间。站立不稳者可在有跌倒趋势时双手轻扶平行杠或窗台，通过矫正镜或窗户玻璃纠正自己的姿势。

（1）双脚与肩同宽站立：身体重心落于两足正中，双足均匀受力。

（2）双脚并拢站立：防止身体向后倾倒以及前后摇晃。

（3）双脚前后站立：步宽为 1/2 足长，步距约为 50cm。双足均匀受力的同时保持左右平衡。左右脚交替放在前方反复练习。

（4）双脚一字站立：交替将左右脚放置在前方，并尽可能维持一字站立 30 秒。注意脚跟对脚尖一字站立时极容易跌倒，注意选择适合患者训练的难度。

2. 躯干伸展旋转　双脚与肩同宽站立，手指交叉相握，双上肢伸直斜上举，头及躯干随上肢的运动伸展和旋转；然后双上肢斜下砍到另一侧，头及躯干随上肢的运动屈曲和旋转，反方向方法相同。注意头始终跟着手的方向运动，防止摔倒。方法参照站立位的 PNF 躯干模式牵伸。

3. 摆臂训练　双脚与肩同宽，抬头挺胸直立，双上肢自然下垂，交替前后主动摆动上臂，前方手臂尽量前屈抬高，可触碰前方视觉提示的参照物，后方手尽力后伸触碰墙面，反复练习。当摆动速度与幅度不受限时，患者通过转动腰部的惯性将双上肢自然甩动起来，多次反复练习体会这种感觉。如主动转腰困难，治疗师可在患者身后控制骨盆辅助转动。

4. 交替屈腿　在单双杠镜前或窗台前完成。双手轻轻搭在支撑物上，身体保持直立，双腿交替屈曲上抬，尽量将大腿抬平。通过视觉纠正自己的姿势有无倾斜。逐渐减少手部的支撑直到松开双手。

5. 单腿负重　可延续交替屈腿的动作，单腿抬起时维持 3~10秒，依据患者情况而定。注意避免身体左右倾或上肢代偿，严防摔倒，逐步减少手部的支撑。训练后期可加大难度，单腿支撑同时另一只脚的脚跟在地上画圈或者写字。

6. 原地踏步躯干旋转摆臂　原地踏步的同时摆动上肢，左手摸右膝关节外侧，右手摸左膝关节外侧，同时旋转躯干。注意防止低头弯腰等代偿动作。

注意训练过程中，尽可能让患者通过视觉纠正自己的姿势，可多给予听觉提示，如简单的音乐、节奏或单纯的节拍器提示运动速度，少给口令或仅给予简单的口令（图9-0-12）。

（八）步行训练

1. 迈步训练

（1）横向迈步：标准站立姿势，向右侧横向迈出一步，然后左脚向右脚迈步靠拢。患者可通过视觉提示矫正身体是否有前后倾倒或是左右偏斜。训练过程中患者要用心体会重心的左右移动（图9-0-13）。

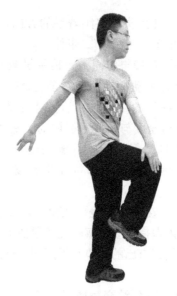

图 9-0-12 原地踏步躯干旋转摆臂

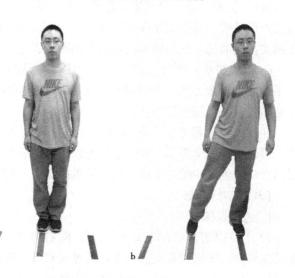

图 9-0-13 横向迈步
a. 起始位；b. 迈步位

（2）纵向迈步：标准站立姿势，地面给予目标物或横条等视觉提示，一侧脚迈步踩在目标物上，然后收回。反复练习，左右交替。刚开始练习时，患者可看着地上的目标物，当不再有冻结状态，每次迈步后都能准确踩到目标物上时，可嘱患者抬头、挺胸、观察镜子中的自己是否有倾斜来纠正身体姿势。达标后，在迈步后将重心完全转移至前方的足，然后缓慢回到起始位置（图9-0-14）。

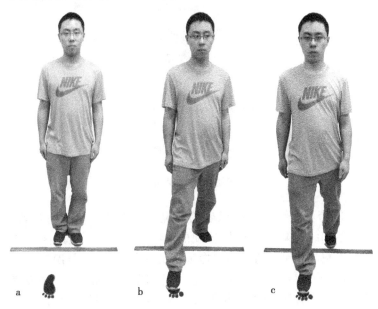

图9-0-14　纵向迈步
a. 起始位；b. 迈步位；c. 重心前移位

（3）斜向迈步：斜向迈步与纵向迈步方法相同，目标物放置在斜前方30°~45°位置。一次性完成踩目标物、调整姿势和重心转移，左右脚交替完成。此方法主要提高患者转弯的能力（图9-0-15）。

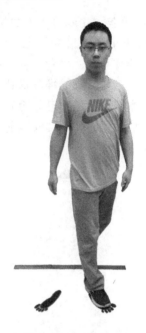

图 9-0-15 斜向迈步

2. 跨步训练 根据患者的情况，改变障碍物间的距离。刚开始训练时障碍物可用较硬的 A4 纸对折后立在地面上代替，避免患者难以跨越障碍物时踩在物体上绊倒。情况较好以后再改变障碍物的大小和形状。训练初期先单纯完成一个障碍物的跨越，方法参照迈步训练（先跨越，再调整姿势，最后重心转移完成整个跨越动作），最后完成多个连续障碍物的跨越（图 9-0-16）。

3. 绕"8"字行走训练 两个椅子相对放置，中间相距 2m，患者围绕椅子做路线为"8"字的行走。注意训练过程中患者身体是否倾斜，治疗师予以及时纠正。此法可以改善患者转弯的能力（图 9-0-17）。

4. 一字步训练 沿地上的标记线完成脚跟对脚尖一字步的行走，开始训练过程中可观察地上的线进行行走，逐渐将视觉提示改为镜子中纠正身体姿势。若患者起初不能完成脚跟对脚尖的行走，可将两脚放于直线两侧，脚跟与脚尖留有适当距离，然后逐渐缩小支撑面，直到完成直线一字步（图9-0-18）。

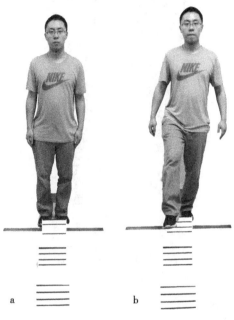

图 9-0-16 跨步训练

a. 起始位；b. 跨步位

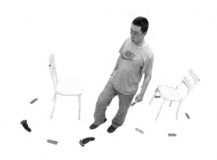

图 9-0-17 绕 "8" 字行走训练

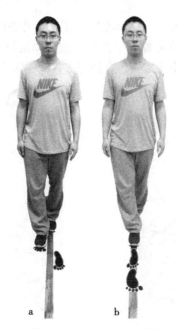

图 9-0-18　一字步训练
a. 不完全一字；b. 完全一字

5. 综合步行训练

（1）不同步速下步行能力的训练：利用节拍器单独练习快速行走、慢速行走，然后切换行走过程中节拍器的速度，让患者适应不同速度行走过程中转换步速的能力。此方法可以改善患者日常生活中遇不同路面、人流情况时控制步速的能力。

（2）不同地面、环境下步行能力训练：可在室内地板、地毯、室外人行道或公园鹅卵石子路上练习不同接触面和不同环境下的步行能力。

（3）双重任务的步行能力训练：①走路过程中观察周围的事物，患者边走路边告诉治疗师前方左手边有一个白色的椅子、右手边有一张蓝色的治疗床等；②走路时做减法，患者在治疗师的监督下行走并回答治疗师提出的口算减法；③端着水杯走路等。

帕金森病患者在步行时难以同时执行一些日常活动的动作，治疗师在设计训练内容时可根据患者实际情况选择和变换。

（九）上下楼梯训练

1. 单脚踏台阶训练　先一只脚踏上台阶，然后再放回原地，反复练习；换另外一只脚反复练习；当双脚抬起都没有困难时做两脚交替踏台阶动作。当此动作完成较好时可加入身体重心向已踏上台阶的脚方向转移。

2. 上单层台阶　左脚先踏上台阶，右脚跟上同一层台阶，左脚下一层台阶回到原地，右脚也跟回，反复练习。右脚方法亦然。

3. 上两层台阶　左脚先踏上台阶，右脚跨越至左脚上一层台阶，站稳后右脚回到原地，反复练习。右脚方法亦然。双下肢练习完成后，可尝试连续上楼梯。当患者一侧下肢功能较好，另一侧较差时，可选择先上较好的一侧。

（十）文体活动训练

1. 太极拳　改善身体的重心转移能力，对平衡功能的掌控。

2. 瑜伽　改善身体的柔韧性，身体僵硬的状态。

3. 跳舞　改善身体的灵活度和协调能力。

4. 其他文体活动治疗。

三、晚　期

晚期（Hoehn-Yahr 5 级）患者功能受限最为严重，社会参与能力完全受限，无帮助时只能坐轮椅或卧床。训练治疗中要尤为注意并发症的情况。此期以维持运动、胸部物理治疗为主。内容包括预防肺部感染及褥疮、维持肌肉长度、关节活动度、坐姿训练等。

1. 以呼吸训练开始，以使患者放松，能更好地配合后续训练。

2. 四肢及躯干的被动关节活动训练。

3. 呼吸训练同时配合双上肢活动，增加胸廓的牵拉以利于呼吸。

4. 床上运动有助于解决胃肠道问题，如食欲缺乏及便秘。

（1）仰卧位，双下肢伸直靠拢，同时做屈膝屈髋，膝盖向鼻尖方向的运动，同时可将头前屈，头向膝盖方向的运动，末端维持。

（2）仰卧位，双下肢屈膝屈髋靠拢，躯干紧贴床面，双膝关节分别向左右床面方向运动，贴近床面后维持。

以上动作可在治疗师的帮助下完成，治疗师要注意长期卧床的患者是否存在严重的骨质疏松、椎体压缩性骨折等问题，注意操作手法的安全性。

5. 翻身坐起，必要时给予帮助。对于直立性低血压患者应严密监测血压。

【注意事项】

1. 运动训练中监测生命体征（血压、呼吸、心率、氧饱和度）。

2. 注意安全，防止跌倒。

3. 运用最简单的指导口令。因为多数患者存在记忆力、注意力、认知功能下降，对复杂、长句口令执行较差。

4. 充分利用视觉提示，如地上的脚印、标记线。听觉提示，如简单的音乐、节奏、节拍器等。

5. 训练目标定在患者能够达到的操作水平的峰值。只有当练习难度接近操作水平的峰值时，患者的功能水平才能增加。

6. 不鼓励借助辅助性、适应性装置维持弯腰姿势的功能训练。弯腰姿势将不利于患者的呼吸功能。而助行器倾向于鼓励弯腰姿势，滑轮型助行器对于有慌张步态的患者并不稳定，考虑在有需要时用垂直拐杖。

7. 运动过程中观察非语言性线索，如疼痛、疲乏、不适、不理解提示指令等。不能依靠面部表情寻找非语言性线索，因为部分患者有面具脸表现。

8. 物理治疗应安排在药物还在发挥药效的时段。此时患者的功能状态最优，能较好的配合治疗师完成功能锻炼。

对于帕金森病，目前应用的各种治疗手段，无论是药物或手术治疗，都只能改善患者的症状，并不能阻止病情的发展，更无法治愈。因此，治疗不仅要针对现有功能障碍，还需要长期的康复管理，以达到长期获益。

（李 程 高 强）

周围神经损伤运动训练技术

第一节 概 述

周围神经损伤的物理治疗是指利用各种物理治疗的方法和技术，改善患者的感觉异常、疼痛、关节活动异常、肌力降低等结构与功能障碍，以及由此导致的日常生活、社会参与能力障碍。

一、阶段治疗

周围神经损伤可以分为以下三个阶段：

1. **急性期** 受伤或术后早期，治疗重点在促进组织的愈合及预防并发症的发生。

2. **恢复期** 开始神经再生，治疗重点在功能训练与再教育。

3. **慢性期** 神经再生缓慢，可能存在明显的功能缺陷，这时的重点应为代偿性功能训练。

二、治疗目的

周围神经损伤或修复后，需要一段时间来恢复，要鼓励患者建立信心，正视病情，积极配合治疗。运动治疗的主要目的有：

1. 肌力训练，促进神经再生，防止肌肉萎缩，逐步增加肌肉力量。

2. 失神经支配后，加强关节的被动活动，防止关节挛缩，促进神经再生。神经再生后加强关节主动运动，恢复运动功能。

3. 感觉功能训练，促进肢体感觉恢复。

4. 神经功能不能恢复时，应加强代偿功能训练，最大限度地恢复生活及工作能力。

三、仪器设备

夹板、支架、PT床、PT凳、皮枕、沙袋等。

四、注意事项

1. 肿胀　可采用抬高患肢、加压包扎、肌肉主动收缩、向心性按摩、关节运动、肌肉贴扎、物理因子治疗等来改善局部血液循环和营养状况，促进组织水肿的消散。

2. 挛缩　预防挛缩的发生，需要给予患肢早期正确的体位摆放；受累关节全范围被动活动；失神经控制的肌肉全范围柔和被动牵拉；矫形器功能位固定。

发生挛缩后，对于挛缩的关节除应用关节松动术治疗外，还可借助重物牵引、滑轮系统和夹板等机械装置来给予关节持续性的外部力量长时间牵伸，牵伸时间20分钟至数小时；对于挛缩的肌肉宜进行易化牵伸（可选用PNF或MET）；对于挛缩处的肌筋膜宜进行横向按摩或放松性按摩；物理因子可选用蜡疗、超声波等；肢体需要长时间牵伸时，可选用夹板、石膏托、支具等。

3. 继发性外伤　进行健康宣教，避免无感觉部位使用热疗、冷疗等，以防出现意外伤害；对无感觉的手足，应注意保持清洁，戴手套保护，每天检查皮肤；对皮肤干燥和愈合能力降低处采取补偿治疗，每天涂擦油类以使皮肤保持湿润；如果组织发生损伤，可用超短波、红外线、紫外线、激光等促进伤口愈合。当失感觉部位发生炎症时，要考虑到该部位有可能活动过度，应注意休息。

第二节　关节活动度训练

周围神经损伤后，受累肌肉的瘫痪和萎缩，以及拮抗肌过度牵拉等因素，可引起失神经肌肉控制的关节活动受限、挛缩或畸形，如正中神经瘫痪时的猿手、尺神经瘫痪时的爪形手和桡神经瘫痪时的垂腕等。故应早期使用矫形器将关节固定于功能位（图10-2-1），维持肢体良好的肌肉平衡，在可能引起畸形期间应坚持使用。

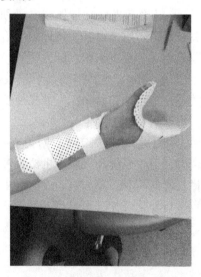

图10-2-1　手功能位矫形器的使用

应尽早进行关节的被动或主动运动，以维持和改善关节活动度。如果已发生关节粘连、挛缩或畸形，则应采取主、被动关节运动和关节功能牵引，特别是使用关节松动术等运动治疗技术改善关节活动度。具体的操作方法详见本操作规范系列丛书的《骨科康复物理治疗技能操作手册》相关章节。矫形器亦可起到矫正挛缩、畸形的作用，注意矫形器重量宜轻，尺寸要合适，避免过度压迫感觉丧失部位形成继发性损伤。

第三节　肌力训练

肌力训练的目的是增强肌力和耐力，提高患肢运动功能，采取主动-辅助运动、主动运动、抗阻运动等训练方式。

一、训练方式

1. 等长肌力训练　指肌肉收缩时，肌肉起止点之间的距离无变化，其肌纤维长度基本不变，亦不发生关节运动，但肌张力明显增高。具体的方法是：指使患者用全力或接近全力使肌肉收缩，保持关节不出现运动，维持3~10秒，训练中要注意取容易用力的体位，如肘关节在90°时最容易用力。

2. 等张肌力训练　收缩过程中肌张力基本保持不变，但肌肉长度发生变化，产生关节的运动。根据肌肉起止部位的活动方向，可分为向心性收缩和离心性收缩。

3. 等速肌力训练　需要等速肌力训练设备进行训练。在患者能抗阻的情况下，设备可维持恒定的角速度不变，保证肌肉在任何关节角度的时候都能得到最大程度的收缩。等速肌力训练是提高肌力最有效的训练方式。

二、训练方法

（一）辅助主动运动

1. 徒手辅助主动运动　当肌力为1级或2级时，治疗师帮助患者进行主动运动。例如：当股四头肌肌力为2级时，让患者侧卧位，训练侧下肢在下，膝关节屈曲，治疗师面向患者站立，一只手托起上方下肢，让患者主动伸展下方下肢的膝关节，同时治疗师的另一只手在下方下肢小腿后方稍加辅助力量（图10-3-1）。随着肌力的改善，随时可以做辅助力量的精细调节，不受任何条件的限制。

2. 悬吊辅助主动运动　利用绳索、挂钩、滑轮等简单装置，将训练肢体悬吊起来，以减轻肢体的自身重力，然后在水平面上进行训练，可利用变化的体位和不同位置的滑轮、挂钩设计出丰富多彩的训练方法。如训练股四头肌的肌力时，患者侧卧位，患侧在上，可在膝关节垂直方向的上方置一挂钩，另一端用吊带在踝关节处固定，用绳索悬吊，使小腿悬空，让患者完成膝关节的全范围屈伸运动，此动作宜缓慢、充分，避免下肢借助惯性做钟摆样动作（图10-3-2）。训练时治疗师要注意固定膝关节，以防止摇摆而降低训练效果。随着肌力的改善，还可以调节挂钩的位置、改变运动面的倾斜度、用手指稍加阻力或用重锤做阻力，以增加训练难度。

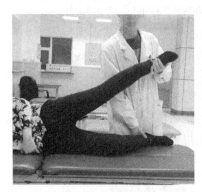 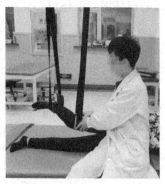

图10-3-1　徒手辅助主动运动　　图10-3-2　悬吊辅助主动运动

3. 浮力辅助主动运动　是利用水的浮力作为助力进行的肌力训练。

（二）主动运动

训练中应取正确的体位和姿势，将肢体置于抗重力位，避免代偿运动（图10-3-3）。适用于肌力达3级及以上的患者。另外，运动的速度、次数、间歇等要根据患者的实际情况给予个体化指导。

（三）抗阻运动

适用于肌力达到4级或5级，能克服重力和外来阻力完成全关节活动范围运动的患者。具体做法与辅助主动运动的形式相同，利用徒手、沙袋、弹力带、重锤等。

1. 徒手抗阻力主动运动　固定位置与辅助主动运动形式相同，固定关节近端。阻力的方向与运动的方向成直角，根据训练要求，阻力的部位与姿势应适当变换。加阻力宜缓慢，使运动中的肌肉收缩时间延长，一次动作2~3秒完成，开始时在轻微阻力下主动运动10次，然后加大阻力，使肌肉全力收缩活动10次，可做向心性等张收缩，也可做离心性等张运动及等长运动。

2. 加重物抗阻力主动运动　直接用手拿重物或把重物系在身体某部位进行练习。如膝伸展动作训练时，利用沙袋固定在脚上进行练习（图10-3-4）。

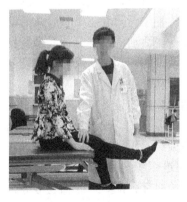 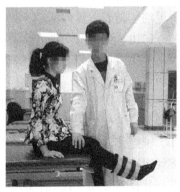

图10-3-3　主动运动　　　图10-3-4　加重物抗阻运动

3. 使用重锤与滑车抗阻力主动运动　此方法用重锤做阻力，用滑车改变牵引的方向，牵引方向与肢体应呈 90°直角，肌肉可发挥最大的力量。运动时速度不宜过快，肌肉收缩到极限后应坚持 2~3 秒，无论是向心性或离心性收缩，每个动作都要缓慢进行。

4. 利用弹力带抗阻力主动运动　用弹力带的弹性做阻力，进行抗阻运动训练。

5. 水中抗阻力主动运动　利用浮力协助运动，对抗浮力的运动就是抗阻运动。可在四肢末端拴上浮子，肢体向下方运动时需克服浮力的阻力。

三、注意事项

避免持续的握力训练，防止血压过度增加；增加负荷训练时避免屏气，否则会加重心肺的负担。在训练中应调节呼吸，用力时吸气，放松时慢慢呼出；应在治疗师监督下进行负荷较重、危险性较大的训练项目；训练时的负荷量要循序渐进地增加。

第四节　周围神经松动技术

在正常情况下，神经系统可完全适应日常生活活动中的各项运动，随着人体的活动，相应的神经会随着躯干和肢体活动的方向出现延展和滑动。然而在一些活动中，部分神经会受到较高的压力或者张力，如在腕管或椎间孔部位，反复或过度的神经压力或张力可以导致疼痛和活动受限。

周围神经松动技术是通过利用肢体的运动，使神经组织在神经外周的软组织中进行滑动、张力变化，改善神经间的微循环、轴向传输和脉冲频率，提高神经的延展性并促进血液进入神经组织，以达到减轻疼痛及促进组织复原为目的的治疗技术。此技术适用于神经卡压如斜角肌综合征、神经粘连等导致的疼痛或功能减弱等症状，还可用于偏瘫、截瘫、脑瘫等中枢性瘫痪患者出现外周神经张力增高症状的治疗。

【治疗原则】

1. 治疗强度要与组织受损的程度、患者的反应及症状变化相关。损伤程度越严重，技巧的实施应越轻缓。松动技术的手法分级同 Maitland 关节松动技术手法分级。

2. 受限的原因主要为张力时，牵拉力量的大小是感觉到组织的阻力并维持 15~20 秒，放松并重复数次。

3. 放松后不应存留针刺感或麻木感等神经症状。

4. 进行治疗时先将主要关节运动到症状出现的那一点，然后被动或主动让患者将其他关节运动至需牵伸的姿势，做出牵拉或放松的动作。

5. 几次治疗后熟悉了组织的反应，可以教导患者自我牵伸的技巧。

【操作程序】

常见的神经测试及松动程序有：上肢张力测试（upper limber tension test，ULTT），如正中神经测试（median neurodynamic test，MNT）、桡神经测试（radial neurodynamic test，RNT）、尺神经测试（ulnar neurodynamic test，UNT）；直腿抬高（straight leg raising，SLR）；躯干下垂测试；俯卧下膝关节屈曲（passive knee bending，PKB）等。

常用的手法有滑动及牵伸。滑动是在中间范围大范围的松动动作，主要作用是产生神经组织与周围组织的相对运动；牵伸是在终末范围进行持续性的牵张，以改善神经组织内部的张力并产生良性变化。

（一）正中神经

通过 MNT 来测试和治疗下颈段神经根及正中神经支配区域出现的症状。

1. 患者姿势 平卧，肩与床侧边缘平齐，不需要枕头。

2. 治疗师的位置 靠近床缘面向患者足侧，靠近床缘的髋关节顶住患者的肩带，一只手托住患者的肘关节，另一只手放松患者的手使肘关节屈曲90°、前臂中立位（图10-4-1）。

3. 松动动作（图10-4-2）

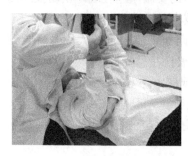 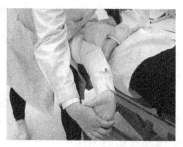

图10-4-1　治疗师的位置　　　图10-4-2　松动正中神经动作

（1）肩关节外展：如果患者可耐受且肩关节情况良好，需要在冠状面上外展达到90°～110°。

（2）肩关节外旋：外旋至患者可接受的角度，如果患者活动良好通常能到90°。

（3）前臂旋后，腕关节和手指伸展。

（4）肘关节伸展：治疗师要确保在动作过程中没有肩关节内收等其他动作。

完全牵伸正中神经的姿势还包括颈椎向对侧侧屈和肩胛骨的下压。

4. 患者的自我牵拉（10-4-3）。

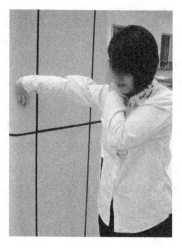

图10-4-3　自我牵拉正中神经

（二）桡神经

使用 RNT 来测试和治疗桡神经或 C_6 神经根出现的症状，包括后肩痛、肘外侧疼痛、前臂背侧疼痛与劳累过度、旋后肌管综合征等。

1. 患者姿势　平卧，肩与床侧边缘平齐，不需要枕头，头在中线上。

2. 治疗师的位置　靠近床缘面向患者足侧，靠近床缘的髋关节顶在患者的肩带，一只手托住患者的肘关节，另一只手放松患者的手并使肘关节屈曲90°，前臂中立位（图 10-4-4）。

3. 松动动作（图 10-4-5）

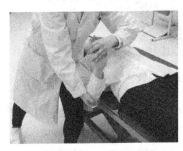

图 10-4-4　治疗师的位置　　图 10-4-5　松动桡神经的动作

（1）肩带下压：拉紧松弛的神经和肌肉（不牵伸）。

（2）肘关节伸展至患者可耐受的角度。

（3）前臂旋前。

（4）腕关节和手指屈曲。

（5）如果需要的话，外展肩关节。如果患者的症状明显，这个动作就不必实施，因为这个动作可能在无临床症状时也出现不适。

完全牵拉的姿势还包括颈椎向对侧侧屈。

4. 患者的自我牵拉（图 10-4-6）

（三）尺神经

通过 UNT 来测试和治疗 $C_8 \sim T_1$ 脊神经或神经根引发的症

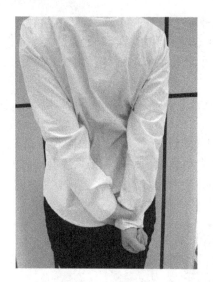

图 10-4-6 自我牵拉桡神经

状。这些症状可能是 C_8 神经根型颈椎病、胸廓出口综合征或尺神经肘管综合征。

1. 患者姿势　平卧，肩与床侧边缘平齐，不需要枕头。

2. 治疗师的位置　面向患者头侧，靠床的脚在前面，靠床的手放在患者肩关节上，另一只手卡住患者的手，臀部靠着床缘（图 10-4-7）。

3. 松动动作（图 10-4-8）

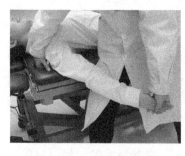

图 10-4-7 治疗师的位置

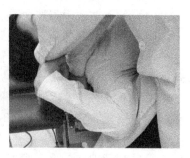

图 10-4-8 尺神经松动动作

（1）肩带下压：拉紧松弛的神经和肌肉（不牵伸）。

（2）手腕和手指伸展/前臂旋前。

（3）肘关节屈曲。

（4）肱骨外旋：这个动作主要是治疗师远端的手做动作，治疗师的身体和腿在动作过程中逐渐转换成稳定的姿势。

（5）肩关节外展：治疗师以近端手为支点向上外展患者的肩关节。

完全牵拉的姿势还包括颈椎向对侧侧屈。

4. 患者的自我牵拉（图10-4-9）。

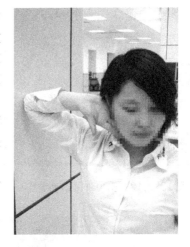

图10-4-9　自我牵拉尺神经

（四）坐骨神经

使用SLR来测试和治疗腰骶神经结构和远端神经的运动与机械敏感性及引发的症状，包括骨盆腰骶干和神经丛，坐骨神经和胫神经、腓神经、小腿和足部的神经。

1. 患者姿势　仰卧位，身体与正中线平行。

2. 治疗师的位置　位于患者体侧，面向患者，远端手放在患者小腿，近端手放在患者膝关节。

3. 松动动作（图10-4-10）

（1）逐渐进行直腿抬高，密切注意观察患者的症状。注意保持膝关节的伸展和髋部的固定，因为任何微小的动作可以明显的影响症状的出现。

（2）通过踝关节背屈和髋关节内收可以使坐骨神经得到更强力的牵伸。

4. 患者的自我牵拉（图10-4-11）　踝关节背屈伴外翻

对胫神经造成较大张力；踝关节背屈伴内翻对腓神经造成较大张力；踝关节跖屈伴内翻对腓总神经造成较大张力。在直腿抬高的姿势下内收、内旋髋关节，屈曲头部将会使神经系统受到更多的牵拉（图4-10-12）。

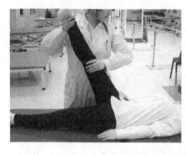 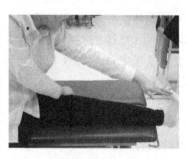

图10-4-10　坐骨神经松动动作　　图10-4-11　自我牵拉坐骨神经

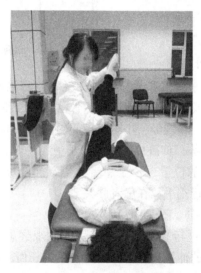

图10-4-12　更多的坐骨神经牵拉

（五）躯干下垂测试

躯干下垂测试又称Slump测试，可评价从头部的中枢神经系统到周围神经系统的神经张力，沿着脊髓和坐骨神经一直扩散到脚。

1. 患者姿势　端坐在床边。

2. 治疗师的位置　立于患者前侧方。

3. 松动动作（图 10-4-13）

（1）胸腰椎屈曲。

（2）颈椎屈曲。

（3）膝关节伸展。

（4）踝关节背屈。

（六）股神经

通过 PKB 来测试和治疗下背痛和股神经相关区域如腹股沟与臀部、大腿和膝关节的症状。

1. 患者姿势　俯卧位，双腿并拢与身体长轴平行。

2. 治疗师的位置　立于床旁。

3. 松动动作　膝关节屈曲（图 10-4-14）。

4. 患者的自我牵拉（图 10-4-15）。

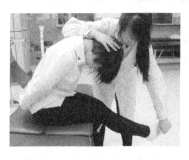 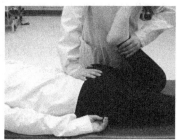

图 10-4-13　Slump 松动动作　　　图 10-4-14　股神经松动动作

【注意事项】

1. 了解受此相同姿势及手法影响的其他组织。

2. 确知组织损伤程度，避免因过度的压力或重复性动作

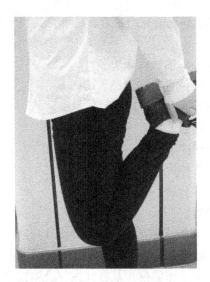

图 10-4-15　自我牵拉股神经

激发症状。

3. 判断状况是否恶化及恶化的速度。快速恶化的情形比慢速恶化的状况需要更多注意。

4. 若神经系统有进行性疾病或是病变则需谨慎。

5. 注意血液循环被危及的表现。

【禁忌证】

1. 急性或不稳定的神经症状。

2. 骨折未愈合或关节不稳定。

3. 与脊髓相关的马尾症候群，包括直肠膀胱的控制及肛周感觉的改变。

4. 脊髓损伤或症状。

5. 肿瘤及急性发炎。

6. 神经支配区域皮肤创伤。

（李　乐）

第十一章

周围性面瘫运动训练技术

【概述】

面神经为混合性脑神经，其主要成分是运动纤维，司面部的表情运动；次要成分为中间神经，含有躯体和内脏传入纤维及内脏的传出纤维，司味觉和腺体（泪腺、唾液腺）的分泌。由面神经功能障碍引起的面部表情肌瘫痪简称面瘫，根据病变部位的不同，分为中枢性面瘫和周围性面瘫。前者为上运动神经元损伤所致，病变在一侧中央前回下部或皮质脑干束。临床仅表现为病灶对侧下部面肌瘫痪，即鼻唇沟变浅、口角轻度下垂等，而上部面肌（额肌、眼轮匝肌）不受累，常见于脑卒中或脑外伤等中枢神经系统疾病。后者为下运动神经元损伤所致，病变在面神经核或核以下的周围神经。同侧面肌均受累，临床表现为患侧额纹变浅或消失、不能皱眉、眼裂变大和眼睑闭合无力等上部面肌瘫痪，以及患侧鼻唇沟变浅、口角下垂鼓腮漏气、不能吹口哨、吃饭时食物存于颊部与齿龈之间等下部面肌瘫痪。

周围性面瘫不仅影响患者的表情运动等生理功能，继发眼、口腔等器官的疾患，还影响患者的身心健康，严重损害患者的生活质量。周围性面瘫运动训练技术是综合了生物反馈、面肌功能训练、Rood 技术、PNF 技术等治疗技术而形成的一种训练技术，也可选择性地应用在中枢性面瘫的治疗中。

【治疗原理】

1. 生物反馈 生物反馈是指借助一定的工具，调节或改变来自身体某部的不能自由控制的传导冲动，使之达到能被意识自由控制的目的。利用生物反馈原理对病变部位进行治疗的方法称为生物反馈疗法。在操作条件反射的基础上学会控制其他方面的非随意运动。在生物反馈疗法中形成操作条件反射的时候，一旦靶反应出现时，立即给予一种强化刺激。强化刺激最好只在正确的靶反应出现时给予，通过多次结合，患者就能学会控制某种非随意的功能活动。周围性面瘫生物反馈功能训练的目的在于加强面部瘫痪肌的运动能力，降低亢奋肌的运动，并且提高面部肌群协调运动的能力，从而改善面肌功能。

2. 面肌功能训练 面肌功能训练是对患者进行面部肌肉自我训练或外部辅助功能训练，以改善面瘫症状的方法。面部肌肉的动作训练，可使神经元适应或重建特殊必要的神经反馈通路，从而使患者恢复选择性控制面肌的能力。有学者认为面神经损伤后，其支配肌肉可不仅接受原来的神经支配，其他神经，如对侧面神经、三叉神经、蝶腭神经均有可能改变路径支配该部分肌肉，面肌功能训练能使大脑对这些改变了的神经通路进行控制。

3. Rood 技术 Rood 技术又叫多种感觉刺激治疗法或皮肤感觉输入促通技术。此技术的主要特征是在特定皮肤区域内利用多种感觉如机械刺激、温度刺激或震动刺激等，作用于该区的皮肤感受器，可获得局部促通作用。用于面瘫运动治疗时，用手指轻而快地给患侧面神经分支走向一定的刺激，可易化该分支支配的面部肌肉。

4. PNF 技术 PNF 技术（本体感觉神经肌肉促进技术）强调多关节、多肌群参与的整体运动而不是单一肌肉的活动，增强关节的运动性、稳定性、控制能力以及如何完成复合动作的技巧，同时利用运动觉、姿势感觉等刺激增强有关的神经肌肉反应和促进相应肌肉收缩。其特征是肢体和躯干的对角线和螺旋形主动、被动、抗阻力运动，并主张通过手法接触、语言口令、视觉引导等方式来影响运动模式。健侧肌肉收缩能够促进并加强患侧肌肉的运动。在训练时，通过抗阻健侧执行全范围的运动，可使患侧的肌肉活动得到提高。然而，作为一种补偿机制，健侧会形成活动性过强的后果。对此，在面瘫治疗中，使用强调时序有可能恶化两侧的不平衡，采取节律性启动、重复、等张组合及放松技术等可能非常有效。

【适应证与禁忌证】

1. 适应证　周围性面瘫、中枢性面瘫等面肌运动功能障碍。

2. 禁忌证　急性传染病、皮肤化脓性炎症、烧伤、严重出血倾向、精神病不配合者等。

【仪器设备】

治疗床、治疗凳。

【操作程序】

以左侧周围性面瘫为例。

（一）急性期

急性期（7天以内）主要采用药物治疗与物理因子治疗，暂不做面肌运动训练。

（二）亚急性期

亚急性期（7天～1个月）可以开始进行系统的面肌运动训练，主要从抬眉、闭眼、提鼻、吹口哨、示齿、动下颌、鼓腮7个方面进行训练。

1. 抬眉（图11-0-1）

指令："眉毛向上抬，努力使额纹出现"。治疗师双手手指放在额部，一侧手指给予健侧运动方向相反的阻力，另一侧手指协助患侧运动。

2. 闭眼（图 11-0-2）

指令："用力闭上眼睛，闭紧"。治疗师双手拇指与其余手指分别放在上、下眼睑处，给予健侧闭眼的阻力，同时辅助患侧闭眼运动。紧闭眼与轻闭眼交替进行。

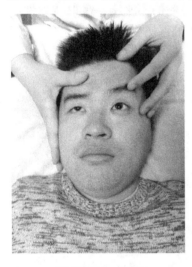

图 11-0-1　抬眉　　　　　　图 11-0-2　闭眼

3. 提鼻（图 11-0-3）

指令："提起鼻子，出现双侧鼻唇沟"。治疗师可向患者解释何为鼻唇沟并示范该动作。治疗师双手手指放在鼻的两侧，健侧对上唇提肌、鼻肌给予适当阻力，患侧可用手指力量协助皱鼻运动，使出现的双侧鼻唇沟加深。尽量扩大鼻孔或缩小鼻孔。

4. 吹口哨（图 11-0-4）

指令："撅起嘴，做吹口哨的动作"。治疗师双手放于嘴唇两侧，健侧用手指给予运动方向相反的阻力，患侧则用手指辅助完成运动。

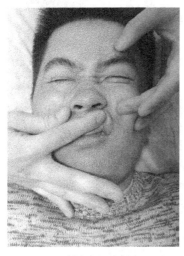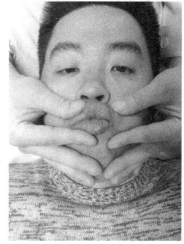

图 11-0-3　提鼻　　　　　　　图 11-0-4　吹口哨

5. 示齿（图 11-0-5）

指令："微笑，尽量把牙齿露出来"。治疗师双手置于上、下唇，健侧用拇指和示指给上、下唇以阻力。患侧用拇指和示指给上、下唇以助力，协助运动。

6. 动下颌（图 11-0-6）

指令："向患侧下方活动下巴"。治疗师通过单手协助患者下颌向患侧下方运动，健侧尽量放松。

7. 鼓腮（图 11-0-7）

指令："做一下吹气球的动作"。此时患侧往往会漏气，治疗师双手置于患者上下唇，用手指协助患者完成鼓腮动作，并维持 3~5 秒，然后嘱患者用力吹气，治疗师瞬间放开双手。

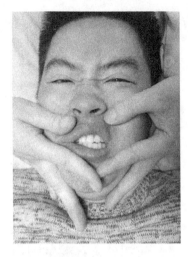 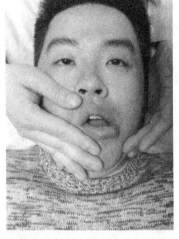

图 11-0-5 示齿　　　　　　图 11-0-6 动下颌

（三）恢复期

恢复期（1~3 个月）需观察整个面部表情肌的运动情况，注重面部协调性的训练，预防各种后遗症的出现。其协调性主要体现在两侧运动的起始时间、运动速度、运动幅度、肌力大小等方面。在面肌功能训练时健侧拮抗的力量会逐渐减弱，直至消失，同时加强患侧的力量训练，教会患者如何去控制两侧的动作。主要有以下几个训练方法：

1. 抬眉（图 11-0-8）

指令："双侧眉毛向上抬，就像很吃惊的样子，努力使额纹出现，面部其他肌肉放松"。治疗师观察额部运动情况，看是否有不协调运动出现，及时纠正。

2. 闭眼（图 11-0-9）

指令："用力闭上双眼，面部其他肌肉放松"。治疗师观察眼部运动情况，看是否有不协调运动出现，及时纠正。

3. 提鼻（图 11-0-10）

指令："提起鼻子，出现双侧鼻唇沟，面部其他肌肉放松"。治疗师观察鼻唇沟运动情况，看是否有不协调运动出现，及时纠正。

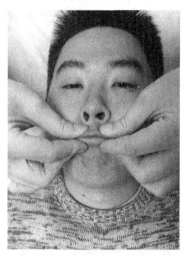

图 11-0-7　鼓腮

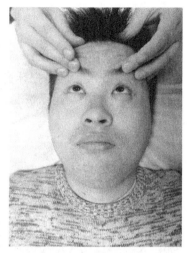

图 11-0-8　抬眉

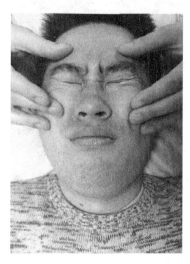

图 11-0-9　闭眼

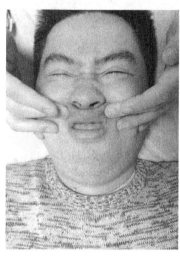

图 11-0-10　提鼻

4. 吹口哨（图 11-0-11）

指令："撅起嘴，做吹口哨的动作，面部其他肌肉放松"。治疗师观察撅嘴运动情况，看是否有不协调运动出现，及时纠正。

5. 示齿（图 11-0-12）

指令："微笑，尽量把牙齿露出来，面部其他肌肉放松"。治疗师观察上、下唇运动情况，看是否有不协调运动出现，及时纠正。

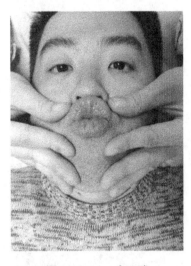
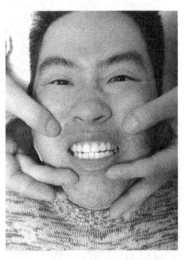

图 11-0-11 吹口哨　　　　　图 11-0-12 示齿

6. 鼓腮（图 11-0-13）

指令："做一下吹气球的动作，面部其他肌肉放松"。治疗师观察嘴部运动情况，看是否有不协调运动出现，及时纠正。

（四）慢性期或后遗症期（病程 3 个月以后）

通过长期对慢性期或后遗症期（病程 3 个月以后）面瘫患者的观察发现，患者可能会出现面肌痉挛、局部肌肉萎缩、联带运动等症状。该期需以对症治疗为主，改善性治疗为辅。

1. 面肌痉挛　主要是加压和牵拉技术。具体操作：在痉挛局部施加一定力量维持 10 秒左右，有时能感觉指下有搏动感。加压后可在痉挛部位用双拇指施加相反的力量，牵拉局部皮肤或肌肉。此方法能有效改善面肌痉挛及面部紧绷感。

2. 局部肌肉萎缩　通过观察发现面部表情肌有失用萎缩处，找到能运动此块肌肉的表情运动，有针对性的加强训练。通过较长时间的训练，对萎缩的面部表情肌有一定的恢复作用。

3. 联带运动　主要表现为：患者瞬目时即发生患侧上唇轻微颤动；露齿时患侧眼睛不自主闭合；试图闭目时患侧额肌收缩；进食咀嚼时，患侧流泪伴颞部皮肤潮红、局部发热及汗液分泌等表现。这些现象可能是由于病损后再生的神经纤维长入邻近其他神经纤维通路而支配原来属于其他神经纤维的效应器所致。这时主要的训练方法有以下几种：

（1）抬眉、睁眼和示齿组合训练（图 11-0-14）

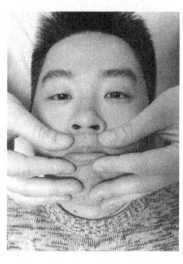 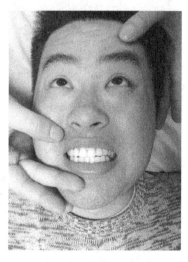

图 11-0-13　鼓腮　　　图 11-0-14　抬眉、睁眼和
　　　　　　　　　　　　示齿组合训练

指令："同时做抬眉、睁眼和示齿三个动作"。治疗师观察其运动情况，看是否有联带运动出现，及时纠正。

（2）抬眉、睁眼和吹口哨组合训练（图11-0-15）

指令："同时做抬眉、睁眼和吹口哨三个动作"。治疗师观察其运动情况，看是否有联带运动出现，及时纠正。

（3）抬眉、睁眼和闭嘴微笑组合训练（图11-0-16）

指令："同时做抬眉、睁眼和闭嘴微笑三个动作"。治疗师观察其运动情况，看是否有联带运动出现，及时纠正。

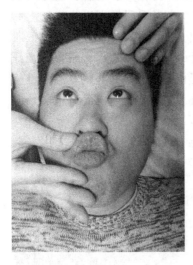

图11-0-15　抬眉、睁眼和
吹口哨组合训练

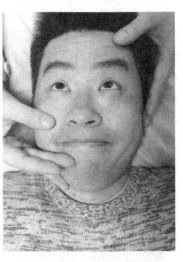

图11-0-16　抬眉、睁眼和
闭嘴微笑组合训练

（4）抬眉、睁眼和张口组合训练（图11-0-17）

指令："同时做抬眉、睁眼和张口三个动作"。治疗师观察其运动情况，看是否有联带运动出现，及时纠正。

（5）抬眉、睁眼和鼓腮组合训练（图11-0-18）

指令："同时做抬眉、睁眼和鼓腮三个动作"。治疗师观察其运动情况，看是否有联带运动出现，及时纠正。

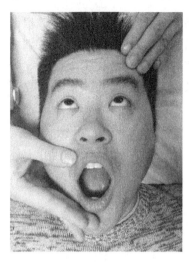 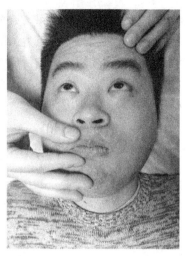

图 11-0-17 抬眉、睁眼和
张口组合训练

图 11-0-18 抬眉、睁眼和
鼓腮组合训练

【注意事项】

训练时应遵循以下步骤：①向患者说明病情及平时注意事项。②根据康复评定情况，制订可行的康复训练计划。③早期康复训练，让患者了解训练要点。④患者出院其家属协助患者训练，长期坚持。如有病情变化，随时复诊。⑤定期复查，检查训练方法及评估疗效，及时调整治疗方案。

训练时应注意以下事项：①选择较为安静的环境，集中注意力训练。每个动作可重复 4~5 次，每天 2~3 遍。注意，每天用较短的时间训练多次，要比用较长时间训练一次的效果好得多。②每次训练时，动作均要做到最大限度，即使看不到肌肉的明显动度，但同样对肌肉有训练作用。③尽量使两侧运动协调。即在训练患侧肌肉的同时，尽量放松健侧，以保持两侧肌肉力量的平衡。④对力量弱的肌肉，要用手指帮助它达到正常的位置并停留一段时间。如果面肌可以主动运动，应该根据其肌力情况，施加适当阻力，以达到增强肌力的目的。⑤训练后鼓励患者多使用面肌进行日常生活活动，如说话、进食、喝水等。⑥必须认识到神经的恢复是一个缓慢的进程，要树立信心，坚持长期的训练。

（张黎明）

第十二章

物理因子治疗技术

第一节　电　疗　法

电疗法（electrotherapy）是利用电能治疗疾病的方法。根据电流频率的不同，可分为直流电疗法、低频电疗法、中频电疗法和高频电疗法。神经康复临床常用的电疗主要有：直流电离子导入疗法、经皮电神经刺激疗法、神经肌肉电刺激疗法、功能性电刺激疗法、调制中频电疗法、超短波疗法。

一、直流电离子导入疗法

直流电离子导入疗法是利用直流电将药物离子通过皮肤和黏膜导入人体以治疗疾病的方法。

【治疗原理】

1. 直流电的治疗作用　直流电场作用下，机体内的电解质和胶体分散体系出现相应的物理变化。

2. 根据电荷同性相斥、异性相吸的特性，将药物离子导入人体产生相应的治疗作用。神经康复常用药物的主要作用及适应证见表 12-1-1。

表 12-1-1　直流电药物离子导入法常用药物

药物名称	极性	浓度（%）	导入离子	主要治疗作用	主要适应证
维生素 B₁	+	1～2	维生素 B₁	保持神经系统和消化系统的功能	多发性神经炎、周围神经损伤
碘化钾	–	1～10	碘	促进慢性炎症消散，软化瘢痕，松解粘连	慢性炎症、神经炎、神经根炎、术后浸润、术后粘连、瘢痕增生、动脉硬化
硫酸镁	+	2～5	镁	缓解平滑肌痉挛，舒张血管，降低血压	高血压、冠心病、肝胆炎症

【仪器设备】

直流电疗仪（图 12-1-1）。

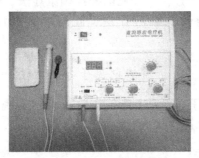

图 12-1-1　直流电疗仪

【适应证与禁忌证】

1. 适应证　周围神经损伤疾病、神经炎、自主神经功能紊乱、慢性炎症感染、术后粘连、血栓性静脉炎、颞颌关节功能紊乱、面瘫等。

2. 禁忌证 恶性肿瘤局部、高热、昏迷、出血倾向、急性化脓性炎症、局部皮肤破损、局部金属异物、安装有心脏起搏器、孕妇腰腹部、对直流电过敏、对拟导入药物过敏等。

【操作程序】

1. 离子导入的药物需满足 ①易溶于水；②易于电解、电离；③药物的有效成分及极性明确；④成分纯；⑤局部用药有效；⑥一般不选用贵重药物。

2. 操作方法 神经康复直流电药物离子导入疗法多采用衬垫法。

（1）将拟用于离子导入的药液按需要浓度调制后均匀洒在与衬垫形状和大小相同的滤纸或纱布上，再将浸有药物的滤纸或纱布平整地放在治疗部位，其上依次覆盖衬垫和电极。

（2）衬垫应使用吸水绒布，铅板电极的衬垫厚度约1cm，导电橡胶电极的衬垫厚0.3~0.4cm。衬垫的周边应比电极大1cm，形状相似。衬垫上的极性标志（＋）、（－）清晰。衬垫必须经过煮沸，治疗时温度不烫为宜，拧不出水即可。

（3）主电极放在治疗局部，辅助电极可对置或并置。局部或较深的部位可使用对置法：一个电极放置于病灶部位，另一个电极置于对侧。治疗部位面积较大或周围神经、肌肉的疾病适于并置法：两个电极均放置在病变侧。

（4）暴露治疗部位，选用合适的衬垫、电极及放置方式，用沙袋或绑带稳妥固定。检查仪器，确认输出插口和电极衬垫的极性。向患者交代治疗时应有的均匀针刺感，或轻微的紧束感或蚁走感。打开电源预热治疗仪，再逐渐增大电流强度。成年人治疗的电流密度为 $0.05~0.10mA/cm^2$，儿童为 $0.02~0.05mA/cm^2$。若患者伴有感觉障碍、血液循环障碍和瘢痕，不应以患者主观感觉为依据，治疗强度宜小。

（5）每次治疗15~20分钟，每日或隔日一次，10~20次为一疗程。治疗结束后检查治疗部位皮肤有无异常反应。

【注意事项】

1. 治疗前　去除治疗部位的金属物，检查治疗仪器，电极和衬垫必须均匀接触皮肤，防止电流集中于某点烧伤皮肤。

2. 治疗时　注意巡视患者，检查电流输出指针是否平稳，观察患者表情，询问主观感觉。治疗中患者不能随意挪动体位，以免电极衬垫位置变动、脱落。

3. 治疗后　治疗结束时先调节电流至零位，关闭电源后才能取下电极和衬垫。告知患者不能抓挠治疗部位，必要时可局部涂抹甘油乙醇或其他护肤剂。使用过的衬垫必须按阴、阳极性分别冲洗、煮沸消毒，清除残留的寄生离子。

二、低频电流疗法

频率 1000Hz 以下的脉冲电流称为低频电流。应用低频电流治疗疾病的方法称为低频电流疗法。神经康复常用的低频电流疗法有：经皮电神经刺激疗法（transcutaneous electric nerve stimulation，TENS）、神经肌肉电刺激疗法（neuromuscular electrical stimulation，NEMS）和功能性电刺激疗法（functional electrical stimulation，FES）等。

（一）经皮电神经刺激疗法

TENS 是通过皮肤将特定的低频脉冲电流输入人体刺激神经达到镇痛和治疗疾病目的的一种方法，曾被称为周围神经粗纤维电刺激疗法。

【治疗原理】

1. 根据闸门控制学说，TENS 能刺激脊髓后角的粗纤维，关闭疼痛传入的闸门。同时可能激活脑内的内源性吗啡多肽能神经元，从而产生镇痛作用。

2. 促进局部的血液循环，促进炎性物质的吸收。

3. 加速骨折愈合。

4. 降低偏瘫患者肢体的高张状态，缓解痉挛。

【仪器设备】

经皮电神经治疗仪（图 12-1-2）。

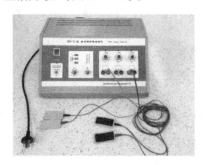

图 12-1-2　经皮电神经治疗仪

【适应证与禁忌证】

1. 适应证　各种急慢性疼痛、中枢神经系统疾病后的运动感觉功能障碍等。

2. 禁忌证　植入有心脏起搏器者、颈动脉窦及孕妇腰骶部、体腔内等部位。

【操作程序】

1. 电极放置　两个电极可对置或并置于痛点、运动点等；病灶同节段的脊柱旁可沿周围神经走行并置、对置、交叉放置等。

2. 根据患者病情及个体耐受程度选择电流类型、强度和治疗时间（表 12-1-2）。

表 12-1-2　TENS 治疗参数选择表

适应证	脉冲频率	脉冲宽度	治疗时间	疗程	电流强度
短期疼痛	75 ~ 100Hz	<0.2ms	20 ~ 30 分钟	每日 1 ~ 2 次，3 ~ 5 天	较舒适的麻颤感或肌肉抽动感
周围循环障碍、长期疼痛	2 ~ 5Hz	0.2 ~ 0.3ms	30 ~ 45 分钟	每日 1 次，15 ~ 20 天	可耐受的类针刺感，维持在肌肉有可见的收缩

3. 检查仪器安全性，启动电源，调整各项指数。治疗中巡视患者，检查电极位置是否偏移。治疗完毕，将电流输入调为 0，关闭电源，从患者身上取下电极。

【注意事项】

对有感觉障碍的部位进行治疗时宜选用低电流、低强度谨慎治疗。

（二）神经肌肉电刺激疗法

NMES 是应用低频脉冲电流刺激神经或肌肉使其收缩以恢复功能的方法。

【治疗原理】

1. 可刺激运动神经，激活较多肌纤维，发挥肌肉泵效应，延迟肌肉萎缩。

2. 中枢神经系统疾患后刺激瘫痪的肌肉可向中枢输入皮肤感觉、运动觉、本体觉的信息冲动，可促进运动功能的恢复。

【仪器设备】

低频脉冲电治疗仪。

【适应证与禁忌证】

1. 适应证　中枢神经系统病变后的迟缓期、下运动神经元疾病后的失神经支配、失用性肌萎缩、习惯性便秘等。

2. 禁忌证　痉挛性瘫痪、恶性肿瘤局部、高热、昏迷、出血倾向、急性化脓性炎症、局部皮肤破损、局部金属异物、植入有心脏起搏器、局部有静脉血栓、孕妇腰腹部。

【操作程序】

1. 暴露患者治疗部位，选择需进行治疗的运动点。

2. 患者应先进行强度-时间曲线检查以确定神经损害程度。曲线最低点对应的时限为脉冲前沿的宽度，曲线最低点对应的强度为电流合适强度。若无条件进行强度-时间曲线检查，可根据表 12-1-3 选择参数。

表 12-1-3　NMES 刺激时可参考使用的脉冲电流参数

失神经程度	t 止 （ms）	t 降 （ms）	t 升 （ms）	t 宽 （ms）
极重度失神经	1000 ~ 5000	200 ~ 300	400 ~ 600	400 ~ 600
重度失神经	1000 ~ 3000	100 ~ 200	150 ~ 300	150 ~ 300
中度失神经	500 ~ 1000	30 ~ 100	50 ~ 150	50 ~ 150
轻度失神经	50 ~ 150	1	10 ~ 50	10 ~ 50
神经失用而肌肉无失神经	20	0	1	1

备注：t 止 + t 降 + t 升 + t 宽 = 1 个脉冲周期，1/脉冲周期 = 脉冲频率

3. 电流波形选择三角波与方波，电流频率 0.5 ~ 100Hz，

波宽 1～1000ms，脉冲上升与下降时间根据病情调节，电流输出强度 0～100mA，每分钟调制频率 1～30 次。

4. 选用合适的治疗电极和衬垫并加以妥善固定。衬垫需要以温水浸湿，以拧不出水为度。

（1）单极法：当刺激肌肉较小如手部小肌或需刺激整个肌群时选用。将点状电极与衬垫作为主电极放在小肌运动点上，一般接治疗仪的阴极；另一个较大电极放在肩胛部（上肢）或腰骶部（下肢），接阳极。

（2）双极法：选用两个电极放置于需刺激的肌肉肌腹两端，近端电极常接阳极，远端电极常接阴极。

5. 治疗初期先刺激 3～5 分钟，使肌肉产生 10～15 次收缩，休息 10 分钟后再进行刺激，重复 4 次。病情好转后每条肌肉每次应收缩 20～30 次，缩短休息时间，增加刺激时间，总收缩次数达 80～120 次。失神经较严重的肌肉开始时每分钟收缩 1 次，每次收缩 10～15 次。每天治疗 1～2 次，15～20 次为 1 个疗程。

【注意事项】

1. 肌肉收缩会消耗能量，可在刺激前应用短波等改善局部血液循环，加强电刺激效果。

2. 治疗过程中定期进行强度-时间曲线检查，当出现神经再生的扭结后每 2 周进行强度-时间曲线测定。

（三）功能性电刺激疗法

FES 是利用低频脉冲电流通过预设的程序刺激肌肉，诱发肌肉收缩或模拟正常的自主运动，以提高或恢复肌群功能。

【治疗原理】

低频脉冲电流按预设程序刺激目标肌群后会产生即刻的肌肉收缩，诱发产生功能性活动，从而提高运动功能。

【仪器设备】

低频脉冲治疗仪。

【适应证与禁忌证】

1. 适应证　大脑和脊髓损伤后的肢体瘫痪、吞咽障碍、构音障碍等。

2. 禁忌证　佩戴有心脏起搏器、局部有静脉血栓、对刺激不能提供感觉反馈的患者。颈动脉窦处、孕妇的躯干部位、感染部位、手术部位、恶性肿瘤、皮肤感觉缺损部位均不能放置电极。

【操作程序】

1. 仪器至少有 2 个输出通道，可以同时或分开工作。电流波形为方波。频率范围一般为 1 ~ 100Hz，20Hz 以下频率引发间断收缩，频率大于 30Hz 的电流可产生强制性收缩，常用频率为 20 ~ 50Hz。电流脉宽一般可设定在 100 ~ 600μs。电流强度可选择低强度（0 ~ 20mA）或高强度（20 ~ 100mA）。

2. FES 必须具备通电/断电开关（on/off time）。根据具体的功能性活动选择不同的开关，也可以通过治疗师或患者控制或触发开关。

3. 治疗时间通常可为连续性刺激 15 分钟、30 分钟或 60 分钟。

【注意事项】

1. FES 所刺激的肌肉必须在解剖和生理上具备完整的神经支配。

2. 接受 FES 治疗的患者应理解力正常，无严重的肌痉挛，治疗部位的关节无明显活动受限。

3. 根据治疗部位肌肉的大小选择合适的电极。但电极不应大于目标肌肉，避免电流扩散到其余肌肉；若电极明显小于肌肉，电流强度则可能过大。电极通常应放置在外周神经或肌肉的运动点上。

三、调制中频电疗法

应用通过低频电调制成的中频电治疗疾病的方法称为调制中频电疗法。

【治疗原理】

调制中频电流有低频电和中频电两种电流的特点，作用较深且不产生电解产物，人体容易接受，不易产生适应性。能促进血液循环，锻炼骨骼肌，调节自主神经功能，有即时止痛效果。

【仪器设备】

调制中频治疗仪（图 12-1-3）。

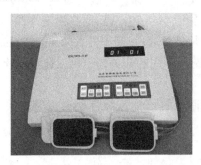

图 12-1-3　调制中频治疗仪

【适应证与禁忌证】

1. 适应证　神经炎、失用性肌萎缩、周围神经伤病、面神经炎等。

2. **禁忌证** 佩戴有心脏起搏器、局部有静脉血栓、对刺激不能提供感觉反馈的患者。颈动脉窦处、孕妇的躯干部位、感染部位、手术部位、恶性肿瘤、皮肤感觉缺损部位均不能放置电极。

【操作程序】

1. 检查治疗仪的输出是否在零位，打开电源，暴露治疗部位。

2. 选择大小适合的电极，用水沾湿电极的治疗面或加用浸湿的衬垫，将电极治疗面朝向治疗部位，以绷带或沙袋固定。

3. 根据病情选择治疗所需的电流处方。

4. 缓慢调节输出强度，逐渐增加至患者耐受度，电极下应有轻微的麻木震动感。最大电密度为 $0.3\text{mA}/\text{cm}^2$。

5. 过程中巡视患者，询问感受。若数分钟后感觉减弱时可再次加大电流强度。

6. 每次治疗 20 分钟，治疗完毕取下电极和衬垫，检查皮肤。

7. 每日或隔日 1 次，15～20 次为 1 个疗程。

【注意事项】

1. 严防导线裸露部或电极直接接触皮肤。

2. 切忌在治疗途中更换电流处方。若需调整，需先将电流输出归零。

3. 电极衬垫必须均匀紧贴皮肤，防止电流集中发生意外。

4. 中频电疗仪不能和高频电疗仪在同一个房间。若在同一房间，不能同时工作。

5. 治疗中患者不应睡觉，不能任意挪动体位。若治疗中出现疼痛应立即中止治疗。

6. 若患者有感觉障碍，电流强度宜小，谨防烧伤。

四、超短波疗法

超短波疗法是使用波长为 10 ~ 1m，频率 30 ~ 300MHz 的高频正旋交流电所产生的高频电场作用于人体治疗疾病的一种方法。

【治疗原理】

1. 超短波作用于人体可达深层肌肉与骨，产生明显的温热效应。可以增强血液、淋巴循环，减轻水肿，改善组织血供，加速修复愈合。降低神经兴奋性，升高痛阈值，缓解疼痛。

2. 脉冲或小剂量治疗时引起非热效应，刺激吞噬细胞、抗体、补体等增多，使免疫功能得到提高，有利于控制炎症。

3. 高热疗法对肿瘤有选择性加热作用，可杀灭或抑制肿瘤细胞，与放化疗联合应用时有协同治疗作用。

【仪器设备】

超短波治疗仪（图 12-1-4）。

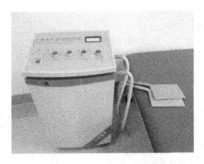

图 12-1-4　超短波治疗仪

【适应证与禁忌证】

1. 适应证　面神经炎、周围神经损伤、坐骨神经痛、瘫痪肢体的关节、肌肉疼痛等。

2. 禁忌证　出血性疾病、局部有金属物、佩戴有心脏起搏器、颅内压增高、青光眼局部、妊娠、活动性结核、恶性肿瘤（高热治疗时除外）等。

【操作程序】

1. 治疗前检查各开关旋钮是否在位，确保电极连接牢固，能正常工作。接通电源预热治疗仪。患者除去身上的金属物品，取舒适体位，治疗部位可不裸露。

2. 选用与治疗部位大小基本相同的电极，采用电容场法治疗。根据病情选择不同的放置方法。

（1）对置法：两个电容电极平行相对放置，两电极间的距离不小于一个电极的直径。如治疗部位表面不平应加大电极下的皮肤间隙，避免隆突处烧伤。双侧肢体同时治疗时，靠近骨突处加衬垫。

（2）并置法：两个电容电极平行并列放置，中间的距离不能超过电极直径，但间距小于3cm时容易产生短路，影响作用深度。

（3）单极法：小功率治疗时可采用单极法，只使用一个电容电极，另一个不使用的电极需远离并且相背放置，避免空间电磁污染。

3. 根据病情选择合适的电流波形。通过调整"输出调谐"按钮使治疗仪输出谐振。调节电容电极和皮肤的间隙，若病灶较深则间隙应为5~6cm，病灶较浅间隙应为3~4cm。无热量治疗时治疗间隙应大于微热量、温热量治疗。

4. 急性伤病时采用无热量治疗，每次5~10分钟，每日

1~2次，5~10次为1个疗程。亚急性伤病时采用微热量，每次10~15分钟，每日1次，10~15次为1个疗程。慢性伤病采用温热量，每次15~20分钟，每日1次，15~20次为1个疗程。

5. 治疗过程中，应注意询问患者感觉。如患者感觉过热、烫痛，应中止治疗。

6. 治疗完毕将治疗仪输出归零，取下电容电极，关闭电源。检查治疗部位是否有异常，如有烫伤应及时处理。

【注意事项】

1. 治疗时确保治疗仪周围没有金属，必须接地线，远离各种电子产品。各种设施应符合电疗安全技术要求。

2. 治疗中避免治疗仪的输出电缆相搭、交叉、打圈，间距应大于治疗仪输出插孔间距，以免形成短路、损坏电缆并减弱治疗剂量。也不可直接搭在患者身上，以免引起烫伤。

3. 治疗过程中，患者不得任意挪动体位，不能睡觉，不能触摸金属物品。

4. 头面、眼、睾丸部位，尤其在婴幼儿，应进行无热量治疗。

5. 对有感觉障碍、认知障碍、老年痴呆和血液循环障碍者治疗时，不可通过询问患者的感觉来调节剂量，谨防过热烧伤。

第二节　经颅磁刺激

利用脉冲磁场作用于大脑，通过改变皮层神经细胞的膜电位产生感应电流，从而影响脑内代谢及神经电生理的磁刺激技术，叫经颅磁刺激（transcranial magnetic stimulation，TMS）。

【治疗原理】

变化的磁场产生感应电场，在电导率较大的神经组织中产生感应电流。当脉冲磁场刺激到大脑皮层 2.5cm 左右深度区域后，感应电流超过神经细胞的刺激阈值则引起暂时的大脑功能的兴奋或抑制，也可以引起长时程的皮质可塑性的调节。

【仪器设备】

经颅磁刺激治疗仪（图 12-2-1）。

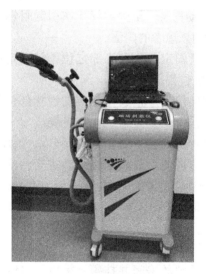

图 12-2-1　经颅磁刺激治疗仪

【适应证与禁忌证】

1. 适应证　抑郁症、帕金森病、神经性疼痛、脑和脊髓损伤引起的肢体瘫痪、吞咽障碍、大小便失禁等。
2. 禁忌证　颅内高压、癫痫、严重心脏病、严重躯体疾病、佩戴心脏起搏器、体内有金属植入物、脑内有永久性的血管夹、孕妇、儿童。

【操作程序】

1. 检查仪器连接是否完好。根据患者病情选择合适的体位。

2. 告知患者在治疗过程中可能会有的感觉。如果头皮有轻微疼痛或口干属正常现象。若不适感严重，患者需及时告知医生，暂停治疗。

3. 进入手动刺激界面，开始测定运动阈值。当记录到连续 10 次刺激运动皮层，至少连续 5 次引起目标肌肉收缩的最小输出强度就是该患者的阈值。

4. 利用脑电图定位法和头部定位帽辅助定位，待确定刺激部位后可在定位帽上做标记。

5. 通过支架将治疗拍放在相应的治疗部位上，给患者戴上隔音耳塞。

6. 根据患者病情选择合适的治疗强度、治疗时间。

7. 参数设定后便可进入程控刺激进行治疗。每次治疗时间为 15~20 分钟，每天 1~2 次，14 天为 1 个疗程。

8. 治疗结束后关闭仪器。

【注意事项】

1. 应设立单独的房间并挂警示标牌，告诫此处有强磁场设备，禁止装配有心脏起搏器或电子输液装置等对磁场敏感的设备和人员进入。

2. 由于不同厂家生产的治疗仪所设置的参数可能不同，所以操作者应该经过相关的培训和学习后方能运用于临床。

3. 高频重复 TMS 研究中报告的不良反应略多，主要是癫痫和躁狂发作。除此以外还要注意 TMS 对被试者认知、情绪和行为可能发生的影响。

第三节　经颅直流电刺激

经颅直流电刺激（transcranial direct current stimulation, tDCS）是一项利用恒定弱电流（1 ~ 2mA）调节大脑皮质神经元活动的非侵入性技术。

【治疗原理】

1. 电极经过大脑头皮输入弱电流，会提高或降低神经元细胞兴奋性，从而调节脑部功能。当电极正极靠近神经元细胞，静息膜电位去极化引发神经元放电增加；当电场方向相反，静息膜电位超机化引发神经元放电减少。

2. tDCS 可以调节突触的微环境，改变神经受体活性，引发类似于突触的长时程易化从而发挥刺激后效应。

【仪器设备】

经颅直流电刺激治疗仪（图 12-3-1）。

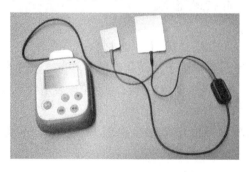

图 12-3-1　经颅直流电治疗仪

【适应证与禁忌证】

1. 适应证　各种脑损伤引起的躯体运动及感觉功能障碍、

认知障碍、吞咽障碍、言语障碍、老年痴呆症、帕金森病、癫痫、慢性疼痛综合征等。

2. 禁忌证　颅内高压、严重心脏病、严重躯体疾病。

【操作程序】

1. 检查仪器是否连接完好，确保正常工作。告知患者治疗中可能有轻微刺痛感，属正常现象。

2. 常用的电极大小面积为 $20 \sim 35 cm^2$，海绵衬垫与电极大小匹配，需用饱和食盐水浸泡过。

3. 根据患者临床表现，结合脑电图，可使用治疗定位帽确定治疗区域及电极正负极放置部位。将刺激电极放在治疗区域的颅骨上方，参考电极放于对侧。

4. 调节 tDCS 刺激皮质的安全参数：电流密度 $0.05 mA/cm^2$，电流 $1 \sim 2 mA$，刺激时间 $15 \sim 30$ 分钟，每天一次，两周为一个疗程。

5. 治疗结束，取下电极片和衬垫，关闭电源。检查治疗部位皮肤，询问患者感受。

【注意事项】

1. tDCS 只影响处于活动状态的神经元，安全性较好，但是空间分辨率不足，所以治疗区域定位以及电极尺寸的选择尤为重要。

2. tDCS 治疗时电流强度应缓升、缓降，避免造成患者不适。

第四节　间歇性压力疗法

间歇性压力疗法是采用正压循环治疗装置，在身体待治疗肢体处加以间歇性正压以治疗疾病的方法。

【治疗原理】

通过体外施加的正压提高血管、淋巴管外组织液静水压，以对抗毛细血管和组织间胶体的渗透压，从而抑制液体渗入组织间质，促使体液通过静脉及淋巴系统回流。

【仪器设备】

循环式正压治疗仪（图12-4-1）。

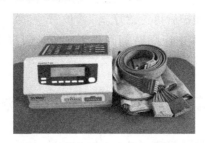

图12-4-1 循环式正压治疗仪

【适应证与禁忌证】

1. 适应证 大脑或脊髓受损后肢体水肿、瘫痪肢体长时间制动、肩手综合征。

2. 禁忌证 肢体（软组织或骨关节）感染、深静脉血栓形成急性期、大面积皮肤破溃、急性静脉/淋巴管炎、严重心衰、肺水肿、恶性肿瘤、骨折未愈等。

【操作程序】

1. 体位取长坐位或仰卧位。

2. 使用大小适宜的气囊，套于患肢并用拉链固定；上肢气囊需缠好胸肋带辅助固定。

3. 将导气管按正确的方向插固于气囊接口上。

4. 根据病情设定压力大小、持续时间等参数，打开电源开始治疗。

5. 治疗频率：1~2次/日，每疗程6~10次。每次治疗结束后及时取下气囊，检查患者皮肤有无异常。

【注意事项】

1. 检查设备是否完好，审查患者有无禁忌证。

2. 检查患者有无尚未结痂的小创面（溃疡、压疮等），若有应加以隔离保护后再行治疗。

3. 治疗过程中应随时询问患者感觉，观察患者状况，根据情况及时调整治疗参数。

第五节　肌电生物反馈疗法

肌电生物反馈疗法（electromyographic biofeedback therapy，EMG-BFT）是将普通肌电生物反馈和神经肌肉电刺激疗法有机结合，即由肌电信号触发电刺激神经肌肉的疗法。

【治疗原理】

利用电子仪器采集人体肌电信号，将其转变为可直接感知的视听信号。通过指导和训练，患者主动参与进行自我调节控制，改变异常的活动以提高运动功能。

【仪器设备】

肌电生物反馈治疗仪（图12-5-1）。

【适应证与禁忌证】

1. 适应证　脑瘫、卒中后偏瘫、脊髓损伤后的截瘫、周围神经损伤等。

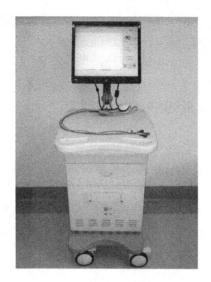

图 12-5-1 肌电生物反馈治疗仪

2. 禁忌证 佩戴有心脏起搏器者、癫痫发作患者、认知障碍的患者。

【操作程序】

1. 检查治疗仪器开关旋钮是否在位，检查 3 个带有传感器的表面电极工作是否正常。

2. 患者取舒适体位，暴露治疗部位。角质层较厚的部位可使用细砂纸轻擦，再用 75% 酒精脱脂以增强电信号的采集。2 个记录电极分别放置在目标肌群的肌腹和肌腱部位，接地电极可放置在任意合适部位。

3. 根据患者病情，调节电流参数，设定合适的阈值。

4. 治疗师指导患者，根据视听反馈信号主动收缩特定肌肉，使电信号达到阈值，以触发电刺激引出更为明显的肌肉或关节活动，此时应引导患者认真体会肌肉收缩的感觉，再尽快充分放松特定肌肉。重复以上三个步骤，让患者学会随意支配肌肉的收缩与放松。治疗时间 20～30 分钟，每日训练 1～2 次，疗程无严格限制。

5. 治疗完毕，关闭电源，取下电极，检查皮肤。

6. 患者逐步掌握自我控制的方法后可不用治疗仪，多进行自主练习，尽量使用患肢以巩固训练效果。

【注意事项】

1. 需要安静的治疗环境，患者需集中注意力，仔细体会肌肉运动感觉。

2. 治疗中治疗师的引导语速、音调、音量要适宜。

3. 患者要认识到自我训练的重要性，它是重塑运动模式的重要手段，要克服不利因素，持之以恒。

第六节　水　疗　法

水疗法（hydrotherapy）是利用水的温度、压力和溶质等，通过对人体的温度刺激、机械刺激、化学刺激以达到促进功能康复的一种方法。

【治疗原理】

水可以与身体部位密切接触，传递理化刺激而产生治疗作用。水的温度可以改变血液循环。水的机械作用可促进血液循环，促进运动功能恢复。溶解在水中的各种物质还可发挥化学作用刺激机体。

【仪器设备】

1. 涡流浴槽（图 12-6-1）、蝶形浴槽、水中步行浴装置（图 12-6-2）、治疗浴池等。

2. 水中有固定的治疗床或治疗椅，有条件的可设置步行训练用双杠。各种漂浮物及起重升降装置。

3. 水循环过滤装置。

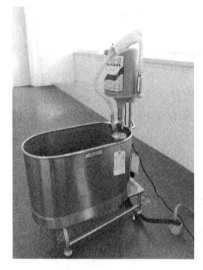

图 12-6-1 涡流浴

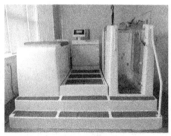

图 12-6-2 水中步行浴装置

【适应证与禁忌证】

1. 适应证 脊髓不全损伤所致的截瘫，中枢神经损伤后的偏瘫、脑瘫、截肢后残肢痛、帕金森病、自主神经功能紊乱、多发性肌炎，神经炎等。

2. 禁忌证 传染病、出血性疾病、炎症感染、皮肤破溃、癫痫、妊娠期、月经期、大小便失禁、过度疲劳、心肺功能代偿不全、重症动脉硬化、恶病质、静脉血栓等。

【操作程序】

1. 根据患者病情选择合适的水疗类型及治疗部位。

2. 检查浴器能否正常工作，确保消毒，使用前再次用清水冲洗。

3. 患者入浴后，胸前区露出水面减少对心功能的影响。

4. 选择适宜体位，根据患者情况进行水中训练，如辅助运动、支托运动、抗阻运动等，还可使用涡流、气泡、水流喷射等。

5. 每次治疗 10～30 分钟，每日 1 次，15～20 次为 1 个疗程。

6. 治疗结束后，患者出浴擦身，穿衣休息，适当喝水。

7. 排空浴水，刷洗浴池，消毒浴器。可用高效清洗消毒净，用水稀释 600 倍消毒。

【注意事项】

1. 浴器及治疗部位应在使用前后严格消毒，浴衣、浴巾等应专人专用。

2. 治疗中应密切观察患者状态，特别是年老体弱者、儿童，防止溺水，加强护理。

3. 饥饿或饱餐后 1 小时不宜水疗。

4. 入浴前所有患者均需排空大小便。

5. 治疗中患者出现头昏、心慌等不适，应立即停止治疗。

6. 治疗结束后，患者应在休息室内休息 15～20 分钟，待生命体征平稳才可离开。

7. 水疗室应光线充足，通风较好，地面干燥防滑，室温保持在 22～23℃。

（关 敏）

参考文献

1. （澳）Carr JH，Shepherd RB 著. 中风患者的运动再学习方案. 黄永禧等译. 北京：北京医科大学出版社，1999.

2. （澳）Janet Carr，（澳）Roberta Shepherd 著. 脑卒中康复—优化运动技巧的练习与训练指南. 王宁华等译. 北京：北京大学医学出版社，2007.

3. （加）David Magee 等著. 骨科检查评估. 第 4 版. 罗卓荆等译. 北京：人民军医出版社，2007.

4. （美）Alan Miller，（美）Kimberly DiCuccio Heckert，（美）BrianA. Davis 等著. 3 分钟骨骼肌肉和周围神经检查. 杨荣淼译. 北京：北京工业出版社，2013.

5. （美）Anne Shumway-Cook，Marjorie H. Woollacott 著. 运动控制原理与实践. 第 3 版. 毕胜等译. 北京：人民卫生出版社，2009.

6. （美）Anne Shumway-Cook 等著. 运动控制原理与实践. 毕胜等译. 北京：人民卫生出版社，2009.

7. （美）Carolyn Kisner 等著. 运动治疗学理论基础与动作技巧. 第 5 版. 徐中盈译. 台湾：合计图书出版社，2009.

8. （美）阿德勒等著. 实用 PNF 治疗. 第 2 版. 刘钦刚等译. 昆明：云南科技出版社，2003.

9. （瑞士）Patricia M. Davies 著. 循序渐进-偏瘫患者的全面康复治疗. 刘钦刚译. 北京：华夏出版社，2007.

10. （英）普赖尔，（英）普拉萨德等著. 成人和儿童呼吸与心脏问题的物理治疗（第 4 版）. 喻鹏铭，车国卫等译. 北京：北京大学医学出版社，2011.

11. Susan Adler, Dominiek Beckers, Math Buck. PNF in practice - an illustrated guide (4th ed). Berlin Heidelberg：Springer, 2014.

12. American Spinal Injury Association. International Standards for Neurological Classification of SCI (ISNCSCI). http://www. asia-spinalinjury. org/elearning/isncsci_ worksheet_ 2015_ web. pdf, 2015.

13. American Thoracic Society. ATS statement: guidelines for the six-minutes walk test. Am J Respir Crit Care Med, 2002, 166: 111-117.

14. Berg KO, Wood-Dauphinee SL, et al. Measuring balance in the elderly: validation of an instrument. Can J Public Health, 1992, 83 Suppl 2 (4): S7-11.

15. Collin C, Wade DT, Davies S, et al. The Barthel ADL Index: a reliability study. Int Disabil Stud, 1988, 10: 61-63.

16. David S Butler. Mobilisation of the Nervous System. (4th ed). London: Copyright Licensing Ageney Co. Ltd, 1994.

17. Dodds TA, Martin DP, Stolov WC, et al. A validation of the functional independence measurement and its performance among rehabilitation inpatients. Arch Phys Med Rehabil, 1993, 74 (5): 531-536.

18. Duncan PW, Weiner DK, Chandler J, et al. Functional reach: a new clinical measure of balance. J Gerontol, 1990, 45 (6): 192-197.

19. Fahn S, Elton R. Unified Parkinson's disease rating scale. In: Fahn S, Marsden CD, Caine DB, et al. Recent developments in Parkinson's disease. Vol 2. Macmillan Health Care information, Florham Park, 2987: pp153-163, 293-304.

20. Folstein MF, Folstein SE, McHugh PR. 'Mini-mental state'. A practical method for grading the cognitive state of patients for the clinician. J Psychiatr Res, 1975, 12: 189-198.

21. Fugl-Meyer AR, Jaasko L, et al. The post-stroke hemiplegic patient. 1. a method for evaluation of physical performance. Scand J Rehabil Med, 1975, 7 (1): 13-31.

22. Giladi N, Tal J, Azulay T, et al. Validation of the freezing of gait questionnaire in patients with Parkinson's disease. Mov Disord, 2009, 24: 655-661.

23. Hoehn M, Yahr M. Parkinsonism: onset, progression and mortality. Neurology, 1967, 17 (5): 427-442.

24. Jacobs JV, Horak FB, Tran VK, et al. Multiple balance tests improve the assessment of postural stability in subjects with Parkinson's disease. J Neurol Neurosurg Psychiatry, 2006, 77: 322-326.

25. Jebsen RH, Taylor N, Trieschmann RB, et al. An objective and standardized test of hand function. Arch Phys Med Rehabil, 1969, 50 (6): 311-319.

26. Lennon S, Johnson L. The modified Rivermead Mobility Index: validity and reliability. Disabil and Rehabil, 2000, 22 (18): 833-839.

27. Lord SR, Murray SM, Chapman K, et al. Sit-to-stand performance depends on sensation, speed, balance, and psychological status in addition to strength in older people. J Am GeriatrSoc, 2002, 57 (8): 539-543.

28. Loudon JK, Goist HL, Loudon KL. Genu recurvatum syndrome. Orthop Sports Phys Ther, 1998, 27 (5): 361-367.

29. Mak KY, Hui-Chan CW. Audiovisual Cues Can Enhance Sit-to-Stand in Patients With Parkinson's Disease. Mov Disord, 2004, 19 (9): 1012-1019.

30. Mak MK, Lau AL, Law FS, et al. Validation of the Chinese Translated Activities-specific Balance Confidence Scale. Arch Phys Med Rehab, 2007, 88 (4): 496-503.

31. Mak MK. Repetitive transcranial magnetic stimulation combined with treadmill training can modulate corticomotor inhibition and improve walking performance in people with Parkinson's disease. J Physiother, 2013, 59 (2): 128.

32. Mathias S, Nayak US, Isaacs B. Balance in elderly patients: the "get-up and go" test. Arch Phys Med Rehab, 1986, 67 (6): 387-389.

33. Pat Davis. Right in the middle - selective trunk activity in the treatment of adult hemiplegia, London: Spring-Verlag, 1998.

34. Pauline JS, Pauline GA, Johnson SR, et al. Ethical issues in exercise psychology. Ethics Behav, 2006, 16 (1): 61-76.

35. Sawner KA, LaVigne JM, Brunnstrom S. Brunnstrom's movement therapy in hemiplegia: a neurophysiological approach. Lippincott, 1992.

36. Shehab D, Elgazzar A, Collier BD, et al. Impact of three-phase bone

scintigraphy on the diagnosis and treatment of complex regional pain syndrome type I or reflex sympathetic dystrophy. Med Princ Pract, 2006, 15 (1): 46-51.

37. Shumway-Cook A, Woollacott MA. Motor Control: translating research into clinical practice. Philadelphia, Lippincott, Williams & Wilkins, 2007.

38. Sue Raine. Bobath Concept, theory and clinical practice in neurological rehabilitation. London: Wiley-Blackwell, 2011.

39. Teasdale G, Jennett B. Assessment of coma and impaired consciousness: a practical scale. The Lancet, 1974, 304 (7872): 81-84.

40. Thielman GT, Dean CM, Gentile AM. Rehabilitation of reaching after stroke: task-related training versus progressive resistive exercise. Arch Phys Med Rehab, 2004, 85 (10): 1613-1618.

41. Tsang KL, Chi I, Ho SL, et al. Translation and validation of the standard Chinese version of PDQ-39: a quality-of-life measure for patients with Parkinson's disease. Mov Disord, 2002, 17 (5): 1036-1040.

42. Wong-Yu IS, Mak MK. Multi-dimensional balance training programme improves balance and gait performance in people with Parkinson's disease: a pragmatic randomized controlled trial with 12-month follow-up. Parkinsonism Relat Disord, 2015, 21 (6): 615-621.

43. 窦祖林，等. 经颅磁刺激技术基础与临床应用. 北京：人民卫生出版社，2012.

44. 冯殿恩，等. 面瘫与面肌痉挛. 上海：上海科学技术出版社，2011.

45. 纪树荣. 运动疗法技术学. 第2版. 北京：华夏出版社，2011.

46. 解东风，谢丽君，冯碧珍. 脑卒中患者膝过伸的对因治疗观察. 临床医学工程，2011，18 (4): 546-547.

47. 李放. 复杂性区域性疼痛综合征的命名、诊断和评价. 中国康复医学杂志，2008，23 (6): 565-566.

48. 李晓捷. 实用小儿脑性瘫痪康复治疗技术. 北京：人民卫生出版社，2009.

49. 刘志雄，张伯勋. 周围神经外科学. 北京：北京科技技术出版社，2004.

50. 乔志恒,等. 理疗学. 第 2 版. 北京:华夏出版社,2013.

51. 王方永,李建军. 脊髓损伤神经学分类国际标准(ASIA 2011 版)最新修订及标准解读. 中国康复理论与实践,2012,18(8):797-800.

52. 王刚,王彤. 临床作业疗法学. 北京:华夏出版社,2006.

53. 王茂斌,等. 神经康复学. 北京:人民卫生出版社,2009.

54. 燕铁斌. 物理治疗学. 第 2 版. 北京:人民卫生出版社,2013.

55. 恽晓平. 康复疗法评定学. 北京:华夏出版社,2014.

56. 张磊,贺石生. 脊髓损伤患者康复评定量表的应用现状. 中国康复,2013,28(3):212-215.

57. 张长杰. 肌肉骨骼康复学. 北京:人民卫生出版社,2008.

58. 中华医学会神经分会帕金森病级运动障碍学组. 中国帕金森病治疗指南(第 3 版). 中华神经科杂志,2014,43(6):428-433.